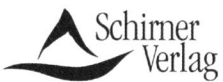

Schirner
Verlag

Ruediger Dahlke

Essens-Glück

Ernährung von der körperlichen
bis zur spirituellen Dimension

unter Mitarbeit von Dorothea Neumayr

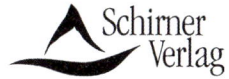

Schirner
Verlag

Haftungsausschluss

Das vorliegende Buch ist mit größter Sorgfalt erarbeitet worden. Dennoch erfolgen alle Angaben ohne Gewähr. Weder der Autor noch der Verlag können für eventuelle Folgen, die sich aus den im Buch gemachten praktischen Hinweisen ergeben, eine Haftung übernehmen.

Dieses Buch basiert auf dem vom Autor im Knaur Verlag erschienenen Titel *Richtig essen*.

ISBN 978-3-8434-1001-4

Ruediger Dahlke:
Essens-Glück
Ernährung von der körperlichen
bis zur spirituellen Dimension
© 2010 Schirner Verlag, Darmstadt

Umschlaggestaltung unter Verwendung von Fotolia 5436417 (Fatman73): Murat Karaçay, Schirner
Satz: Lisa Zilch, Schirner
Bilder: siehe Abbildungsverzeichnis
Printed by: Interpress, Hungary

www.schirner.com

2. Auflage 2011

Alle Rechte der Verbreitung, auch durch Funk, Fernsehen und sonstige Kommunikationsmittel, fotomechanische oder vertonte Wiedergabe sowie des auszugsweisen Nachdrucks vorbehalten

Inhalt

Meine persönliche Essgeschichte

Über Ernährung ist wirklich schon viel geschrieben worden, vielleicht sogar zu viel. Allerdings kommt das meiste von Anhängern bestimmter Richtungen, die seitenlang versuchen, die Leser auf ihre Seite zu ziehen und sie von ihrer Spezialdiät zu überzeugen. Ich kenne jedenfalls keinen anderen Bereich, Religion und Politik eingeschlossen, in dem so engagiert bis fanatisch über den richtigen Weg gestritten wird wie in der Ernährung. In Anbetracht dieses Dilemmas will ich gleich zu Anfang erklären, wo ich selbst, was die Ernährung betrifft, heute stehe und wie ich dahin gekommen bin. So hoffe ich, eine weitgehend ideologiefreie Basis zu schaffen – frei von Fanatismus und dafür das Wesentliche im Auge behaltend –, die vor allem Lust macht auf Essensgenuss, der zu weniger Gesundheitsproblemen und mehr Lebensenergie und -glück (ver)führt. Essens-Glück will primär zu einem glücklichen Leben (ver)führen, indem über das Essen Glück ins Leben kommt. Natürlich müssen dazu erst einmal die vier grundsätzlichen Säulen der Ernährung stimmen, dann kann noch ein »Sahnehäubchen« in Gestalt von Glücksnahrung darauf gesetzt werden.

Die Küche meiner Mutter

Begonnen hat alles in einer dreiköpfigen Familie, die sich allmählich auf sechs Köpfe vergrößerte, mit einer Mutter, die – wie wohl die meisten Mütter – bestrebt war, uns alle und insbesondere die Kinder richtig und gut zu ernähren. Vollwert-ernährung oder Diäten waren damals kein Thema, Gewichtsprobleme spielten – außer in Maßen beim Vater – keine Rolle, jedenfalls keine, die auf die Ernährung zurückgeschlagen hätte. Meine Mutter war ganz unfanatisch Anhängerin von Volksweisheiten wie »Mindestens einmal am Tag warm essen« und »Morgens wie ein Kaiser, mittags wie ein Bürger, abends wie ein Bettelmann«, außerdem legte sie – wie in der Nachkriegszeit üblich – Wert auf genügend Eiweiß. Sie war bekannt für ihre gutbürgerliche Küche, wozu natürlich regelmäßig Fleisch gehörte, das allmählich auch mehr wurde – in dem Maße, wie es finanziell mit uns aufwärtsging.

Verschiedene Ernährungsbedürfnisse in Kollision

Da ich morgens wenig bis keinen Hunger hatte, gab es kleinere Probleme, wenn meine Mutter auf ausreichendem Frühstück bestand, das mir widerstrebte. So aß ich oft nur, um das Frühstück hinter mich zu bringen. Der Mittag war problemlos, am Abend setzte ich dann entgegen der Spruchweisheit mein Hungerbedürfnis in entsprechende Mahlzeiten um. Ich hatte eine schöne, relativ »runde« Kindheit, da ich ja eine ganze (Morgen-)Mahlzeit mehr bekam, als es meinem eigenen Bedürfnis entsprach.

Meine rundliche Figur ergab sich aus dem Kompromiss zwischen meinen eigenen und den Ernährungsbedürfnissen meiner Mutter.

In der Jugend wurde ich in mancher Hinsicht rasch »unrunder« – auch was die Ernährung betraf –, weil sportlicher Ehrgeiz den Kalorienverbrauch anhob und die Figur regulierte. Unter dem Einfluss von Trainern fing ich an, Berge von Fleisch zu essen, um entsprechende Muskelberge aufzubauen, was der damals absurden Auffassung von Sportlerernährung entsprach. Ich machte mit, obwohl mir Fleisch in solchem Ausmaß schon damals widerstrebte.

Von Sportlicher Fitness zum faulen Speck

Als die Sportexzesse ein abruptes unfallbedingtes Ende fanden und ich weiter wie gewohnt aß, aber das Training einstellte, bekam ich ein erstes Gewichtsproblem, das mich enorm nervte. Verstärkt wurde es durch eine Hosenmode, die unten weit und oben eng war, während sich meine Beine – aufgrund des langen Trainings – genau konträr verhielten. Der zusätzliche Verzehr von Naturjoghurt nach dem Essen war mein erster von meiner Oma inspirierter »Diätversuch« und brachte (natürlich) nichts als ein paar zusätzliche Kalorien.

Vom Muskelaufbau zum Vegetarier

Mit 18 fand ich Kontakt zum Kreis jenes indischen Gurus, dem auch die Beatles anhingen und der bald versuchte, aus einem wilden Hippiehaufen eine geordnete

Meditationsgemeinschaft zu schmieden. Recht schnell ordnete er strikt vegetarische Ernährung an, jedenfalls denen, die es ernst meinten mit der Erleuchtung, und da rechnete ich mich unbedingt dazu.

Puddingvegetarismus und Enthaltsamkeit

So landete ich im anderen Extrem zur Fleischmast: in einem streng vegetarischen Regime. Wenn nur der Verdacht auf etwas Knochenmark in einer Suppe aufkam, trat bereits ein erbarmungsloses Tabu in Kraft. Stattdessen verschlangen wir bergeweise Kuchen, Eiscreme und Süßspeisen. Das verstärkte sich noch erheblich, als wir obendrein angehalten wurden, unsere sexuelle Kraft in meditativer Weise zu sublimieren, anstatt sie einfach für unseren Spaß zu verpulvern. Was wir uns von der eigenen christlichen Religion nicht einmal im Ansatz hatten gefallen lassen, wurde plötzlich spirituelles Gebot der Stunde. Recht bald scheiterte ich – trotz bester Vorsätze – am praktischen Durchhalten und verließ nach acht Jahren die mir immer prüder erscheinende Bewegung. Meditation und vegetarische Ernährung behielt ich aber bei.

Letztere leuchtete mir auch aus Rücksicht auf die Tiere ein und verband sich in zwangloser Weise mit meiner Faszination für franziskanisches Christentum und buddhistischen Respekt vor dem Leben.

Gescheiterte Erleuchtungsversuche über den Darm

Anschließend durchlebte ich an der Seite von Partnerinnen noch verschiedene, zum Teil recht strenge Ernährungsphasen wie etwa eine vegane, die überhaupt alles Tierische einschließlich Milchprodukten und Eiern ausschloss, eine makrobiotische und eine Rohkostphase. Ich experimentiere gern und genoss ihre gesundheitlichen und vor allem spirituellen Ambitionen. Die versprochenen und von mir dringend erhofften spirituellen Entwicklungssprünge blieben allerdings leider aus. So kristallisierte sich allmählich das bis heute erhalten gebliebene Gefühl heraus, dass Ernährung zwar sehr wichtig für Gesundheit und Entwicklung sei, über den Darm aber kein Weg zur Erleuchtung führe.

Später wurde mir jedoch immer klarer, dass auch kein Weg an ihr vorbeiführte und, wo etwa zentrale Botenstoffe wie der Neurotransmitter Serotonin fehlte, auch im Hinblick auf spirituelle Entwicklung kein Blumentopf zu gewinnen war.

Während einer Psychotherapie Ende meiner Zwanzigerjahre ergab sich, dass mein Einstieg in die vegetarische Kostform abrupt und ideologisch geschehen war und wenig mit mir und meinen wirklichen Bedürfnissen zu tun hatte.

Rückfälle in fleischliche Bereiche

So fing ich nochmals an, Fisch und auch etwas Fleisch zu essen – Ersteren sogar mit Genuss. Letzteres aber schmeckte mir nicht mehr. Und so verabschiedete ich mich mit einem gut gemeinten, aber nicht mehr genießbaren Steak und diesmal aus freien Stücken aus dem »roten« Fleischreich, aß aber noch hin und wieder etwas Geflügel.

Über Essgewohnheiten und tierische Beziehungen

Mein immer naher emotionaler Kontakt zu Tieren führte bald wieder dazu, dass ich neuerlich aufhörte, jegliches Fleisch, also auch Fisch, zu essen. Er verschwand eher nebenbei wieder von meinem Speisezettel. Dafür waren zuerst vor allem ideologische Gründe verantwortlich, die sich mit spirituellen und gesundheitlichen Argumenten vermischten. Schweinefleisch hatte ich seit der ersten vegetarischen Phase schon nicht mehr gegessen, Fohlen- und Delfinfleisch habe und hätte ich nie gegessen, weil ich beide Tierarten besonders liebe. Allmählich dehnte sich das auch zunehmend auf Kälber und verwandte Artgenossen aus. Geflügel aß ich selten, aber noch einige Zeit, bis ein Entenpaar in unserem Teich am Waldrand Junge bekam und wir die junge Familie mit etwas Dinkel unterstützten. Als die Fütterung einmal aussetzte und der Erpel den ganzen Weg vom Wald hochkam und mit seinem Schnabel ans Fenster unseres Wintergartens hämmerte, um den fehlenden Dinkel einzufordern, rettete er damit auch gleich seine Artgenossen vor meinem Essbesteck. Sobald einzelne Tiere einen Namen hatten, fiel es mir sowieso schwer, ihre Artgenossen weiter zu verspeisen. Von einem buddhistischen Freund übernahm ich schließlich das mir spontan einleuchtende Argument, man solle nur essen, was man von Anfang an besorgen und zubereiten könne, und so fielen auch die Fische endgültig weg, und ich war wieder – diesmal ohne strenge Anweisungen von oben und mehr aus eigenem Vorsatz – Vegetarier.

Vollwerternährung statt Puddingvegetarismus

Inzwischen hatte ich zum Glück – über das eigene Körpergefühl – begriffen, dass nicht jede vegetarische Ernährung die bessere Lösung war. Der Puddingvegetarismus, den ich im Meditationszirkel erlebt hatte, führte weder zu einem guten Lebensgefühl, noch konnte er gesund sein.

Wie ich wieder auf den Fisch kam

Über verschiedene Ernährungspäpste und ihre Lehren gelangte ich zur Vollwerternährung, die ich – soweit es jeweils machbar erscheint – seitdem bevorzuge, weil sie mir das beste Lebens- und inzwischen auch Genussgefühl vermittelt. Zwei Jahrzehnte später, bei einem meiner Seminare im italienischen Montegrotto für die Trainer der österreichischen Skinationalmannschaften, hatte ich alle Mühe, beim anstehenden Bewegungsprogramm mitzuhalten. Auf den Rat meines Freundes Baldur Preiml hin fing ich in dieser Zeit wieder an, etwas Fisch zu essen. Auch wenn ich mich von der Grundeinstellung her weiterhin als Vegetarier bezeichnete, gestatte ich mir ab und zu diesen faulen Kompromiss. Zwar konnte ich weder Fische fangen noch einkaufen, aber wenn sie bei Seminaren auf der Karte standen, aß ich sie manchmal.

Rückblickend muss ich jedoch sagen, das ich mich in den Zeiten mit rein veganer Ernährung – meist in indischen Ashrams – mit Abstand am wohlsten und besten gefühlt habe und Anfang 2010 auch dazu zurückgekehrt bin, beflügelt vor allem von groß angelegten neuen Studien und abgeschreckt vom Elend in den Tierfabriken der Massenproduktion.

Die persönliche Geschichte meiner eigenen Ernährung wird naturgemäß in dieses Buch ebenso einfließen wie all die Erfahrungen, die ich als Arzt mit Patienten in der Gesundlebeszene seit gut 30 Jahren mache. Hinzu kommen jene Erlebnisse, die sich im Rahmen der Fasten-Aufbauprogramme ergeben. Seit 40 Jahren faste ich selbst regelmäßig zweimal im Jahr, von Beginn meiner Praxis an betreue ich einzelne Fastende während ihrer Psychotherapien, und seit 30 Jahren leite ich vier Fastenseminare pro Jahr. Auch wenn Fasten der direkte Gegenpol zu Essen ist, ergeben sich im Zusammenhang damit ständig Themen rund ums Essen. Außerdem wird Essen erst durch den zeitweiligen bewussten Verzicht darauf zu einem besonderen Genuss.

Aufgrund meiner angeborenen Neugierde habe ich auch die meisten »vielversprechenden« Diäten selbst ausprobiert, von der Mayr-Kur über die Öl-Eiweißkost bis zu Trennkost.

Diäten in meinem Leben

Regelmäßig jedes Frühjahr gebe ich Kurse, die man unter dem Titel »Weniger ist mehr« zusammenfassen könnte und die auf Wassererfahrungen im Sinne des Aqua-e-motion und auf Fastenwanderungen mit sogenannter »Kohlsuppe« setzen, welche den Stoffwechsel anregt, aber kaum Kalorien enthält. Wenn man sie mit einem entsprechenden Bewegungsprogramm kombiniert, kann man damit nicht nur gut abnehmen, sondern auch in spürbarem Umfang Fettgewebe in Muskeln umwandeln beziehungsweise Ersteres ab- und Letzteres aufbauen.

Es ist eine Art »essendes Fasten«, bei der der Körper kaum etwas bekommt, die Seele aber das Gefühl des Essens weiter genießen kann. Diese Übertölpelung des Körpers, der äußerlich viel bekommt und innerlich nichts davon hat, dabei aber viel verbraucht, weil der Stoffwechsel gefordert ist, und sogar Muskeln aufbauen muss, halte ich für eine geschickte Antwort auf die heutige Zeit des Überflusses. Außerdem macht es mir persönlich nach wie vor Spaß, auf diese Weise jedes Frühjahr in verschiedener Hinsicht in Form zu kommen.

Nach meiner Lichtnahrungserfahrung, die in einem späteren Kapitel zum Thema wird, bekam ich ein mittleres Gewichtsproblem. Nach himmlischen Wochen ohne Nahrung und Ausscheidung, mit wundervollen Meditationen und äußerst geringem Schlafbedürfnis entwickelte ich wieder Lust auf Essen und genoss es sehr. Tatsächlich brauchte ich aber offenbar wirklich keines mehr, jedenfalls nahm ich praktisch alles Gegessene an Gewicht zu. Notgedrungen reduzierte ich es drastisch und erhöhte mein Bewegungsprogramm.

Während der warmen Winter auf Bali fand ich meine neue Ernährungsstrategie. Morgens nehme ich nur einen Löffel jener später beschriebenen Rohkost zur Erhöhung des Serotonin-Spiegels, mittags einiges frisches Obst und abends ein kleines Abendessen zu mir. In Verbindung mit sportlichem Schwimmen bleibe ich dabei fit und in Form.

Allerdings wird damit die aus früheren Zeiten und Erfahrungen empfohlene Ernährungs-Pyramide in zweierlei Hinsicht verändert. Zum einen esse ich insgesamt viel weniger Kalorien, zum anderen ist der Obst- und Gemüse-Anteil deutlich größer geworden.

Grundsätzlich empfehlen würde ich beides deswegen noch nicht. Die Bekömmlichkeit hängt wohl zum einen sehr vom individuellen Typ ab, möglicherweise auch davon, ob wir noch mehr Jäger- oder Sammlergene in uns tragen. Zum anderen natürlich auch von der Lichtnahrungsepisode, die neben anderen sehr bedenkenswerten Aspekten auch zu Gewichtsproblemen führen kann.

Mein Bezug zu Gewichtsproblemen

Da meine eigenen Gewichtsprobleme glücklicherweise eine kurze Episode am Ende meiner Sportkarriere und nach der Lichtnahrungserfahrung blieben, habe ich mich weiter mit Lösungsmöglichkeiten der Verdauungs- und Gewichtsprobleme meiner Patienten beschäftigt, was sich in entsprechenden Büchern und CD-Programmen niederschlug, die sich über die Jahre bewährt haben und die ich immer noch weiterentwickle. In all diese Themen spielt naturgemäß immer auch die Ernährung mit hinein.

Mein Bestreben bei allen Fasten- und Diätbesprechungen ist es, den Schwerpunkt auf den Essensgenuss zu legen, den es zu erhalten oder wiederzugewinnen gilt.

Persönliches Fazit

Mein persönliches Interesse für Ernährung hatte unter ganz funktionellen Aspekten mit der Frage begonnen: Durch welche Ernährung bekomme ich leichter und schneller mehr Muskeln? Später wechselte der Fokus vom sportlichen auf den spirituellen Aspekt, der funktionale Ansatz aber blieb. Nun lautete die Frage: Welches Essen unterstützt am effektivsten die spirituelle Entwicklung? Welches macht am glücklichsten?

Essen blieb mir lange Zeit lediglich Mittel zum Zweck. Mit den Jahren entdeckte ich dann in unseren Seminarhotels, dass gutes entwicklungsförderliches Essen durchaus auch sehr gut schmecken kann, und wurde zunehmend zum Genießer. Obendrein verlagerte sich mein persönlicher Lebensschwerpunkt immer mehr nach Süden, und nach Jahrzehnten konsequenter Alkoholabstinenz lernte ich in Italien – unter kompetenter Einführung –, hin und wieder ein Glas Wein zu genießen. So begann ich, sogar dem Fasten mehr Genuss zu geben, wobei zum Beispiel das Buch »Sinnlich fasten«[*] mit Dorothea Neumayr entstand.

Und immer wieder der Gegenpol

Auf meinen vielen Vortragsreisen verfalle ich allerdings noch häufig in das Gegenteil genussreichen Essens und lasse – fastenerprobt – ganze Mahlzeiten einfach aus, bevor ich mir etwas einverleibe, was ich nachträglich bereuen würde – allerdings niemals den für die Stimmung notwendigen Löffel Rohkost am Morgen.

---

[*]   Ruediger Dahlke, Dorothea Neumayr »Sinnlich fasten«, Nymphenburger Verlag

Über Jahre bin ich allen möglichen Tipps und Geheimrezepten nachgegangen, die wahre Wunder im Hinblick auf Leistungsfähigkeit, Energiegewinn und Stimmungsaufhellung unter so klingenden Namen wie Brain- und Moodfood anpriesen. Im Wesentlichen habe ich dabei immer Enttäuschungen erlebt. Anfang 2006 ergab sich aber doch noch und fast schon nicht mehr erwartet ein Durchbruch in Gestalt der schon erwähnten Rohkostmischung. Das beflügelte mein Interesse an der Biochemie unserer Nahrung neuerlich.

Schon lange hatte ich damit experimentiert, den Serotoninspiegel im Gehirn essend zu erhöhen, und plötzlich ergab sich durch den Anstoß eines Privatgelehrten ein Lichtblick, den ich Ihnen – anlässlich dieser überarbeiteten Neuauflage – unbedingt ans Herz legen möchte. Heute gibt es eine Mischung, die mir richtig schmeckt und unter dem Namen »Take me – Glücksnahrung«* erhältlich ist.

Bekanntschaft mit einer ausgezeichneten Köchin

Hinzu kam die Freundschaft zu einer Seminarteilnehmerin, die sich als eine im wahrsten Sinne des Wortes »ausgezeichnete« Köchin entpuppte. Dorothea Neumayr ist eine der ganz wenigen Privatpersonen in Österreich, die vom Gault Millau mit drei Hauben für ihre Kochkünste bedacht wurden.

Sie hatte – schon vor dem Besuch meiner Seminare – eine meiner Lieblingsideen in Bezug auf Essen umgesetzt und im Gegensatz zu den meisten Hauben- und Sterneköchen eine vollwertige, weitgehend vegetarische Küche entwickelt, die den hohen ästhetischen Anspruch der Haubenküche mit den Grundsätzen gesunden Lebens auf ausgesprochen geschmackvolle Weise verbindet. Es lag nahe, sie zu bitten, den Geschmacks- und Rezeptaspekt dieses Buches zu übernehmen, zumal meine eigenen Kochkünste trotz einer inzwischen großen Vorliebe für gute Küche rudimentär geblieben sind. Aus unserer Zusammenarbeit entstand das Buch

---

*   Zu bestellen über www.heilkundeinstitut.at oder bei Heil-Kunde-Institut Graz, A-8151 Hitzendorf, Oberberg 92, Tel.: 0043-316-719888-5, Fax: -6

»Vom Essen, Trinken und Leben«* mit der Essenz ihrer himmlischsten Gerichte, untergliedert nach deren thermischer Zuordnung im Sinne der chinesischen Medizin, dem Säure-Basen-Aufkommen, der Zusammensetzung nach Eiweiß, Fett und Kohlenhydrat und natürlich den Kalorien.

Unsere Essenswünsche für Sie

Wir hoffen gemeinsam, Ihnen im Lauf des Lesens Lust auf wertvolles, im wahrsten Sinne des Wortes kostbares Essen zu machen, das zu Ihrem ganz persönlichen Typ passt und so schmackhaft ist, dass es Ihre Lebensgeister anregt und Ihre geistig-seelische Entwicklung beflügelt. Dieser Genuss ohne Reue setzt allerdings einiges an Verständnis voraus. Diesbezüglich hoffen wir, dass appetitanregende innere Bilder und entsprechendes Verständnis es Ihnen leichter machen, lesend mit uns zu gehen.

Essen ist viel mehr, als sich zu ernähren

Heute hängt so vieles am Essen, was in Wirklichkeit nur sehr indirekt damit zusammenhängt. Hinter Essproblemen tut sich die ganze Welt der Psyche auf. Meist verbergen sich hinter Essstörungen gar keine Ernährungsprobleme, sondern seelische und soziale.

Die Seele hinter dem Essen

Gleiches gilt für Gewichtsprobleme. Für die Gesundheit problematisches Essen ist häufig Ausdruck eines gestörten Verhältnisses zur Welt. Insofern sei gleich zu Beginn um Verständnis dafür geworben, dass ein Buch über Ernährung keine Lö-

---

*   Ruediger Dahlke, Dorothea Neumayr »Vom Essen, Trinken und Leben«, Haug Verlag

sungen für Magersüchtige oder Bulimiepatienten anbieten kann, für Übergewichtige kann es vielleicht einen Fingerzeig in die richtige Richtung bieten, aber auch nicht mehr. Es wäre jeweils zu fragen, was die seelischen Wurzeln des zugrunde liegenden Verhaltens sind. Diese sind gar nicht schwer zu finden, und ich bin ihnen in den Büchern zur Krankheitsbilder-Deutung an anderer Stelle ausführlich nachgegangen.

Essen ist auf der anderen Seite aber auch Ausdruck von gesunder Lebenslust. Wird diese allerdings nur essend befriedigt, kann sich auch daraus wieder ein gewichtiges Problem entwickeln.

Über die Materialfrage hinaus

Eine derart dem Materialismus ergebene Zeit neigt dazu, alles auf physischer Ebene erklären und erforschen zu wollen. Vieles wird auf den Bereich des Essens geschoben, was sich dort zwar ausdrückt, seine Energie aber aus ganz anderen Quellen bezieht. Wer sich am Rauch stört, muss nach dem Feuer suchen, am Rauch lässt sich nichts ändern.

Übergewichtsträchtige Gesellschaft?

In der allgemeinen Leidenschaft für Projektion, der Verschiebung der Verantwortung auf andere, sehen einige Soziologen und auch immer mehr Ernährungsberater bereits die Verantwortung für die Übergewichtslawine in einer krank machenden und speziell Übergewicht verursachenden Umwelt. Auch wenn das ein interessantes Thema ist und es tatsächlich Hinweise gibt, dass sich die vom Embryo mit dem Fruchtwasser aufgenommenen Geschmackswahrnehmungen später weiterhin durchsetzen, konnten mit der Verschiebung von Verantwortung noch nie Probleme gelöst, aber schon viele verschärft werden. Es mag stimmig und entlastend wirken, wenn – wie in dem Film »Supersize me« – die Schuld am miserablen Gesundheitszustand der Welt den Fastfoodketten zugeschoben wird. Letztlich bringt das aber nur Ausreden, um weiterhin nichts gegen die eigene Unbewusstheit zu tun.

Im Übrigen gibt es – der Polarität entsprechend – auch wundervolles Fastfood als

Essen, das ohne großen Aufwand genossen werden kann. Die Indigo-Restaurants in Salzburg und München sind geradezu eine Demonstration, wie modernes Management bei ausgezeichneter Qualität und günstigen Preisen die Belange von Gesundheit, Ästhetik und modernem Lebensstil verbinden kann.

Selbst auf der absoluten Fastfood-Ebene der Riegel gibt es neben viel Fragwürdigem Ausgezeichnetes. Auf meinen Vortragsreisen – wenn die Zeit für genüssliches Essen fehlt – begleiten mich die Black-Bear-Riegel, eine gelungene Kombination aus voll- und hochwertigen Bioprodukten wie Cashew-Nüssen und Datteln, Cranberries und Süßkirschen, die erstens sehr gut schmecken und zweitens wirklich spürbar Energie geben.

Die gesündesten Menschen essen gar nicht »gesund«
Fastfood der anderen Art, als Kunst, rasch gut zu essen

Das Rätsel mediterraner Gesundheit

Eine inzwischen berühmt gewordene Untersuchung der Weltgesundheitsorganisation WHO brachte ans Licht, dass die gesündesten Menschen der Welt auf Kreta leben und auf den ersten Blick durchaus nicht besonders gesund essen. Auch andere mediterrane Völker wie die Spanier, die ausgesprochen spät am Abend noch ausgiebig dinieren, rangieren in der Gesundheits-Hitparade weit vor den skandinavischen und deutschsprachigen Ländern, wo man bis dato glaubte, über gesundes Essen am besten Bescheid zu wissen. Süditaliener und Griechen, Südfranzosen und Portugiesen schneiden alle besser ab als wir.

Rotweinkapseln und Olivenölextrakte für die Unsterblichkeit

Dabei neigen alle mediterranen Völker zu spätem, reichlichem Essen, über das sie obendrein viel Fett in Form von Olivenöl gießen, dazu trinken sie Rotwein und rauchen häufig. Ob nun aber die in Südeuropa deutlich geringere Krebsrate mit dem höheren Olivenölkonsum zusammenhängt oder damit, dass dort dreimal mehr Obst und Gemüse als in Nord- und Mitteleuropa gegessen wird, oder ob es an etwas ganz anderem liegt, sei vorerst dahingestellt. Schiebt man die Tatsache ihrer besseren Gesundheit, geringeren Krebsrate und höheren Lebenserwartung ausschließlich auf die Nahrung, landet man bei abstrusen Vorschlägen. So hat man im Rotwein und Olivenöl von Seiten genussresistenter Forscher bereits nach den gesunden lebensverlängernden Stoffen gefahndet, und wer suchet, findet bekanntlich. Allen Ernstes werden inzwischen Extrakte aus Rotwein und Olivenöl in Kapselform angeboten und in Apotheken Deutschlands und der Schweiz auch erfolgreich verkauft. Die wissenschaftliche Begründung liefert beim Rotwein zum Beispiel ein Stoff in den Schalen der roten Trauben, der gegen aggressive Sauerstoffmoleküle schützt, das Antioxidans Resveratrol. Schon in Österreich sind derlei Kapseln kaum abzusetzen, weil der typische Österreicher seinen Rotwein lieber weiter aus Gläsern genießt. Wer versuchen würde, derlei Pillen in mediterranen Ländern zu verkaufen, würde auf völliges Unverständnis stoßen, denn dort geht es beim Essen nicht primär um Gesundheit, sondern um Lebensgenuss.

Feierabend und Lebensgenuss

Dass dabei auch mehr Gesundheit herauskommt, könnte uns allmählich auffallen und zum Umdenken anregen. Wo der Abend noch wirklich Feierabend und somit Anlass zu Freude und wahrem Genuss ist, wird das Essen automatisch zweitrangig. Für Deutsche und Schweizer bedeutet er dagegen offenbar vor allem das Ende des Primärelends der Arbeit und den Beginn des Sekundärelends Fernsehen.
Bei dieser Einstellung kann auch gesundes Essen nur wenig bewirken, von Pillen mit Olivenöl- und Rotweinextrakten ganz zu schweigen.

Siesta und Fiesta

Zwischen Venedig und Palermo, Lissabon und Athen herrschen dagegen noch weitgehend andere Prioritäten. »Wenn du es eilig hast, gehe langsam!«, ist hier die gängige Parole. Die wichtigste Zutat zu einer Mahlzeit lässt sich nicht kochen, nur erleben, wissen die Südländer. Mittags Siesta und abends Fiesta heißt ihre Zauberformel für ein langes genussreiches Leben voller Zeit und Lebensfreude. In unseren Breiten leben dagegen Zeitreisende, die die eigene Gegenwart nicht aushalten.

Selbst Kapseln gesündesten Inhalts schmecken schlecht

Nur in Ländern, wo Gesundheit vor Genuss rangiert, können sich solche Stilblüten wie die Rotweinkapseln entwickeln und immer mehr Medizindöschen und -schachteln auf den Esstischen versammeln. Dort wird über die Frage hinaus, ob Algen gesund sind, oft vergessen zu fragen, wie sie schmecken. Wenn sie gesund sind, müssen sie einfach auf den Speisezettel. So ergeben sich für Gesundheitsapostel immer häufiger absurde Essensarrangements aus Kapseln und Pillen, Pulvern und Tabletten.

Lebenskunst und -stimmung

Das Ganze schmeckt oft scheußlich und führt nicht einmal zu einem langen gesunden Leben, wie wir dank WHO-Studie wissen. Aber selbst wenn derlei Essensregime zu einem langen Leben führen würde, wäre zu fragen, warum man unter solchen Umständen überhaupt so lange leben will. Die Kreter sind verglichen mit solch medizinischen Gesundheitsexzessen Lebenskünstler und schaffen sich mit einfachen und bewährten Gerichten und Getränken allabendlichen Genuss und jene Feierabendstimmung, die offensichtlich dem Leben so guttut – in qualitativer wie quantitativer Hinsicht. Wer sein Leben feiert – auch essend –, hat offensichtlich nicht nur mehr davon, sondern bleibt obendrein auch noch gesünder.

Individuelle Ernährung für Kulturen und Individuen

Dass es für Nordeuropäer Sinn macht, pro Jahr 31 Liter Olivenöl zu vertilgen wie der durchschnittliche Kreter, darf bezweifelt werden, denn auf dieser in vieler Hinsicht begnadeten Insel hat das lange Tradition. Dadurch hat sich die dazu notwendige genetische Ausstattung über die Jahrtausende entwickelt. Tatsächlich stellten Wissenschaftler fest, dass sich die Blutfettwerte der Kreter nach fettreichen Mahlzeiten deutlich rascher wieder normalisieren als bei Nordeuropäern.

Wahrscheinlich werden wir in einer bewussteren Zukunft immer weniger von objektiv gesunder Ernährung ausgehen können, sondern vermehrt auf für die jeweilige Kultur genetisch verträgliche und obendrein für uns individuell passende Lebensmittel zurückgreifen.

Es ist ja nicht zu übersehen, dass die Inuit Grönlands mit einer extrem fett- und eiweißreichen Ernährung ähnlich gesund leben wie die Bewohner des Altiplano in Südamerika mit ihrer ausgesprochen fett- und eiweißarmen. Beide Bevölkerungsgruppen haben sich über Jahrtausende an diese Art des Essens gewöhnt und kommen auf der Grundlage ihrer angepassten genetischen Ausstattung damit gut zurecht.

Die (genetische) Mischung macht es

Nun sind wir seit den frühen Völkerwanderungen bis hin zu der heute immer ausgeprägter werdenden Migration so gut durchmischt, dass wir selbst ausprobieren müssen, was uns und unserer genetischen Basis am besten entspricht. Die Zugehörigkeit zu bestimmten Volksgruppen kann heute kaum mehr als ein Hinweis auf einen sinnvollen Rahmen sein, in dem wir unseren individuellen Weg selbst finden müssen. Jedenfalls gilt das mit Sicherheit für die gut durchmischten Bevölkerungsgruppen Mitteleuropas wie auch für den Schmelztiegel USA.

Wie bei so vielen Dingen ist auch beim Essen das »Wie« ähnlich entscheidend wie das »Was«. Im Bewusstsein der großen Mehrheit der Menschen ist das – jedenfalls in unseren Breiten – allerdings umgekehrt.

Das »Wie« ist wichtiger als das »Was«

Wir sind so sehr dem Materialismus verfallen, dass wir die physischen Dinge für wichtiger halten als die sie begleitenden Stimmungen und Gefühle. Der Mensch ist aber – für jeden jederzeit nachprüfbar – ein Gefühlswesen, das von seinen subjektiven Empfindungen ungleich mehr bestimmt wird als von objektiven Daten.

Wie oft habe ich erlebt, dass Menschen sich mit schlechten Laborwerten sehr gut gefühlt haben, wenn sie nichts davon wussten, weil ihr Lebensgefühl intakt und optimistisch war.

Kaum aber hatte man ihnen die Laborwerte enthüllt und durch entsprechende Medikamente korrigiert, sackten sie in ein tiefes Loch, und das Lebensgefühl passte sich den Werten an und wurde schlecht. Wer mit Genuss das Falsche zum falschen Zeitpunkt isst, fühlt sich offenbar besser als jener, der in moralinsaurer Stimmung das Richtige zur richtigen Zeit zu sich nimmt. Beim Essen ist es letztlich wichtiger, in welcher Stimmung es geschieht, als was gegessen wird.

Zeitgeist und Ernährung

Ein Buch über das »Wie« des Essens würde wohl kaum Leser finden, denn unser materialistischer Zeitgeist interessiert sich ausschließlich für das »Was«. Trotzdem ist für die Gesundheit das »Wie« entscheidender als das »Was«. In Wirklichkeit sieht es aber so aus, dass Schulkinder im Bus nebenbei frühstücken, gestresste Manager am Schreibtisch ihr Sandwich verschlingen und abends viele während des Fernsehens etwas hinunterschlingen, statt zu essen. Das Schnellfutter im Stehimbiss ermöglicht gar kein Mittagsmahl mehr, denn Mahlzeiten brauchen Zeit. Von unseren Vorfahren könnten wir lernen, dass früher die Diätetik neben der Hygiene die zweite wichtige Grundlage der Medizin darstellte.

Vorteile des Mangels, Gefahren des Überflusses

In alten Zeiten gab es nur eine bescheidene Essensauswahl. Was gerade in der eigenen Region zu haben war, wurde gegessen – gesundheitlich gesehen war das optimal. Aus Mangel an Alternativen beschäftigte sich Diätetik mehr mit dem »Wie« des Essens und sorgte für tägliche Rituale, die eingehalten wurden. Weil Nahrung knapp war, gab es immer Grund, für sie zu danken. Gegessen wurde selbstverständlich gemeinsam, einfach weil die Zubereitung der Gerichte ungleich mühevoller war als heute. Für einen allein lohnte sich solcher Aufwand gar nicht. Größere Gruppen trafen sich zum gemeinsamen Mahl und drückten zumeist im Tischgebet ihren Dank aus, bevor sie mit dem Essen begannen. Heute, inmitten von modernem Überfluss, könnten uns solch einfache Regeln wieder nützen. Wer sich – in welcher Form auch immer – auf sein Essen besinnt, ob wie früher betend und dankend oder in freier Form, dem wird auch heute seine Mahlzeit besser bekommen als dem schnellen Schlinger, der essend schon beim nächsten Termin ist. Mahlzeit braucht, wie das Wort sagt, zweierlei, nämlich »Mahlen« und Zeit.

So käme Bewusstheit ins Spiel, und sie wäre mit Abstand der beste Schutz vor Fehlern – auch im Hinblick auf Ernährung. Ein kleiner Moment bewussten Innehaltens und entsprechender Besinnung könnte mehr bewirken als eine auffällige oder gar pathetische Geste, bei der die Hände demonstrativ über das Essen gebreitet oder zum Himmel gereckt werden.

Die Geschmacksfrage

Ist Geschmack eine Geschmackssache?

Das Thema Geschmack lässt sich einerseits kaum objektivieren, denn es gibt offensichtlich Menschen, denen Fastfood schmeckt, obwohl sie intelligent und gebildet sind. Dass diese beiden letzten Kriterien nicht hindernd wirken, zeigt der Ex-US-Präsident Clinton, der gern Hamburger vertilgt und bereits in seinen Fünfzigern mehrere Bypässe benötigte. Dass Geschmack eine Geschmackssache sei, sagt schon das Sprichwort, wobei man Geschmack offenbar lernen kann, wenn man etwa an Kunstverständige und Designliebhaber denkt. Ähnlich kann man Weingeschmack erlernen, ja geradezu trainieren, was natürlich wieder eine Geschmackssache ist.

Supertaster oder Geschmacksstars

Seit Neuestem gibt es eine wissenschaftliche Objektivierung des Themas. Ungefähr ein Viertel aller Menschen kann auf Neudeutsch als sogenannte »Supertaster« bezeichnet werden: Ihre Zungen weisen eine – genetisch bedingte – deutlich höhere Geschmacksknospenzahl auf. Unter den Supertastern finden sich überdurchschnittlich viele Frauen und Asiaten. Auch viele Berufsgourmets, die als Tester durch die Lande ziehen, gehören dazu. Zum Glück und Ausgleich finden sich auch unter deren »Opfern«, den Spitzenköchen der Welt, besonders viele. Die Supertaster erkennen noch geringste Mengen Bitterstoffe in Süßigkeiten und reagieren überhaupt sensibel auf jeden Geschmacksreiz. Eine Grapefruit ist ihnen leicht zu sauer, Chicorée zu herb und Radicchio zu bitter. Eigentlich sind solche Unterschiede in der Geschmackswahrnehmung leicht nachvollziehbar, denn wir sprechen auch auf anderen Sinnesgebieten von Menschen mit besonders feiner Nase, sicherem Gespür, absolutem Gehör oder besonders scharfen Augen.

Natürlich gibt es auch den Gegenpol zu den Supertastern, die sogenannten Nichtschmecker oder Blindgänger in Geschmacksdingen.

Der »geschmacklose« Rest

Zwischen beiden Extremen liegen als große Mehrheit die Durchschnittsschmecker. Betroffene brauchen sich aber nicht zu sehr zu grämen wegen solch vermeintlicher »Geschmacklosigkeit«, denn erstens kennen sie nichts anderes und leiden folglich nicht, und zweitens bezieht sich die Diagnose nur auf Ernährungsangelegenheiten und könnte drittens in modernen Zeiten sogar zum Vorteil werden, wie wissenschaftliche Studien neuerdings belegen, weil sie zum Beispiel mehr Gemüse verzehren.

Die Letzten werden die Ersten sein

In den alten Zeiten der Evolution war ein guter und sogar besonders feiner Geschmackssinn ein erheblicher Überlebensvorteil, denn so ließen sich verdorbene, ungeeignete und sogar giftige Nahrungsmittel schon im Vorfeld aussondern. Inzwischen aber haben sich die Zeiten gewandelt, und Studienergebnisse deuten darauf hin, dass Supertaster Bitterstoffe und damit auch Gemüse meiden und stattdessen Fett bevorzugen. So haben sie heute ein höheres Risiko bezüglich Übergewicht.

Inzwischen wissen wir, dass sich geschmackliche Vorlieben schon sehr früh entwickeln. Sowohl die Muttermilch als auch das Fruchtwasser vermitteln Geschmack und Geruch der Nahrung, die die Mutter zu sich genommen hat. So zeigte sich, dass Mütter, die während der Schwangerschaft regelmäßig viel Karottensaft getrunken hatten, Kinder bekamen, die später gern Möhren aßen. Gestillte Kinder, deren Mütter sich abwechslungsreich ernähren, probieren später selbst deutlich lieber neue Nahrungsmittel als Flaschenkinder, die immer dieselbe Kunstmilch bekamen. Was wir ganz zu Beginn des Lebens kennen- und schmecken lernen, bevorzugen wir bis ins Erwachsenenalter. Dabei ist solche Prägung fast beliebig möglich, junge Filipinos mögen Hundefleisch, Koreaner gegrillte Vogelspinnen, Inuit rohes Robbenfleisch und die Kinder der Aborigines schätzen Maden.

Moderne Kinder der westlichen Wohlstandsgesellschaft erlernen heute auf gleichem Weg ihre Vorliebe für fette Speisen.

Kindergarten als Lebens- und Ess-Schule

Im immer noch sehr sensiblen Vorschulalter beeinflussen vor allem Rollenmuster die Ernährungsgewohnheiten. So ließ sich zeigen, dass Jungen auf sogenannte »Starkmacher« wie Fleisch, Eier und Wurst anspringen, Dinge, die der Vater isst, während Mädchen eher »Gesundmacher« wie Obst, Gemüse und Vollwertprodukte bevorzugen wie ihre Mütter. Aus der Tatsache, dass sich diese Essgewohnheiten im späteren Leben kaum noch ändern, folgt, wie wichtig diese frühe Zeit ist. Unter diesem Aspekt ist es wenig verwunderlich, dass Firmen wie McDonald's schon die Kleinsten mit ebenso raffinierter wie massiver Werbung heimsuchen und sich sogar für Gesundheitskampagnen in der Schule engagieren, nur um an sie heranzukommen. Nach dem Motto »Was einmal drinnen ist, bleibt auch drinnen« wird so ein fatales (Fehl-)Ernährungsprogramm mit dem Etikett Gesundheit verbunden. Dass einige Politiker dabei mitspielen, verrät deren geringe Ahnung.

Gefahren der Verknappungspolitik

Eine Erfahrung der Vorzeit sagt, dass knappe Dinge besonders kostbar sind. Schon Kinder haben deshalb besonderes Verlangen nach knappen Nahrungsmitteln. Insofern erhöht das Verbot von Süßigkeiten nur deren Attraktivität. Auch Eltern, die mit besten Absichten Fastfood verbieten, sollten sich bewusst machen, dass sie das Schnellfutter dadurch für ihre Kleinen besonders faszinierend machen. Erschwerend kommt hinzu, dass die Werbung tatsächlich wirkt.

Die Rolle der Werbung für die Geschmacksentwicklung

Zwischen der Menge an aufgenommener Werbung und der Anzahl verspeister Kalorien lässt sich ein direkter Zusammenhang finden. Ein durchschnittliches US-Kind sieht pro Jahr mehr als 10 000 Werbespots für meist kalorienreiche Nahrungsmittel, und dieser Einsatz lohnt sich – für die Industrie. In direkten Untersuchungen zeigte sich, dass Kinder, die entsprechende Werbung gesehen hatten, eher zu Süßigkeiten griffen als etwa zu Obst. In Norwegen und Schweden sind deshalb Werbespots, die sich an Kinder unter zwölf Jahren richten, verboten.

Artgerechtes Leben

Menschen sollten wie Menschen essen

Bei aller Schwierigkeit im Dschungel von Ernährungsideologien und sich widersprechenden Diäten kann man über den Punkt der artgerechten Ernährung in der Regel noch recht leicht Einstimmigkeit erzielen. Praktisch alle Menschen fühlen sich als Menschen und wollen auch wie Menschen und nicht wie Rehe, Fische oder Tiger behandelt werden. Warum sich dann nicht auch so ernähren? Die

Frage ist nur, was is(s)t ein Mensch, und was ist für ihn artgerecht, wie sieht eine wirklich »menschenwürdige« Ernährung aus? Darüber gibt es bereits heftige Auseinandersetzungen, die mit den unterschiedlichen Definitionen des Menschseins zusammenhängen.

Einige sehen den Menschen mehr als einen Engel, der sich am besten von himmlischem Nektar nähren sollte, andere erkennen in sich doch eher das Raubtier und schielen auf entsprechende Beute. Diese Position lässt sich sicher noch eher vertreten, denn den Mitgeschöpfen gegenüber verhält sich der Mensch schlimmer als das gefährlichste Raubtier. Selbst gegenüber Artgenossen ist er im Wirtschaftsleben meist ein gnadenloser Konkurrent.

Insofern mag es fast konsequent sein, wenn große Teile der Bevölkerung statt Mahlzeit Schlingzeit halten und auf Raubtierniveau große Mengen Fleisch vertilgen.

Zwischen Engel und Raubtier

In der Esoterikszene hält eine Minderheit dagegen, der Mensch sei vor allem himmlisches Wesen und so bekämen ihm natürlich jene Früchte und Beeren am besten, die eine freigebige Natur von sich aus schenke. So bleibt er zwar schuld–, aber oft auch bedenklich eiweißfrei.

Wer also ist der Mensch, wo kommt er her, und wo gehört er hin? In diesem Dilemma – irgendwo zwischen Wunsch und Wirklichkeit – empfiehlt es sich nach meinen Erfahrungen, einfach von der materiellen Grundlage, in diesem Fall also der Anatomie und Physiologie, auszugehen und auch auf die Geschichte und damit auf das Erbgut zu achten. Bei der Deutung der Organe und ihrer Krankheitsbilder hat es sich immer bewährt, zurückzugehen auf die Ebene der in Jahrmillionen der Evolution entstandenen Strukturen.

Der Körper macht ehrlich

Das ist eine sehr bio-logische Sichtweise, und natürlich ist der Mensch nicht nur seiner Natur verbunden, sondern auch seiner Kultur verpflichtet. Die bio-logische Perspektive zeigt aber sehr verlässlich, was natürlich ist. Das kann von der Kultur überarbeitet und weiterentwickelt werden, wird sich aber erst über sehr lange Zeiten und die entsprechend langsamen Mechanismen der Evolution auch in der Natur niederschlagen.

Der Abstieg der Reiß- und Raubtierzähne

Betrachten wir unseren Verdauungstrakt, der ja zuerst und vor allem mit der Nahrung zu tun hat, müssen wir an seinem Anfang und damit beim Gebiss beginnen. Dieses teilt uns direkt und über seine Entwicklungsgeschichte einiges mit. Offenbar liegt das ganz frühe Jagdstadium weit hinter uns, wo die Beute noch unter Einsatz des Gebisses gerissen werden musste, denn die ehemaligen Reißzähne haben sich als so genannte Canini oder Eckzähne auf sehr bescheidene Ausmaße zurückgebildet.

Die Mühle im Mund

Betrachten wir die Anzahl der verschiedenen Zähne, ergibt sich, dass die defensiven Mahlzähne gegenüber den aggressiv schneidenden deutlich in der Überzahl sind. Das lateinische »Mola« bedeutet Mühle, und unsere Molaren und Prämolaren wollen mahlen – ihrer Art entsprechend vor allem Getreide. Und wie das Sprichwort weiß, mahlen Gottes Mühlen langsam. Die Molaren sind uns aber eindeutig von Gott beziehungsweise der Evolution mitgegeben worden. Wir sollten von daher, nach einem durchaus herzhaften Zu- und Abbeißen, für das unsere Schneidezähne geradestehen, unsere Mühlen (Getreide) mahlen lassen.

Jedem das Seine

Alle alten großen Kulturen hatten ihr bevorzugtes Getreide als Ernährungsbasis. Die Inder und viele andere Kulturen des Ostens setzten bereits in der Vergangenheit auf Reis, was bis heute gilt, die Ägypter hatten ihren Weizen, die Indianer Mais und die Germanen Hafer.

Dadurch hat sich unser Gebiss offensichtlich entsprechend gestaltet, und so ist es geprägt von der Notwendigkeit des Mahlens. Bei genauerer Betrachtung haben wir nicht die Wahl, ob wir Getreide mahlen, sondern nur, ob wir das selbst in unserem Mund machen oder es sozusagen »outsourcen« und beim Müller in Auftrag geben. Wenn wir es ganz verweigern, bekommen wir postwendend Verdauungsprobleme. Vor allem, wo die zweite Säule der Ernährung, die Vollwertigkeit, einbezogen wird, ergeben sich aus zu sparsamem Kauen Gefahren. Denn wo ganzes Korn und ungenügend gekaute, zu große Obst- und Gemüsestücke in den Magen gelangen, kann dieser sie mit seiner Säure nicht mehr zerkleinern, ebenso wie der Dünndarm mit seinen Fermenten chancenlos bleibt, weil er auf viel kleinere Teile eingestellt ist. So werden die zu dicken Brocken unverdaut in den Dickdarm abgeschoben, wo sie zu gären beginnen und solcherart Gase erzeugen. Diese brauchen einen Ausweg. Eine Zeit lang können sie den Bauch aufblähen, weil die in der Regel unterentwickelten Bauchmuskeln meist nachgeben. Allerdings sind der Expansion auf dieser Ebene Grenzen gesetzt. Nachdem das ästhetische Inferno eines aufgeblasenen Kugelbauches angezettelt ist, müssen die Gase trotzdem stinkend entweichen. Symbolisch spricht es im Übrigen Bände, seinen Verdauungstrakt durch Vorstülpen gleichsam auszulagern und so sein Problem ständig und für alle sichtbar vor sich herzutragen. Biologisch gesehen ist unser Gebiss das eines Allesfressers, auch wenn vereinzelte Schöngeister das nur schwer akzeptieren.

Die lange, harte Frühzeit

Der Mensch ist dafür geschaffen, auch Fleisch zu essen, aber er muss natürlich nicht alles tun, was er kann – denn offensichtlich kann die Natur von der Kultur überspielt werden. Der für unser Gefühl langen Zeit der Hochkultur seit ca. 10 000 v. Chr. geht noch eine ungleich längere Zeit voraus, in der unsere Vorfahren als reine Naturwesen eher fleischorientiert gewesen sein dürften, denn anders hätten sie – zumindest in unseren Breiten – die kalten Perioden der Eiszeiten wohl kaum überleben können.

Der Mensch als Allesfresser

Wenn wir den Menschen auf einer Skala zwischen den reinen Pflanzenfressern wie Rehen und reinen Fleischfressern wie Tigern einordnen, gehört er dazwischen, ähnlich wie etwa das Schwein. Man kann die verschiedenen Tiere auf dieser Skala stimmig einordnen, indem man ihre Körperlänge mit der ihres Darmes vergleicht. Je länger der Darm im Verhältnis zur Länge des Tieres ist, desto mehr neigt der Besitzer zum Vegetarismus.

Standortbestimmung über die Darmlänge

Reine Raubtiere brauchen nur wenig Darm, um das leicht verdauliche Eiweiß aufzunehmen, während Vegetarier viel Aufwand in einem langen Darm treiben müssen, um die wenigen Nährstoffe aus dem Grünfutter zu holen. So hat ein Rind einen viele Meter langen und der Löwe nur einen sehr kurzen Darm.

Mensch und Schwein in einträchtiger Nähe

Will man den Menschen in dieses »tierische« System einordnen, muss man allerdings darauf achten, dass man entweder seine langen Beine nicht mitzählt oder aber auch bei den Tieren deren Hinterbeine mit in Rechnung stellt. Vergleicht man die Länge des Darmes nur mit der der Wirbelsäule, wird das Ganze fair und der Mensch landet nicht in der Mitte zwischen den beiden Extremen, sondern näher bei den Rehen oder reinen Vegetariern, ohne aber wirklich dazuzugehören. So peinlich das manchen sein mag, rangieren wir in der Nähe der Schweine, die überwiegend vegetarisch leben, aber ab und zu auch ein paar Engerlinge und Würmer mitverspeisen. So bräuchten auch wir keine Bedenken zu haben, hin und wieder beim Genuss von Himbeeren ein paar frische Würmer abzubekommen.
Auch die Tatsache, dass Menschen kauen und schlucken können, spricht dafür, dass sie Pflanzliches erst kauen und dann schlucken sollten, ansonsten würde eben der viel einfachere Schlingakt der Fleischfresser ausreichen, und wir hätten niemals die Fülle der Mahlzähne herausbilden müssen.

Da die Natur niemals mit Aufwand Sinnloses entwickelt, kann man davon ausgehen, dass wir als überwiegend pflanzenfressende Wesen ins Rennen (der Evolution) geschickt worden sind. Dafür spricht auch, dass wir im Gegensatz zu Fleischfressern gar nicht in der Lage sind, Vitamin C in unserem Verdauungstrakt selbst herzustellen. Obendrein verbindet uns mit den Pflanzenfressern auch die Fähigkeit, Stärke über entsprechende Enzyme in Glucose aufzuspalten. Außerdem haben wir Schweißdrüsen wie viele Pflanzenfresser, um unseren Wärmehaushalt zu regeln.

Fleischliche Argumente

Auf der anderen Seite müssen wir aber auch sehen, dass unser Verdauungstrakt nicht wie der der Kuh in der Lage ist, riesige Mengen von Grünzeug zu verdauen. Würden wir im gleichen Ausmaß Salat und Gras zu uns nehmen, würde es uns wohl zerreißen. Von Natur aus haben wir nur einen relativ kleinen, Säure produzierenden Magen. Ähnlich wie Raubtiere sind wir auch nicht (mehr?) in der Lage, Vitamin B_{12} selbst herzustellen, und mit Vitamin A tun sich reine Vegetarier zumindest schwer. Wir müssen bestimmte Amino- wie auch einige Fettsäuren aufnehmen, die wir deshalb auch »essenziell« nennen. Bei Kohlenhydraten ist das ganz anders. Der Mensch könnte theoretisch ohne Kohlenhydrate überleben, weil er sie selbst aus Eiweiß herstellen kann, ohne bestimmte essenzielle Fett- und Aminosäuren kommt er aber nicht aus. All das könnte deutlich machen, dass der heutige Mensch ein Allesfresser ist und über lange Zeiten wohl auch war. Es gibt jedenfalls wenig Hinweise auf archaische Völker, die gänzlich auf Fleisch verzichtet hätten. Das hätte keine Vorteile bezüglich des Überlebens gebracht.

Entwicklungsgeschichtliches Hin und Her

Zusammenfassend könnte man sagen, dass wir vor unendlich langen Zeiten einmal weitgehend vegetarisch angefangen haben, wie etwa Schimpansen, deren Erbgut bis auf 2 % mit dem unseren übereinstimmt, uns dann wohl aus der Not des sich ändernden Klimas – zum Beispiel während der Eiszeiten – zu Allesfressern mauserten, um erst wieder in jüngerer Zeit – die letzten 12 000 Jahre sind ja nur ein Wimpernschlag in der Evolution – zur überwiegend vegetarischen Kost zurückzuwechseln. Letzteres wäre übrigens heute auch die einzige Chance, die enorm gewachsene und immer noch weiter expandierende Menschheit durchzubringen. Und es wäre möglich bei ausreichender Eiweißzufuhr.

Blick zurück auf die Nahrungsgeschichte

Als die Kälte ins (Nahrungs-)Paradies kam

Die Betrachtung der Geschichte der Menschheit lässt vermuten, dass unsere Vorfahren wahrscheinlich lange Zeit sehr viel mehr Fleisch essen mussten, um die langen Phasen der Eiszeiten zu überstehen, in denen jedenfalls in unseren Breiten kaum genug pflanzliche Nahrung gewachsen sein dürfte. Vor etwa zwei Millionen Jahren hat solch eine Eiszeit das relativ einfache Leben unserer Vorfahren in den vom Überfluss an Pflanzen geprägten Regenwäldern nachhaltig verändert. Es entstanden kalte Steppen und Buschlandschaften, in denen ein Überleben wohl nur durch den Verzehr von Aas und kleineren Tieren möglich war. Moderne Forschungen unterstützen diesen Gedanken.

Anpassungsleistungen an das Eiszeitklima

Vor 1,7 Millionen Jahren kam die Zeit des aufrecht gehenden Menschen, des Homo erectus, der sich zum Allesfresser mauserte, weil die Jagd seine einzige Überlebenschance war. In eiskalten und dunklen Zeiten musste der frühe Mensch große Anpassungsleistungen vollbringen. Die dunkle Haut der ursprünglichen Menschen dürfte sich nun aufgehellt haben, sodass sie mehr UV-Licht durchlassen und dadurch die Vitamin-D-Produktion verbessern konnte. Auch das wärmende und generell isolierende Unterhautfettgewebe, das heute vielen so ärgerlich erscheint, dürfte hier seinen ursprünglich lebensrettenden Ursprung haben. Vor ca. 500 000 Jahren trat der Homo sapiens auf die Bildfläche und breitete sich trotz wechselnder und schwieriger Klimabedingungen sehr weit über die Welt aus.

Vom Vegetarismus zum Kannibalismus

Vermutlich machte er den vor etwa 200 000 Jahren auftauchenden Neandertalern den Garaus, wobei wahrscheinlich über lange Zeiten auf der Ernährungsebene sogar Kannibalismus eine Rolle spielte. Die letzte Eiszeit dauerte von 120 000 bis ca. 15 000 v. Chr. Und damit bis zum Beginn unserer Geschichte. Die Steinzeit entspricht in etwa dem letzten Viertel der Eiszeit und dauerte von 40 000 bis 10 000 vor unserer Zeitrechnung.

Neue Wärme erlaubt neue Essitten

Erst vor ca. 17 000 Jahren wurde es langsam wieder wärmer. Bis dahin kann ein Überleben ohne hohe Anteile an Fleischnahrung – jedenfalls in unseren Breiten – kaum möglich gewesen sein. Auf dieser klimatischen Basis entwickelte sich im sogenannten Neolithikum der erste Ackerbau im Nahen Osten und trat von hier aus seinen Siegeszug an. 5 000 Jahre später war die Feldwirtschaft praktisch überall verbreitet und machte die Menschen sesshaft. Die großen Kulturen der Frühzeit konnten sich auf dieser Basis entwickeln.

Dem Auf und Ab der Temperaturen entspricht das der Ernährung

Innerhalb einer relativ kurzen Zeitspanne wechselte der Ernährungsschwerpunkt radikal. Nach neueren wissenschaftlichen Schätzungen betrug der Anteil tierischer Kalorien vorher über 60 %, um nun auf ca. 10 % zu sinken. So haben wir wohl auch hier einen zyklischen Verlauf anzunehmen, in dem sich vegetarische mit Fleisch essenden und sogar kannibalischen Zeiten abwechselten. Den Vegetariern gehört wohl der Beginn der Menschheit. Bis heute sind die meisten der sogenannten Menschenaffen wie Orang-Utans und Gorillas Vegetarier, wobei die uns am nächsten stehenden Schimpansen wie wir selbst Allesfresser sind. Sie schrecken auch vor dem Fleisch von Artgenossen nicht zurück. Erst die Not der Eiszeiten dürfte uns zu wahren Fleischfressern gemacht haben. Das milder werdende Klima ließ dann mit den Hochkulturen wieder die vegetarische Komponente stärker hervortreten, bis in unserer Zeit Reichtum und Erfindungsreichtum (über die Entdeckung immer besserer Konservierungsmethoden) die Fleischkurve wieder ansteigen ließen.

Die Rolle der Gene

Alles spricht dafür, dass wir unser Erbgut aus diesen frühen Zeiten mitgebracht haben und es sich den verschiedenen Phasen anpasste, allerdings mit der ihm eigenen aufreizenden Langsamkeit. Bedenkt man, dass unser Erbgut noch immer zu 98 % identisch ist mit dem der Schimpansen, wird klar, wie langsam und auf welch geringem Niveau sich seine Veränderungen ereignen. Das bedeutet, dass zwar die aus den Regenwäldern des Überflusses mitgebrachte genetische Basis in Richtung Vegetarismus ging, uns aber die folgenden langen Zeiten der Eiszeit mit ihrem hohen Fleischkonsum sicher auch noch in den Genen stecken und wir also auf die Verdauung von Fleisch genetisch gut eingestellt sind.

An der Kuhmilch scheidet sich die Menschheit

Wahrscheinlich steckt die neuerliche Anpassung an pflanzliche Nahrung und insbesondere Getreide – genetisch gesehen – noch in den Kinderschuhen und kann eigentlich gerade erst so richtig begonnen haben. Denn die Zeitspanne seit den Hochkulturen ist noch relativ kurz. Dass allein in Deutschland über 40 000 Menschen kein Gluten, den Kleber im Getreide, vertragen und somit an Zöliakie leiden, könnte ein Hinweis darauf sein. Sie können als einzige Getreide Reis, Mais, Hirse, Quinoa und Amaranth, die glutenfrei sind, vertragen. In welch geringem Maß die Umstellung auf eine Ackerbau und Viehzucht treibende Lebensweise abgeschlossen ist, zeigt sich auch daran, dass weltweit 2,3 Milliarden Erwachsene und über 600 000 Jugendliche und Kinder unter Laktoseintoleranz leiden und Kuhmilch nicht vertragen. Sie können Milch bestenfalls in weiterkultivierter Form als Käse, Joghurt und Quark zu sich nehmen, wenn also Bakterien den Milchzucker bereits verdaut haben. Neben der Laktoseintoleranz müssen wir heute eine weitere gegen Kuhmilcheiweiß annehmen. Das ist besonders bedauerlich, weil Milch in verarbeiteter Form in vielen Fertigprodukten vorkommt, zum Beispiel in Gestalt von Molke als billigem Füllstoff. Aber es kommt noch dicker.

Milcheiweiß und jugendlicher Diabetes?

Nach einer Studie des Finnen Kelainen gleicht ein Anteil des Kuhmilcheiweißes einem Eiweißbestandteil der Insulin produzierenden Langerhans'schen Inseln der Bauchspeicheldrüse, woraus sich zumindest eine interessante Hypothese zur Entstehung von Diabetes Typ I ergibt. Da einem Kind bis zum 9. Lebensmonat eigene IGA-Antikörper fehlen, können die Molke-Eiweißbestandteile problemlos durch die Darmwand eindringen und werden von der Abwehr unschädlich gemacht. Die sich so bildenden Antikörper greifen nun aber wegen der großen Ähnlichkeit auch die Inselzellen im Pankreas an. Demnach müsste jugendlicher Diabetes desto früher ausbrechen, je früher und mehr Kuhmilcheiweiß Säuglinge bekommen. Nach Werthmann (Ratgeber für Allergiker) verlangsamt der völlige Verzicht auf Kuhmilch das Fortschreiten von Diabetes vom Typ I.

Milchwirtschaft als Missverständnis?

Die Milchwirtschaft entpuppt sich jedenfalls für über die Hälfte der Menschen als Misswirtschaft. Tatsächlich machte Milchtrinken bis zur Entwicklung von geregelter Landwirtschaft auch gar keinen Sinn. Wenn Kinder nach dem ersten Jahr eine Aversion gegen Milch entwickelten, war das sinnvoll, denn dann konnte die Mutter abstillen und wurde wieder fruchtbarer, um ganz im Sinne der Evolution weitere Kinder zu bekommen.

Wenig ästhetisch mag hier auch folgende kürzlich wieder vom Österreichischen Rundfunk verbreitete Nachricht sein: Unsere Milch wird, weil es zu wenig Sahne gibt, zuerst total entrahmt, um dann nachträglich wieder Fett zugesetzt zu bekommen. Dabei handelt es sich vor allem um billiges Schweinefett – ein für Vegetarier ziemlich ungenießbarer Gedanke.

Genetische Anpassung ist immer möglich, aber zeitaufwändig

Andererseits hat die andere Hälfte der Menschheit sich bereits mit Erfolg genetisch auf das Milchangebot, das durch die Viehzucht aufkam, eingestellt, das heißt, diese Menschen haben Vorfahren, die aufgrund von Mutationen lernten, sich das zusätzliche Angebot zunutze zu machen, und mittels dieses Evolutionsvorteils die weniger flexiblen Esser überflügelten. Betrachtet man die genaue Verteilung der Milchunverträglichkeit über die Erdteile, zeigt sich, dass die Intoleranz unter Afrikanern und Asiaten sogar 80 % beträgt, unter Weißen dagegen nur 15 %. Tatsächlich hatten Menschen weißer Hautfarbe länger Zeit, sich an die Milchwirtschaft zu gewöhnen.

Raffinierung ohne genetische Anpassung

Dass wir uns der noch ungleich moderneren Variante der Raffinierung der Getreide bisher überhaupt nicht anpassen konnten, ist genetisch völlig klar und macht uns eine Reihe von Problemen, wie etwa das von der WHO als weltweite Diabetesepidemie erkannte Szenario. Inzwischen haben 10 % der Deutschen, also gut 8 Millionen, Diabetes. 5 % davon Typ I und 95 % Typ II. Im Jahr 2004 wurden davon 1,9 Millionen mit Insulin behandelt. Einige archaische Bevölkerungen, die noch weniger Zeit hatten, sich an extrem raffinierte Kost zu gewöhnen, wie die Pima-Indianer der USA, leiden schon zu einem großen Teil unter Diabetes.

In den wenigen Jahrzehnten, seitdem wir die Lebensmittel raffinieren und zu Nahrungsmitteln machen, konnte sich unsere Genetik nicht einmal ansatzweise auf das neue Angebot einstellen. Das wird noch viele Jahrtausende dauern.

Im Augenblick scheint es so, dass praktisch alle, die sich auf sogenanntes Fastfood umstellen, daran auch erkranken. Am spektakulärsten hat das jener US-Amerikaner dargestellt, der für vier Wochen auf Bewegung verzichtete und zugleich ausschließlich auf Produkte von McDonald's umstieg. Seine vorher guten Blutwerte veranlassten die Ärzte schon nach zwei Wochen, dringend auf den Abbruch des Selbstversuches zu pochen. Nach einem Monat war der Mann behandlungsbedürftig krank, hatte sich subjektiv aber gut an das Schnellfutter gewöhnt – es ging ihm eigentlich nur noch gut, wenn er davon aß. Der Film »Supersize me« handelt von diesem heroischen Selbstexperiment. Auch wenn der Versuch wissenschaftlich begleitet war, gibt es viel stärkere Argumente für die noch ausstehende Anpassung an Fastfood. Wenn Völker sehr abrupt in die US-amerikanische Fastfood-Wirklichkeit gestoßen werden und ihre überlieferten Ernährungsgewohnheiten über Bord werfen, ist das Ergebnis besonders deprimierend. Indianer, Inuit und Aborigines bieten dafür traurige Beispiele. Gut untersucht ist das Phänomen in dem pazifischen Inselstaat Nauru. Die Insulaner hatten in ihrer Evolution den Vorteil einer sehr effektiven Fettspeicherung erworben, was ihnen lange anstrengende Bootsfahrten ermöglichte. Im Jahr 1925 wurde der erste Fall von Diabetes bekannt, nachdem Anfang der Zwanzigerjahre Reichtum durch den Abbau von Bodenschätzen eingekehrt war.

Umkehr ist möglich

Mit dem Geld kam auch die raffinierte Kost, die allmählich in Fastfood überging. Heute hat bereits jeder zweite Naruer Diabetes vom Typ II. Hinweise aus der Forschung auf diese genetischen Probleme sind zahlreich und deutlich. Wird dagegen zur althergebrachten Kost zurückgekehrt, ergeben sich ebenso dramatische Verbesserungen, wie verschiedene Studien an Indianervölkern zeigen. Am bekanntesten wurde die von Boyd Swinburn (Universität von Melbourne) an Pima-Indianern. Mit ballaststoffreicher Kost, die der ihrer Vorfahren ähnelte, kamen sie rasch von ihrem hohen Insulinbedarf herunter.

Wie lange die ganz frühe vegetarische Phase gedauert haben mag, können wir nur schwer schätzen, durch die modernen Forschungsmethoden wissen wir jedoch, dass der Beginn der Eiszeiten weit über 100 000 Generationen her ist. So hatte das Allesfresserprogramm also ausreichend Zeit, sich in unseren Genen zu verankern. Die Zeit seit dem Aufstieg der Ackerbau treibenden Hochkulturen war dagegen zu kurz, um schon deutliche Spuren im Erbgut zu hinterlassen. Wir dürfen uns also – wenn auch nur genetisch – als Steinzeitmenschen betrachten, was noch nicht heißt, dass es mit den inzwischen schon angepriesenen Steinzeitdiäten besser gehen würde. Dass unsere Vorfahren in der Steinzeit aber Allesfresser mit einem gehörigen Einschlag fleischlicher Nahrung waren, verraten auch die vielen archaischen Völker, die bis heute so leben. Deren Speisezettel ähnelt im Übrigen dem der uns am nächsten stehenden Menschenaffen, der Schimpansen.

Blick voraus: Konsequenzen für die Ernährung

Natur versus Kultur

Wenn wir natürliche und kulturelle Einflüsse auseinanderhalten, können wir uns in dem Auf und Ab leichter orientieren. Wir müssen nicht alles tun, was natürlich ist, obwohl es meist gesund für uns ist. Stattdessen können wir unsere Natur mit Kultur überlagern.

Das ist auch in vielen anderen Bereichen erklärter Anspruch, wenn etwa Ethik und Religion das Sexualverhalten in den Griff bekommen sollen. Die flächendeckende Verbreitung des biologisch besten Samens, die sich über Jahrmillionen bewährt hat, wurde durch Konzepte wie Ehe, Treue usw. abgelöst. Wie schwer das ist, zeigen die heutigen partnerschaftlichen Probleme, die nicht zuletzt darauf zurückgehen, dass die Natur sich immer wieder gegenüber der Kultur durchsetzt. Wir halten solche Ausrutscher heute für Zeichen von Charakterschwäche, man könnte darin aber auch Hinweise auf eine besondere Stärke der Natur sehen. Letztlich stellen wir auch beim so sehr von Tabus belegten Thema Partnerschaft fest, dass die kulturelle Decke, die uns von unserem natürlichen Erbe trennt, sehr dünn ist.

Vegetarismus als kulturelle Anstrengung

Wenn Vegetarier heute in allen Teilen der Welt auf Fleisch verzichten, ist das ein Akt, der sich weniger mit unserer Natur als mit Kultur beziehungsweise Philosophie und Religion begründen lässt. Es ist offensichtlich gesundheitlich möglich, immerhin haben Hunderte von Millionen Inder seit Jahrtausenden erfolgreich auf Fleisch verzichtet. Andererseits zeigen die vielen Zöliakiepatienten, die den Kleber im Getreide nicht vertragen, dass reine Pflanzenkost auf Getreidebasis für einige Menschen auch zum Martyrium werden kann.

Eiweißmast und ihre Folgen

Wer das andere Extrem wählt und zwei- bis dreimal täglich Fleischmast betreibt, wird ebenfalls Schaden nehmen. Auch wenn so viele Menschen heute diesen Weg gehen und viel Fleisch essen, ändert das nichts an der Tatsache, dass diese Ernährungsform unserer Natur zuwiderläuft. Millionen Rheumatiker können ein Lied davon singen. Der Rheumafaktor, den Mediziner im Blut finden, besteht nicht zufällig aus Eiweiß. Die heute übliche Mast mit tierischem Eiweiß wird aber leider nicht nur durch mögliche Rheumaerkrankungen schmerzhaft bezahlt. Auch die Übersäuerung, die viele Symptome hat, ist eine Folge davon. Das spricht noch nicht gegen Eiweiß, aber entschieden gegen die Mast mit tierischem Eiweiß in Fleischform, das heute noch weitere Nebenwirkungen wie Angst mit sich bringt.

Schmalhans als weiser Küchenchef

Noch bis vor wenigen Jahrzehnten haben die Menschen ganz automatisch artgerechter gelebt, einfach weil sie sich etwas anderes nicht leisten konnten. Auf dem Land war es noch viel länger üblich, sich lediglich am Sonntag einen Braten zu leisten und ansonsten fleischlos auf Gemüse zu setzen. Nur der Adel konnte sich schon lange Eiweißmast auf Fleischbasis leisten und hatte so auch die typischen Symptome zu ertragen. Man sprach in Preußen geradezu vom Gichtkabinett in Zeiten, als nur Adelige am Kabinettstisch Platz nehmen durften. In der kaiserlich-königlichen Suppenküche am Wiener Hof war die allerfeinste Essenz, die Consommé, den hochwohlgeborenen Herrschaften vorbehalten, der fleischliche Rest blieb dem Gesinde, was zu dem Spruch führte: »Die Dienstboten bekommen das Fleisch, die hohen Herrschaften die Gicht.« Heute essen wir alle wie Kaiser und Könige und übernehmen folglich auch deren Krankheitsbilder.

Auf die Dosis kommt es an

Die Dosis macht das Gift

Wie wichtig die quantitative Zusammensetzung der Nahrung ist, geht heute in der Gesundlebeszene oft unter. Man glaubt, wenn man nur genug vom Gesunden nähme, sei man auf dem besten aller Wege. In Wahrheit ist weniger auch in Ernährungsdingen oft mehr. Zwei Extrembeispiele mögen das belegen. Auf einer Krankenstation erlebte ich einen jungen Mann, dessen sich stetig verschlechternder Zustand die Ärzte zur Verzweiflung trieb. Alles schien bei ihm durcheinander, aber es zeichnete sich kein nützlicher Hinweis auf die Ursache ab. Schließlich löste eine Krankenschwester das Geheimnis. Der junge Mann verschmähte das zugegebenermaßen schlechte Klinikessen und ließ sich von seiner Freundin ernähren. Die beiden hatten Oshawa, den Papst der Makrobioten, so verstanden, dass es vor allem darum ging, die Yin- und Yang-Anteile der Nahrung zum Ausgleich zu bringen. Da die ausreichende Versorgung mit Yang-Energie ihnen schwer erschien, suchten sie den Ausgleich über enorme Mengen an Salz. So hatte sich der Patient über die Zeit sein Leben und seine Gesundheit im wahrsten Sinne des Wortes versalzen. Als er kurze Zeit ganz salzfrei und dann wieder mit normalen Dosen versorgt wurde, besserte sich sein Zustand rapide. Das spricht weder grundsätzlich gegen Salz noch gegen Makrobiotik, obwohl sie anfällig für solche und ähnliche Irrtümer zu sein scheint. Die Dosis ist eben auch bei an sich gesunden Dingen entscheidend.

Wenig gutes Salz ist ein Geheimnis guter Gesundheit

Für die (Himalaya-)Salzfans, die den entsprechenden Boom der letzten Jahre heraufbeschworen haben, wäre an dieser Stelle Achtsamkeit geboten. Sicherlich ist es notwendig, gutes Salz zu verwenden, aber die Mengen dürfen dabei nicht kritiklos erhöht werden. Tatsächlich versalzen sich neuerdings zunehmend Menschen ihre Gesundheit mit Überdosen eingenommener Sole. So hat auch der Salzboom seine natürliche Schattenseite, obwohl Salz ganz offensichtlich in Maßen nicht nur gesund, sondern lebenswichtig ist.

Selbst Möhren werden im Überfluss problematisch

Ein noch krasseres Beispiel ereignete sich in München, wo ein Mann, der über lange Zeit Raubbau an seiner Gesundheit getrieben hatte, in einer Apothekenzeitung von den positiven Auswirkungen eines Karotten-Tages las. Da er nichts mehr zu verlieren hatte, entschloss er sich dazu und machte so gute Erfahrungen, dass er gleich noch einen weiteren Tag anhängte. Das Ergebnis war noch besser, und so entschloss er sich getreu dem Motto »Immer mehr vom selben«, ernährungsmäßig weiter ausschließlich auf gelbe Rüben zu setzen. Den Punkt allerdings, an dem das einseitige System kippte, verpasste er, und eine Zeitung schrieb, er sei nicht verblichen, sondern vergilbt.

Niemand wird bestreiten, dass Vitamin A, dessen Vorstufe reichlich in Karotten vorkommt, gesund und unverzichtbar ist, aber im Exzess kann man sich damit sogar umbringen. Allerdings nicht mit Karotten, denn die Vorstufe, das sogenannte Provitamin A, wird nur bei Bedarf in Vitamin A gewandelt. Der Mann ist wahrscheinlich an Eiweißmangel gestorben, denn Karotten enthalten davon nur 1 %.

Gifte als Heilmittel

Die richtige Dosis ist bei allem entscheidend, und nichts ist so gesund, dass man sich damit nicht auch umbringen könnte, nichts aber auch so giftig, dass es nicht zum Heilmittel werden könnte – etwa in der Homöopathie.

Ernährung und Bewegung

Sich Regen bringt Segen

Unsere Anpassungsprobleme sind aufgrund der Langsamkeit der Evolution viel größer, als wir uns lange vorstellen konnten. Über Jahrmillionen haben unsere Vorfahren gelernt und in ihre Gene einprogrammiert, dass Nahrung nur über intensive Bewegung zu erlangen war. Es gab einen natürlichen Zusammenhang zwischen Essen und körperlicher Aktivität, der heute erstmals durch die modernen gesellschaftlichen Entwicklungen infrage gestellt ist.

Ein Übel kommt selten allein

Parallel zur Raffinierung der Kohlenhydrate hörten die Menschen praktisch mehrheitlich auf, sich für die Nahrungsbeschaffung körperlich zu verausgaben. Vor allem aus letzterem Punkt entwickeln sich heute gewaltige Probleme. Die moderne Menschheit opfert in einem verrückten Ausmaß ihre Muskeln einer Art von Bequemlichkeit, die so neu nicht ist in der Geschichte.

Die Menschheit am Scheideweg

Immer hatten die Menschen versucht, mit dem geringsten Aufwand ein Maximum zu erreichen. Was sich aber über Jahrmillionen als Evolutionsvorteil erwies, wird heute zu einem furchtbaren Fallstrick. Eigentlich müsste ab diesem Punkt das Buch zweigeteilt werden: eine Sparte für diejenigen, die sich weiterhin wie typische

Menschen verhalten und in einem schlanken, kräftigen Körper die seit unübersehbar langen Zeiten laufende Entwicklung fortsetzen; eine andere Sparte aber müsste sich mit der Mehrheit in modernen Industrienationen der sogenannten Ersten Welt befassen, die sich – wohl erstmals in der Geschichte – weigert, weiterhin für Bewegung und Muskelerhalt zu sorgen.

Auf US-amerikanischen Spuren in die kollektive Fettsucht

Dieser Trend ist stark und vor allem US-amerikanischer Herkunft und von daher wohl kaum aufzuhalten. Im Land der unbegrenzten Möglichkeiten sollen nach Schätzungen der Wissenschaftler im Jahr 2030 100 % der Menschen übergewichtig sein, wenn sich die jetzige Entwicklung linear fortsetzt, was sie zum Glück nie tut. Über die Hälfte der Kinder ist es aber heute schon, und immerhin 30 % der Hunde und Katzen leiden schon am sogenannten Garfield-Syndrom, der Haustier-Fettsucht.

Aber die Welt holt auf. In Deutschland gelten heute zwei Drittel der Männer und die Hälfte der Frauen als übergewichtig. Die Kosten aus den Schäden der flächendeckenden Fehlernährung sollen bereits über ein Drittel der ständig weiter eskalierenden Gesundheitskosten ausmachen. Die Weltgesundheitsorganisation hat die Fettsucht zur globalen Epidemie erklärt, die sich rasant ausbreitet und auch schon Länder erreicht, die bis vor kurzem noch von Hunger geplagt waren. In Brasilien sind heute »nur« noch 4 Millionen unterernährt, aber schon 40 Millionen übergewichtig und 10 Millionen fettsüchtig. Tatsächlich findet man die wunderschönen Girls und Boys von Copacabana und Ipanema längst nur noch in den Varietéshows. Am Strand herrscht inzwischen auch hier das Modell des US-amerikanischen Elefantenhinterns vor, das sich schon bis in die letzten Urwälder und Oasen der Welt hineinfrisst.

Leidenswege der Opfer der Fettsuchtepidemie

Für diese Menschen gelten viele der kommenden Gesundheitsregeln nicht mehr. Wer sich kaum noch bewegt, kann offenbar den für Gesunde notwendigen großen Anteil von Kohlenhydraten gar nicht mehr verbrauchen. Wie auch, wenn das in den kaum mehr vorhandenen Muskeln geschehen müsste. Überfüttert er sich obendrein noch mit raffinierten Kohlenhydraten, erreicht das Elend in Gestalt der typischen Zivilisationserkrankung Typ-II-Diabetes eine neue Ebene. Denn so, wie die Eiweißmast mit Rheuma und Gicht zu bezahlen ist, kommt auch die Mast mit überflüssigen und vor allem raffinierten Kohlenhydraten enorm teuer.

Symptome der Mast mit raffinierten Kohlenhydraten

Alles, was heute unter Insulinresistenz und Diabetes vom Typ II abgehandelt wird, gehört hier ebenso her wie unglaubliche Berge von Übergewicht mit all ihren Folgen. Konkret werden davon naturgemäß die Gelenke überlastet, aber insgesamt verfetten auch alle inneren Organe in einem ähnlichen Ausmaß wie der äußerlich sichtbare Körper. Das trifft nicht nur unser zur Fettleber werdendes Stoffwechsellabor, sondern auch das Herz. Beide arbeiten mit Übergewicht messbar schlechter. Insgesamt leidet aber der gesamte Mensch, wenn er aus den Kleidern quillt. Massives Übergewicht kann die Lebensqualität schrecklich belasten. Denn zum ästhetischen Desaster kommt die enorme Mühsal hinzu. Ein nur 20 kg übergewichtiger Mensch bewegt und schleppt schon mehr Gewicht als ein Schwerathlet, der vormittags und nachmittags je zwei Stunden Gewichte im Kraftraum stemmt.

Arterienverkalkung als verbindendes Problem

Die hohe Rate an Gefäßverschlüssen, die vom Gehirn über das Herz bis zu den Beinen fast alle Bereiche des Körpers betreffen kann, hat in der gnadenlosen Erhöhung der Blutfette ihre zweite Basis. Die erste liegt in der schon angemerkten Fleischmast. Insofern kommen in Bezug auf die Gefäße die Nachteile sowohl falscher Eiweiß- als auch Kohlenhydratversorgung zusammen. Bedenkt man, dass der Mensch so alt ist wie seine Gefäße, kann ihn falsche Ernährung besonders alt aussehen lassen.

Menschen, die ihr Leben auch in Ernährungsfragen dem US-amerikanischen Zeitgeist unterwerfen, können sich zwar so ziemlich alles erlauben, aber nicht so lange, wie sie gern wollen, und sie müssen dafür nicht bitter, sondern fett bezahlen – nicht nur mit ihrem Leben, sondern vorher schon mit einer furchtbaren Lebensqualität. Ihnen gilt unser Mitgefühl, aber nicht dieses Buch. Sie müssten – statt sich zwischen Pest und Cholera oder der Mast mit minderwertigem Eiweiß und ebensolchen Kohlenhydraten zu entscheiden – wieder zu einer menschengerechten Lebensführung zurückfinden, zu der unabdingbar ausreichende Bewegung gehört, wie sie anderenorts dargestellt ist.[*]

Auch ist es für sie entscheidend, die Beweggründe hinter dem Übergewichtsmuster zu erkennen. Im weiteren Verlauf dieses Buches können ihre Probleme nur noch am Rande Erwähnung finden, denn es soll ja hier um sinnvolle Ernährung gehen.

Die Wahl zwischen Pest und Cholera

Wer nur zwischen zwei Übeln das kleinere wählen will, ist wahrscheinlich mit einer Diät aus minderwertigem Eiweiß und Fett zwar schlimm, aber weniger schlecht dran als bei Mast mit ungeeigneten Kohlenhydraten und Bewegungsmangel. Die Höchststrafe trifft naturgemäß diejenigen, die Eiweiß- sowie Fettmast und die Mast mit raffinierten Kohlenhydraten miteinander verbinden und alle drei Nahrungsbestandteile auf dem üblichen minderwertigen Niveau zu sich nehmen.

An sich gesunde Kohlenhydrate als Bumerang

Die hier beschriebene, an sich gesunde Nahrungsaufteilung kann also etwa bei eklatantem Bewegungsmangel durchaus gegenteilige Effekte hervorrufen. Die Kohlenhydrate müssen, um gesund wirken zu können, von aktiven Muskeln ver-

---

[*] Siehe dazu: »Aller guten Dinge sind drei – Bewegung – Ernährung – Entspannung«, Südwest Verlag

brannt werden. Wenn diese gar nicht mehr vorhanden sind oder jedenfalls nicht zum Einsatz kommen, werden die Kohlenhydrate zum Bumerang, der das Leben bedroht. Sind sie obendrein raffiniert, überfordern sie in überschaubarer Zeit den Insulinmechanismus und führen zum Vorprogramm des Typ-II-Diabetes, der sogenannten Insulinresistenz. Diese aber bringt ihre Opfer in eine denkbar schlechte Ausgangsposition, auch wenn sie in der Evolution einmal eine sehr sinnvolle Rolle gespielt haben mag.

Unser »schweres« Erbe

Vom Standpunkt der Evolution aus machten in der Menschheitsgeschichte immer nur Programme Sinn, die einfaches Zunehmen förderten, leichtes Abnehmen war immer ein Evolutionsnachteil, der vermieden werden musste und folglich genetisch unter den Tisch fiel. So wurden wir Weltmeister im Zunehmen, woran uns über Jahrtausende nur die Knappheit des Angebots und die zu seiner Beschaffung notwendige Bewegung hinderten.

Heute aber leben wir in einem nie da gewesenen, im wahrsten Sinne des Wortes billigen Kalorienüberfluss.

Wertewandel

In den Fünfzigerjahren nach dem Zweiten Weltkrieg mussten Deutsche noch die Hälfte ihres Einkommens für Nahrung ausgeben, heute reichen 13 %, um sich ständig vollstopfen zu können. Dadurch hat sich auch die Wertigkeit der Nahrungsbestandteile völlig umgedreht, die Lust an Kalorienbomben hat sich längst ins Gegenteil gewandelt. Am deutlichsten wird das beim Fett. Früher der wichtigste Nahrungsbestandteil, ist es heute im wahrsten Sinne des Wortes zur Last geworden. Ein Gramm Fett bringt 9 kcal und damit mehr als doppelt so viel wie Eiweiß und Kohlenhydrate, die es auf gerade 4 kcal bringen. Dem Fett am nächsten kommt Alkohol mit immerhin noch 7 kcal pro Gramm.

Mit diesem viel zu billigen Überangebot rauschen wir in einen (ge)wichtigen Teufelskreis. Das kontinuierlich wachsende und erschwinglicher werdende Kalorienangebot wird von ebenso kontinuierlich abnehmendem Bedarf begleitet.

Billiger Überfluss kommt teuer

In den modernen Industrienationen sinkt der Kalorienverbrauch während der Arbeitszeit durch zunehmende Rationalisierungs- und Effizienzmaßnahmen dramatisch. So ergibt sich ein Kalorienüberangebot, das zu einer Verfettung führt, die nicht nur figürlich sichtbar, sondern auch labortechnisch messbar wird. Die Blutfette steigen – und zwar mehr noch als durch fette Nahrung durch das Überangebot raffinierter Kohlenhydrate.

Insulinresistenz

Während der Evolution hat der Organismus gelernt, in den seltenen Situationen eines großen Kohlenhydratangebots diese damals knappe Nahrungskomponente zu sparen und auf Fettverbrennung umzuschalten.

Alte Tugenden werden zu modernen Fallstricken

Das erreichte er durch eine ursprünglich durchaus sinnvolle Insulinresistenz. Insulin ist das Körperhormon, das die Zellen für den Blutzucker, die Glucose, öffnet. Bei der Resistenz werden die Muskelzellen unempfindlicher gegen Insulin und nehmen weniger Zucker auf, der folglich vermehrt im Blut bleibt und zum Beispiel dem Gehirn zur Verfügung steht, das darauf angewiesen ist.

Den gleichen Weg schlug der Körper aber auch bei Knappheit an Kohlenhydraten ein, um die wertvolle Gehirnnahrung für dieses zu rationalisieren und zu reservieren. In solchen Hungerphasen musste der Körper über Insulinresistenz auf Fettverbrennung umstellen. Das ist wohl der Grund, warum beim Fasten kaum wirkliche Unterzuckerungen vorkommen, der Körper stellt rechtzeitig um und erhält sich auf diesem Weg genug Glucose für sein Gehirn.

Hält nun aber die Insulinresistenz sehr lange an, weil im Blut ein unüberschaubarer Fettandrang herrscht, steuert der Körper wieder gegen und schüttet mehr Insulin aus, was auf die Dauer die Bauchspeicheldrüse erschöpft und in Typ-II-Diabetes mündet.

Absehbare Überforderung der Bauchspeicheldrüse

Dieser betrifft besonders jene Völker, die ohne Vorwarnung von heute auf morgen in der modernen Falle raffinierter Kohlenhydrate landeten. Alles spricht dafür, dass die Diabetes-Rate umso höher ist, je kürzer der Übergang von der herkömmlichen zur Zivilisationskost ist. Auf den Tonga-Inseln liegt sie über 50%, bei den schon erwähnte Pima-Indianern Arizonas bei fast 50% der Gesamtbevölkerung, bei den Aborigines Australiens sind es bereits fast 30%, die jeweils obendrein meist auch noch fett sind. Es scheint so, als rotteten wir diese Völker nun endgültig aus, indem wir sie reichlich an unserer Fehlernährung teilhaben lassen. Vor einem halben Jahrhundert war Diabetes Typ II bei diesen Völkern eine Seltenheit, vor einem Jahrhundert war er noch ganz unbekannt. Auch wenn wir es ein bisschen besser haben, weil wir in Gestalt unserer genetischen Vorfahren etwas länger üben konnten, zeigen uns die archaischen Menschen doch den gefährlichen Weg, auf dem wir uns in den Abgrund (fr)essen.

Der uralte Traum von ausreichender Nahrung ist längst zum Albtraum des Über-
angebots geworden. Wir hatten in unserer ganzen Geschichte nie Gelegenheit, den
Umgang mit Überfluss zu üben, mit Kargheit und Mangel verbindet uns dagegen
eine lange Zeit voller Erfahrungen, die uns in diesen »guten Zeiten« nur leider
wenig nützen.

Erste Säule der Ernährung

Artgerechte Aufteilung der Nahrung und die moderne Ernährungswirklichkeit

Große und kleine Welt aus den Fugen

In der modernen Welt sieht die Verteilung der Nahrung heute völlig anders aus, als
sie unter gesundheitlichen Gesichtspunkten vertretbar wäre. Nicht nur haben wir
weltweit ein eklatantes Ungleichgewicht zwischen einerseits erbärmlich Hungernden und andererseits im Überfluss beinahe Erstickenden, auch die Verteilung bei
uns, die wir von dem weltweiten Ungleichgewicht profitieren und immer häufiger
am Überfluss erkranken, ist unausgeglichen und verursacht Leid – nur auf anderer
Ebene.

Internationale Fettprobleme

In Österreich und der Schweiz nimmt die Bevölkerung etwas mehr als 50 % ihrer
Kalorien in Form von Fett zu sich, in Deutschland etwas weniger als die Hälfte.
50 statt 15 bis 30 % ist eine gefährliche Quote, die langfristig ins Elend führt. Das

besonders Schlimme daran ist aber gar nicht so sehr die Menge als vielmehr die katastrophale Qualität der vertilgten Fette. Der Rest wird vor allem mit Eiweiß über die angesprochene Fleischmast gedeckt. Die eigentlich für gesunde Menschen, die sich noch bewegen, wichtigste Fraktion der Kohlenhydrate spielt dagegen nur noch eine Randrolle.

In Österreich hängt viel an der zwar sehr schmackhaften, aber übermäßig fetthaltigen böhmischen Küche. Was in Fett gebacken wird, ist Fettnahrung, und meist der schrecklichen Art, egal, woraus es ursprünglich besteht. Pommes frites sind demnach Fettnahrung, weil der Fett- den Stärke- beziehungsweise Kohlenhydratanteil deutlich überwiegt. Kartoffelchips sind ebenfalls Fettnahrung.

In der Schweiz sind die guten Milchprodukte hauptverantwortlich für den Fettüberhang.

Milch – oder wo die Schweiz ihr Fett abbekommt

Oft werden durch die Etikettierung Illusionen geweckt, die auf gefährliche Wege führen. Der Aufdruck »3,5 Vol.-% Fett« auf der Milch beruhigt viele naive Verbraucher, die sich bei einem scheinbar so geringen Fettanteil sicher wähnen. In Wahrheit ist Milch gar kein Getränk, sondern Nahrung, und zwar vor allem Fettnahrung. 3,5 Vol.-% Fett der normalen Vollmilch bedeuten 35 g im Liter, was einem Brennwert von ca. 330 kcal entspricht, denn 1 g Fett ergibt 9,84 kcal. Da aber der ganze Liter gut 500 kcal hat, ergibt sich für Fett der Löwenanteil, ansonsten ist noch Eiweiß und praktisch kein Kohlenhydrat in der Milch, der ganze Rest des Volumens ist Wasser.

Je besser das Essen, desto schwerer die Umstellung

Ähnliches gilt für Käse: Es ist egal, ob 20 % Fett oder 30 % in Tr. daraufsteht. Wir essen den Käse ja nicht in Trockenmasse, und was wäre sonst noch darin? Eiweiß und vor allem Wasser. Bei 1,5%iger fettarmer Milch ist das Verhältnis zwischen Fett und Eiweiß natürlich zugunsten des Eiweißes verschoben. Als Kalziumquelle wird Milch wohl überschätzt, denn das in ihr enthaltene Kalzium liegt in einer

Phosphatverbindung vor, die zumindest schwer integrierbar ist. Jedenfalls gibt es andere Kalziumspender wie Ziegen- und Schafsmilch, aber auch Nüsse, Sesam und Hülsenfrüchte.

Natürlich ist es schwer, die wundervollen Schweizer Milch- und vor allem Schokoprodukte einzuschränken, Ähnliches kann für die böhmische Küche gelten. Insofern haben es die Norddeutschen leichter, ihre knapp 50% Fettanteil herunterzufahren, sie müssen nicht auf so viel Schmackhaftes und Unersetzliches verzichten. Am leichtesten hätten es noch etwas nördlicher die Engländer, die bei jeder Ernährungsumstellung geschmacklich nur gewinnen können.

Aber nicht nur böhmische Küche und die Schweizer Schokoprodukte fördern die Fettorgie, auch die moderne Fertignahrung enthält über Gebühr Fett, weil es heute billig ist und vergleichsweise gut schmeckt. Hier kommt obendrein fast ausschließlich die gefährliche Form der Transfette zum Einsatz. Die Kunst des Kochens besteht denn auch darin, mit weniger gutem Fett schmackhaft zu kochen, mit Bergen von Fett ist es ebenso leicht wie ungesund.

Schweine mästet man nicht mit Fett, sondern mit Kohlenhydraten

Trotzdem ist der Verzehr von Low-fat-Produkten zur Gewichtsreduktion ein Denkfehler. Es ist eigentlich überdeutlich, dass Schweine überall auf der Welt mit Kohlenhydraten und nirgendwo mit Fett gemästet werden. Wer sich die Butter auf dem Brot missgönnt, verdirbt sich vor allem den Geschmack, tut aber nichts Wesentliches für seine Gewichtsreduktion. Und Butter ist wissenschaftlich völlig rehabilitiert, sogar als Quelle wertvoller Antioxidantien erkannt. In den am Ende des Buches angegebenen Rezepten der Haubenköchin spielt sie nicht umsonst eine große Rolle und wird anderen Fetten vorgezogen. Low-fat-Produkte schneiden dagegen in wissenschaftlichen Untersuchungen so schlecht ab, dass sie keinesfalls zu empfehlen sind.

Fett in Maßen ist also sowieso in Ordnung, lediglich in Massen wird es zum Gesundheits-, aber nicht einmal zum Gewichtsproblem.

Die (menschliche) Mischung macht es

Insgesamt gesehen geht es also für die meisten Menschen, die gesund leben und sich natürlich, das heißt regelmäßig bewegen wollen, darum, falsches Fett wie die Transfette und (tierisches) Eiweiß zu senken und dafür den vollwertigen Kohlenhydratanteil zu erhöhen. Der Kohlenhydratanteil könnte – was die Kalorien angeht – doppelt so hoch sein wie der von Fett und Eiweiß zusammengenommen, wobei auch hier auf die individuelle Prägung zu achten wäre. Nachfahren der frühen Jäger können offensichtlich den Protein- und Fettanteil auch erhöhen und werden, solange beides von guter Qualität ist, damit auch gut durchs Leben kommen.

Hier gehen die Meinungen naturgemäß auseinander, einig sind sich aber die meisten Ernährungsspezialisten darüber, dass der Kohlenhydratanteil die Hälfte betragen sollte. Ob der Fettanteil nun 20, 30 oder sogar 40 % ausmachen sollte, wird unterschiedlich bewertet, der Eiweißteil sollte jedenfalls nicht über 30 % liegen. Zu beobachten ist auf alle Fälle, wie die lange Zeit angeschuldigten gesättigten Fette inzwischen von der Wissenschaft rehabilitiert werden müssen. Sie erhöhen die Herzinfarkt- und Schlaganfallrate nicht, viel problematischer sind die lange Zeit bevorzugten Transfette und all jene Fette, die den Omega-6-Anteil erhöhen.

Von Couchpotatoes und anderen Zivilisationspflanzen

Allerdings ist immer wieder zu betonen, dass all das auf schlanke, noch in einem natürlichen Sinn bewegliche Menschen zielt, die die zugeführten vollwertigen Kohlenhydrate bei entsprechender Aktivität auch verbrennen. Wo das nicht mehr der Fall ist, gelten andere Regeln. Hier müssten die Betroffenen zuerst die Bewegung in ihrem Leben und damit den Grundumsatz wieder erhöhen.

Die heute zunehmend in Mode kommenden sogenannten Couchpotatoes, die sich ständig fernsehend auf dem Sofa ausruhen, werden über die Zufuhr von vielen und vor allem falschen Kohlenhydraten ihr im wahrsten Sinne des Wortes schweres Schicksal weiter belasten.

Ähnlich ergeht es aber auch schon gestressten Managern, die ohne Zeit für gesundes Essen zu Fastfood greifen. Vieles spricht dafür, dass vor allem raffinierte Kohlenhydrate mit hohem glykämischem Index für übergewichtige Bewegungsmuffel verhängnisvoll sind. Sowohl Raffinierung als auch Glykämie werden später ausführlich besprochen. Wer sich wenig bewegt, hat jedenfalls von diesen Kohlenhydraten, die den Blutzuckerspiegel schnell hochtreiben, mehr zu befürchten als von Fetten. Die Frage, was die entscheidenden Fettmacher sind, wird heute ganz anders beurteilt als noch vor einem Jahrzehnt. Viele Forschungsergebnisse weisen jedoch darauf hin, dass manche Kohlenhydrate gefährlicher zu Buche schlagen als andere und die Fette zu Unrecht beschuldigt werden.

Möglicherweise sind wir – jedenfalls bei den veränderten Lebensumständen – in einer Situation, die viel mehr mit der der Schweine zu tun hat, als wir lange glaubten. Schweine werden ja bekanntlich seit langer Zeit mittels Kohlenhydraten gemästet.

Der glykämische Index

Für all jene, die mit Gewichtsproblemen kämpfen, wäre es folglich naheliegend, raffinierte Kohlenhydrate zu meiden wie der Teufel Weihwasser. Denn diese lassen den Blutzucker zu rasch ansteigen. Das ist der Mechanismus, der über die Vorstufe der Insulinresistenz ziemlich direkt zu Diabetes Typ II führt. Dies berücksichtigen Diäten wie die sogenannte Glyx-Diät oder auch die von Montignac, die sich in diesen schwierigen, bewegungsarmen Zeiten zunehmender Beliebtheit erfreuen. Die folgende Tabelle, die den glykämischen Index verschiedener Nahrungsmittel anzeigt, kann behilflich sein, jene Kohlenhydrate zu vermeiden, die diesbezüglich am problematischsten sind. Je höher der Index, desto rascher der Anstieg und desto problematischer das Nahrungsmittel. Beispielsweise erklärt dies, warum Biertrinker so besonders prächtig zunehmen.

Glykämische Indices	
Kohlenhydrate mit hohem Glykämischen Index	Kohlenhydrate mit niedrigem Glykämischen Index
Maltose (Bier) 110	Vollkorn- oder Kleiebrot 50
Glucose 100	Basmatireis 50
Bratkartoffeln 95	Naturreis 50
Pommes frites 95	Erbsen aus der Dose 50
Reismehl 95	Süßkartoffeln 50
Modifizierte Stärke 95	Vollkornteigwaren (Vollweizen) 50
Kartoffelpüreepulver 90	Spaghetti (al dente) 45
Chips 90	frische Erbsen 40
Honig 85	Vollkorngetreideflocken ohne Zucker 40
sehr weißes Brot, Hamburgerbrötchen 85	Haferflocken 40

Glykämische Indices

Kohlenhydrate mit hohem Glykämischen Index	Kohlenhydrate mit niedrigem Glykämischen Index
gekochte Karotten 85	rote Bohnen 40
Cornflakes, Popcorn 85	frischer Fruchtsaft ohne Zucker 40
Schnellkochreis 85	Pumpernickel 40
Reispudding 85	100 %iges Vollkornbrot 40
Puffreis 85	Eis mit Alginaten (z.B. Agar-Agar, Karrageen) 40
gekochte Saubohnen bzw. dicke Bohnen 80	Vollkornteigwaren (al dente) 40
Wassermelone 75	Feigen, getrocknete Aprikosen 35
Riesenkürbis 75	indianischer Mais 35
Zucker (Saccharose) 70	Wildreis 35
Weißbrot (Baguette) 70	Quinoa 35
gezuckerte raffinierte Getreideflocken 70	rohe Karotten 30

Glykämische Indices

Kohlenhydrate mit hohem Glykämischen Index	Kohlenhydrate mit niedrigem Glykämischen Index
Schokoladenriegel 70	Milchprodukte 30
Salzkartoffeln 70	Trockenbohnen (außer Saubohnen) 0
Coca-Cola, Limonade 70	braune, gelbe Linsen 30
Kekse 70	Kichererbsen 30
Mais 70	andere frische Früchte 30
Weißreis 70	grüne Bohnen 30
Teigwaren, Ravioli 70	Glasnudeln (Soja) 30
Rosinen 65	Fruchtaufstrich (ohne Zuckerzusatz) 22
Mischbrot 65	grüne Linsen 22
Pellkartoffeln 65	Trockenerbsen (ungeschält) 22
Steckrüben 65	schwarze Schokolade >70% Kakao 22
Melonen 65	Fructose 20

Glykämische Indices	
Kohlenhydrate mit hohem Glykämischen Index	Kohlenhydrate mit niedrigem Glykämischen Index
gezuckerte Konfitüre 65	Soja, Erdnüsse 15
weißer Grieß 60	frische Aprikosen 15
Langkornreis 60	grünes Gemüse, Tomaten, Auberginen, Zucchini, Knoblauch, Zwiebeln < 15
Bananen 60	
weiße Spaghetti, weich gekocht 55	
Sandgebäck 55	

Die Tücke im Detail

So einfach, wie sich das Ganze in der Tabelle ausnimmt, ist es leider nicht. Unterschiedliche Sorten etwa von Reis haben ziemlich verschiedene Indices. So bringt es z.B. Basmatireis auf einen niedrigen Index von nur 50, während andere, etwa klebrige Reissorten einen hohen Index von 70 aufweisen.

Einfluss der Zubereitung

Auch die Zubereitungsmethode spielt eine Rolle. Rohe Karotten haben einen Index von 30, gekochte dagegen einen von 85. Allerdings enthalten sie so wenig

Kohlenhydrate, dass dieser relativ hohe Index, was das Gewicht betrifft, doch relativ geringfügig zu Buche schlägt. Auch bei Kartoffeln steigt der Index je nach Zubereitungsmethode von 65 (mit Schale in Wasser gekocht) auf 70, wenn sie vor dem Kochen geschält wurden, bis auf 90 bei Kartoffelpüree. Werden sie im Ofen gebacken oder frittiert, klettert der Index sogar auf 95.

Verarbeitungseinflüsse

Schließlich schlägt sich auch noch der (industrielle) Verarbeitungsprozess nieder. Naturbelassener Mais hat einen Index von 70, dieser steigt aber bei der Verarbeitung zu Cornflakes oder Popcorn auf 85. Andererseits haben weiße Teigwaren, die mit hohem Druck hergestellt werden, wie Spaghetti, einen niedrigen Glykämischen Index zwischen 40 bis 50, wenn sie al dente (max. 5 Minuten) gekocht sind, während Ravioli oder Makkaroni, die ohne hohen Druck erzeugt werden, einen hohen Index von 70 aufweisen.

Ballaststoffe und Eiweiß wirken günstig

Allgemein lässt sich feststellen, dass ein hoher Ballaststoff- und Proteingehalt den Glykämischen Index eher sinken lässt. Linsen etwa, die vor allem lösliche Ballaststoffe und Proteine enthalten, haben im Vergleich zu anderen stärkehaltigen Nahrungsmitteln wie Kartoffeln einen sehr niedrigen Index (22 bis 30). Auch die eiweißhaltige Sojabohne hat einen ausgesprochen geringen Glykämischen Index. Ein noch verlässlicheres Maß soll die sogenannte Glykämische Last sein, da sie neben dem glykämischen Index auch die Menge der Kohlenhydrate im jeweiligen Lebensmittel mit berücksichtigt. Berechnet wird sie folgendermaßen: Glykämische Last = Glykämischer Index (GI): 100 x Kohlenhydrat-Gehalt pro 100 g Nahrungsmittel.

Zwei Beispiele mögen das verdeutlichen: Gekochte Karotten haben den furchterregenden Glykämischen Index von 85, aber aufgrund ihres insgesamt geringen Kohlenhydratanteils nur eine glykämische Last von 4. Kürbis hat einen GI von 75, die Glykämische Last liegt aber ebenfalls nur bei 4. Beides entspricht wohl auch mehr unserem Gefühl zu diesen Lebensmitteln. Der GI warnt hier vor einer nicht nachvollziehbaren Gefahr.

Insgesamt ist das glykämische Resultat der Mahlzeit nicht zu unterschätzen – einige Lebensmittel können die Glykämie steigern, andere tragen dazu bei, sie zu senken. Zusammengefasst läuft das Ganze auf die altbewährten Ansätze hinaus, die schon von Kollath und Bircher-Benner, von Are Waerland und Brucker vertreten wurden, nämlich vollwertige, möglichst naturbelassene Nahrung zu sich zu nehmen. Doch dazu später noch mehr.

Eiweiß

Vorteile alter Zeiten für die Ernährung

Wenn wir uns wie Menschen ernähren und die Tradition der bisherigen Evolution fortsetzen wollen, müssen wir nur einige Jahrzehnte zurückschauen und finden die einfache Lösung.

So lange ist es nicht her, dass es nur natürliche, das heißt unraffinierte, Kost gab. Alle Nahrung war automatisch Naturkost in Ermangelung jeglicher Alternativen. Fleisch oder Fisch gab es ein-, höchstens zweimal pro Woche – aus Kostengründen und weil Konservierung noch ein erhebliches Problem darstellte.

Zu wenig und zu viel als Narrenziel

Was Eiweiß angeht, war das Leben damals noch in Ordnung und ließe sich heute – durch Rückkehr zu diesem alten Regime – auch leicht wieder ins Lot bringen. Allerdings liegt die Lösung auch nicht im Zuwenig. Wie der Volksmund so richtig sagt, ist zu wenig und zu viel des Narren Ziel. Veganer, die also auf alles Tierische verzichten, müssen darauf achten, über Hülsenfrüchte wie Bohnen, Erbsen und Linsen oder auch Lupinen, oder Hirse und Soja genug von diesem wichtigen Protein zu bekommen.

Vorsicht bei viel Soja!

Allerdings ist auch da noch aufzupassen, denn so gesund Soja ist, wenn es in geringen Mengen genossen wird wie in Japan und China, so bedenklich kann es werden, wenn große Mengen ins Spiel des Lebens kommen. Soja-Milch und Tofu-Burger, typische Entwicklungen der westlichen Welt, sind in Asien ursprünglich unbekannt und lassen die Östrogenwerte extrem ansteigen, was bei Kleinkindern und Männern jedenfalls problematisch ist, aber wohl sogar Frauen gefährlich werden kann. In England und Neuseeland raten die Gesundheitsminister Eltern ausdrücklich von der Verwendung von Soja-Milch als Kindernahrung ab. Da die Forschung heute davon ausgeht, dass der Anstieg der Brustkrebsrate mit Östrogengaben zu tun hat, ist hier mindestens Vorsicht geboten. Selbst für Demenzprobleme ist Soja bei entsprechender Mast verantwortlich.

Das Hohelied des Eiweißes

Eiweiß beziehungsweise Protein ist sehr wichtig für uns und bedeutet aus dem Griechischen abgeleitet »von größter Wichtigkeit«. Immerhin bestehen alle Grenzstrukturen im Körper aus Eiweiß. Daher verdanken wir die Individualität unseres Körpers wie natürlich auch unseres Gesichts einzig dem Eiweiß. Über den universellen genetischen Code wird unser Eiweiß als einzige Nahrungskomponente individuell aufgebaut und sichert damit unsere jeweilige Einmaligkeit. Fette und Kohlenhydrate sind dagegen bei allen Menschen und Tieren gleich. Hier ergibt sich eine Sonderstellung, die wir nicht unterschätzen sollten. Das Plädoyer für artgerechte Ernährung darf also nicht als Aufforderung zur Eiweißmangelkost missverstanden werden. Wir brauchen genug Eiweiß, aber wie bei den beiden anderen Nahrungskomponenten muss es von guter Qualität sein. Die ist bei modernem Fleisch keinesfalls gegeben.

Individualität wird uns heute immer wichtiger, was sich möglicherweise auch im zunehmenden Eiweißkult spiegelt. Aus der Übertreibung der Eiweißernährung könnte man auch auf ein entsprechendes Zuviel im Bereich der fortschreitenden Individualisierung schließen. Fast jeder junge Mensch ist auf seinem eigenen Ego-trip, der eine Karikatur der eigentlichen Aufgabe in Gestalt der Individuation zu einem einzigartigen Individuum darstellt.

Das rechte Maß in Eiweißangelegenheiten

Mit einem Eiweißanteil von 20 bis 30 % der Kalorien sind wir trotz all der wichtigen Aufgaben der Proteine gut versorgt. Allerdings sollten wir nicht übersehen, dass Eiweiß auch für gute Stimmung und damit für unser Essens-Glück verantwortlich ist. L-Tryptophan, die Basis des Wohlfühlhormons Serotonin, ist nicht zufällig eine Aminosäure, wie auch Tyrosin, die Basis von Dopamin. Aber auch die Endorphine, die körpereigenen Opiate, entstehen aus Aminosäuren, den Bausteinen des Eiweißes.

Eiweißquellen

Über den Prozentanteil kann es insofern auch hier keine verbindliche Aussage geben, als wir alle letztlich genetische Einzelfälle sind. Der Proteinanteil der Nahrung kann sich sowohl aus pflanzlichem als auch tierischem Eiweiß zusammensetzen. Beim tierischen Protein wäre noch zwischen Milchprodukten und Eiern auf der einen und Fisch und Fleisch auf der anderen Seite zu unterscheiden. Ein normaler Vegetarier würde nur auf Letzteres verzichten, nicht aber auf Milchprodukte. Allerdings gibt es nicht wenige »Vegetarier«, die – wie ich selbst – immer wieder Fisch essen. Damit sind sie zwar keine echten Vegetarier mehr, aber dafür vielleicht in besserer Stimmung und Verfassung.

Wie wichtig und gesund ist Eiweiß?

Studien, die unter dem Gesundheitsaspekt zwischen der inzwischen üblich gewordenen täglichen Fleischmast auf der einen und einem Vegetarismus, der nur auf Fleisch verzichtet, auf der anderen Seite differenzieren, kommen zu dem Schluss, dass Vegetarier, die in der Regel eiweißarm ernährt sind, nicht nur deutlich länger leben, sondern auch deutlich seltener an Krebs erkranken.

Von Vollwert- und Puddingvegetariern und der Lebenserwartung

Leider ist bei diesen Untersuchungen bisher die Gruppe der Vegetarier nicht weiter differenziert worden. Man hat also die Vollwert- mit den Puddingvegetariern einfach in einen Topf geworfen. Würde man hier unterscheiden, wäre der Unterschied sicher noch deutlich krasser zugunsten der bewusst essenden Vegetarier, während diejenigen, die lediglich Fleisch weglassen, schlechtere Karten hätten, was Lebensquantität und -qualität angeht.

Schwierigkeiten des Vergleichens

Allerdings ergibt sich diesbezüglich bei allen Studien die Schwierigkeit, wirklich entsprechende Vergleichsgruppen zu finden. Denn Vegetarier haben noch eine ganze Reihe von anderen Vorteilen auf ihrer Seite, die ebenfalls die Lebensqualität beeinflussen und dadurch die Studienergebnisse verfälschen. So leben sie in vieler Hinsicht bewusster und engagierter, zum Beispiel rauchen sie entschieden seltener und sind durchschnittlich deutlich gebildeter.

Eiweiß für ein langes Leben?

Neuerdings gibt es erfreulicherweise Untersuchungen, die auch jene als eigene Gruppe bewerten, die auf Fleischmast verzichten, aber selten – eben ein- oder zweimal pro Woche – Fisch oder Fleisch essen. Wie nach den Bemerkungen zur artgerechten Ernährung nicht anders zu erwarten, schneiden sie bei der Lebenserwartung am besten ab.

Fisch oder Fleisch

Hier müsste letztlich noch ein weiterer Differenzierungsschritt erfolgen. Denn es scheint so, als sei Fisch besonders aus kalten Gewässern (und am besten aus Wildfang) dem Fleisch entschieden vorzuziehen, und so könnte sich hier eine noch weiter bevorzugte Ernährungsgruppe herauskristallisieren. Die Beobachtungen aus

der Praxis und meine eigenen eingangs geschilderten Erfahrungen deuten jedenfalls in diese Richtung.

Inzwischen gibt es sogar eine europäische Studie über die Essgewohnheiten in
zehn verschiedenen Ländern, die in diese Richtung weist. Aus ihr geht hervor,
dass häufiger Fleischkonsum das Darmkrebsrisiko deutlich erhöht, während häufiger Fischkonsum es sogar senkt. Das Dickdarmkrebsrisiko steigt mit 100 g täglich
mehr verzehrtem rotem Fleisch (von Rind, Schwein, Lamm) um 49 %. Täglich
100 g mehr Fisch halbieren dagegen das Darmkrebsrisiko. Der Verzehr von Geflügelfleisch hat dagegen anscheinend keinen Einfluss auf die Erkrankungshäufigkeit
hinsichtlich dieses Krankheitsbildes.

Bewährter Eiweißkost-Plan

Vieles spricht dafür, dass die Länge, die Quantität des Lebens aber nur eine Seite
der Medaille ist und die Qualität, die ungleich schwerer zu messen ist, die andere,
vielleicht noch wichtigere darstellt. Wer das Thema nur unter dem Gesichtspunkt
der Gesundheit betrachtet, wäre gut beraten, seinen 20- bis 30%igen Eiweißanteil
aus einem ausgewogenen Gemisch zu beziehen, in dem pflanzliche und tierische
Proteine sich die Waage halten.

Bei den tierischen Proteinen sollten Fleisch und Fisch den geringeren Anteil gegenüber Milchprodukten und Eiern ausmachen, sofern man sie verträgt, wobei
wiederum der Fisch – wie schon angedeutet – gegenüber dem Fleisch stark zu
bevorzugen wäre.

Geschmack und persönliche Vorlieben

Allerdings ist Essen niemals nur unter dem Gesundheitsaspekt zu sehen, sondern
immer auch unter dem des Geschmacks und damit des Lebensgenusses. Wer sich
Fleisch unter großem Verzichtsgefühl versagen muss, hat dabei offensichtliche Einbußen seiner Lebensqualität hinzunehmen, ebenso wie jemand, der sich aus Gesundheitsgründen dazu überwinden müsste, Fisch, der ihm widerstrebt, hinunter-
zuwürgen.

Ein bewusstes Leben ohne Verzicht

Am besten wäre in diesem Zusammenhang, wenn sich allmählich die Gelüste in Einklang bringen ließen mit dem, was einem wirklich guttut. Je bewusster das Leben gelebt wird, desto leichter und rascher wird es sich in diese Richtung entwickeln. Erst wenn sich das individuell Gesunde ohne Verzichtsgefühl ergibt, ist das eigentliche Ziel erreicht. Wege dorthin können über verschiedene Stationen führen, wie etwa die einfühlsame Beobachtung, was einem wirklich guttut.

Der Weg zum Ziel

Der Test, welche Nahrungszusammensetzung welches Lebensgefühl hervorbringt, kann helfen, aber etwa auch die Frage, mit welcher Nahrung, welcher Beschaffenheit und Zubereitung ich von Anfang bis Ende einverstanden sein kann. Eier oder auch Fleisch mögen durchaus schmecken, aber die Vorstellung, wie beides heute produziert wird, könnte ein Wermutstropfen sein und eine gezieltere Auswahl erfordern oder sogar Verzicht. Solange Kompromisse als solche bewusst sind, können auch sie helfen, den eigenen Ernährungsweg zu finden.

Ethik und Ästhetik oder Bewusstheit als Schlüssel

Wenn man zum Beispiel aus ethischen Gründen nur Nahrung essen will, die man von Anfang an zubereiten kann, dann aber merkt, dass man damit nicht so befriedigt oder fit ist, wie man sein könnte, liegt – wie bei mir selbst – ein Kompromiss nahe. Ethik und Ästhetik fordern in dieser Hinsicht oft Kompromisse, und selbst Ideologie kann, solange sie als solche bewusst ist, ein Schritt auf dem Weg sein. Die Anarchisten in der Geschichte waren oft Vegetarier. Wären sie sich bewusst gewesen, dass sie mit zwei Ideologien unterwegs waren, hätten sie wohl nicht versucht, sie mit Gewalt gegenüber anderen durchzusetzen.

Wo andere zu etwas – noch so Gesundem oder Gutem – gezwungen werden sollen, liegt immer Unbewusstheit zugrunde. Je mehr Bewusstheit ins Leben fließt, desto harmonischer können innere Empfindungen und äußere Möglichkeiten zusammengehen und irgendwann eins werden.

Kompromiss und Verzicht

Für das Bewusstsein eines Franz von Assisi war der Verzicht auf Fleischnahrung wohl kein großes Thema aufgrund seiner großen Ehrfurcht vor allem Leben. Nun wird aber nicht jeder Franziskanernovize, was das Bewusstsein betrifft, auf dem Stand seines Meisters sein, sondern Kompromisse machen müssen. Solange er sich des Kompromisscharakters in seiner Lebensführung bewusst ist und das hohe Ziel als Ideal im Bewusstsein bewahrt, ist er auf seinem Weg.

Zu früh zu heilig ist auch ein Eigentor

Wenn sich jemand umgekehrt seinem spirituellen Weg oder Meister zuliebe zu einem fleischfreien Ernährungsstil durchringt, obwohl er in der Tiefe seiner Seele noch Hunger auf Fleisch hat, müsste er sich ebenfalls des Kompromisscharakters seiner Entscheidung bewusst sein. Ein zu heiliges Selbstbild gehört zu den gefährlicheren Stolpersteinen auf dem Weg zu sich selbst.

Tierliebe als Ernährungs- beziehungsweise Verzichtmotiv

Wenn sich jemand den Tieren zuliebe für Fleischfreiheit entscheidet, wird er seinen eigenen inneren Bedürfnissen möglicherweise nicht wirklich gerecht, sondern übt Verzicht zugunsten einer Idee.

Er könnte nun ein Leben führen, das geeignet ist, seine inneren Bedürfnisse in Übereinstimmung mit seiner Entscheidung zu bringen, etwa indem er sich dem Wesen der Tiere immer weiter nähert, bis sein Bedürfnis, ihr Fleisch zu essen, von selbst verschwindet.

Fett

Dass der Fettanteil unserer Nahrung mit ca. 50 % hoch ist, wurde schon betont. Zu einer artgerechten Ernährung würde aber vor allem gehören, ihn qualitativ zu verbessern und dann obendrein zu senken. Allerdings sind Fette nicht an sich zu verteufeln. Besonders gesunde Fette haben durchaus einen positiven Einfluss auf die Stimmung, wie neuere Studien aus den USA zeigen. Moderne Low-fat-Produkte scheinen jedenfalls den Weg ins Stimmungsloch zu pflastern, da sie dazu neigen, den Serotoninspiegel weiter zu reduzieren. Und zu den gesunden Fetten gehören – man höre und staune – wissenschaftlich gesehen heute auch wieder die gesättigten Fettsäuren, wie sie zum Beispiel die gute alte Butter so reichlich enthält. Dieses wundervolle Lebensmittel, das ich immer und unabhängig vom Stand der wissenschaftlichen Diskussion genossen habe, nun zu rehabilitieren, ist mir ein besonderes Vergnügen. Butter kann und muss heute wieder empfohlen werden, wohingegen Margarinen – mit wenigen Ausnahmen wie Vitaquell (Neuform) – aus gesundheitlichen Gründen abzulehnen sind. Wir können also getrost zum alten Werbeslogan zurückkehren: »Butter kann durch nichts ersetzt werden!« Wobei Veganer natürlich doch gesunde Möglichkeiten finden.

Das Hauptproblem beim Fett ist die übl(ich)e Fertignahrung, auch als Conveniencefood bezeichnet, die den Ernährungsmarkt allmählich erobert und in der Regel einen hohen Anteil besonders schädlichen, gehärteten Fettes aufweist. Bei dieser Nahrung kommt noch erschwerend hinzu, dass die Packungen direkt für die Mikrowelle, die jede Nahrungsform ruiniert, dimensioniert sind, wo sie rasch erwärmt werden können.

Verstecktes Fett als Gefahrenquelle

Während die neapolitanische Holzofenpizza kaum Fett enthält außer dem sichtbaren Büffelkäse und dem vielleicht nachträglich darübergeträufelten Olivenöl, enthält die Fertigpizza in der Regel Mengen versteckten gehärteten Fettes, das einem Frontalangriff auf die Gesundheit gleichkommt. Wenn es stimmt, dass in den deutschsprachigen Ländern heutzutage das Kochen in den Familien verlernt wird, kann das auf diesem Weg ernste Folgen haben.

Selbst Gemachtes versus Fabrikfutter

Verstecktes Fett ist ein ungleich größeres Problem als sichtbares. Beim Thema Fett ergibt sich daher ein starkes Argument für selbst gemachtes Essen, bei dem man die Zutaten kennt. Das Prädikat »selbst gemacht« wird in Zukunft einen noch größeren Stellenwert haben als bisher schon, denn der Trend zur Fabriknahrung wird wohl durch die Mischung aus Bequemlichkeit und Effizienzdenken anhalten. Eine kleine bewusste Gruppe von Essern wird sich aber sicher und standhaft dieser Tendenz verweigern.

Fett, der frühe Star unter den Nahrungsbestandteilen

Beim Fett endet die ansonsten oft sinnvolle Möglichkeit, aus Gesundheitsgründen einfach auf die alten Sitten und Gebräuche im Ernährungsbereich zurückzugreifen. Hier können uns unsere Vorfahren – aus ihrer ganz anderen Lebenssituation durchaus verständlich – kein brauchbares Vorbild abgeben. Fett war früher, als es noch darum ging, überhaupt genug Essen zu bekommen, wegen seines fast doppelt so hohen Brennwertes wie der von Protein und Kohlenhydrat der mit Abstand wichtigste Nahrungsbestandteil. Hinzu kommt, dass es als einziger Nahrungsanteil wirklich brennt und so Licht bescheren konnte, was die frühen Menschen enorm fasziniert haben muss.

Der ehemalige Star unter den Nahrungsbestandteilen

Diese beiden Vorzüge machten es über Jahrtausende zur beliebtesten Nahrung. Daher ist es verständlich, dass die frühen Menschen Tiere vor allem wegen ihres Fettes jagten. Oft lohnte es sich für sie gar nicht, Muskeleiweiß, das für uns heute im Vordergrund steht, über weite Strecken zu transportieren. Dabei kam es vor, dass sie mehr Energie verbrauchten, als durch das Verspeisen von Muskelfleisch zu gewinnen war.

Noch vor nicht allzu langer Zeit galt das Fett auch bei uns als wertvoller und folglich teurer Nahrungsteil. Neben dem Eingesperrtsein galt die Ernährung durch Wasser und Brot, also ohne Fett, als schlimme Strafe für Gefangene.

Vom teuersten zum billigsten Energiespender

Heute ist Fett vergleichsweise so billig geworden, dass es auch auf den Speisezetteln in Gefängnissen im Überfluss vertreten sein dürfte. Im Gegenteil ist es heute teuer, fettarm und trotzdem schmackhaft zu kochen. Mit Fett rutscht und flutscht alles viel besser und leichter – in unserem Organismus, aber natürlich auch in jedem Automotor und überhaupt jeder Maschine. Obendrein ist Fett der billigste und wirksamste Geschmacksträger.

Es ist auch das Material, aus dem der Organismus die beiden anderen Nahrungsbestandteile direkt herstellen kann.

Fett als vielseitigstes Material

Dass man über Fettverbrennung Muskeln aufbauen, also Eiweiß bereitstellen kann, weiß jeder Sportler. Darauf beruht aber auch der Trick bei Reduktionsdiäten wie etwa der Kohlsuppe oder Gemüsesuppe, beim Fastenwandern. Dabei bekommt der Körper bei jeder Gelegenheit diese fast kalorienfreie Suppe. Wer sich zu diesem Programm noch ausgiebig bewegt, wird nicht nur abnehmen, sondern obendrein Fett in Muskeln umwandeln. Seit Neuestem ist zudem bekannt, dass es möglich ist, aus Fett Glucose fürs Gehirn herzustellen. Zwar braucht der Organismus ein wenig Zeit für die Umstellung auf Fettverdauung, aber längerfristig kann er alles daraus machen.

Seit sich die gesellschaftliche Situation völlig ins Gegenteil verkehrt hat und es darum geht, möglichst opulent wirkende Mahlzeiten mit möglichst wenig Kalorien und eigentlich fast ohne Fett aufzutischen, musste der beste Brennstoff dramatische Imageverluste hinnehmen. Fett gefällt uns an unseren Körpern nicht, weil es inzwischen in beachtlichem Überfluss anfällt. Ohne Fett wäre unser Körper andererseits aber gar nicht lebensfähig und würde grauenhaft aussehen. Denn es ist Fett, als Teil des Bindegewebes, das für all unsere Rundungen etwa auch im Gesicht zuständig ist und so ganz wesentlich zu unserem gesunden Aussehen beiträgt, ganz abgesehen von den weiblichen Rundungen wie etwa den Brüsten, die ganz wesentlich aus Fett bestehen. Ohne Fett würden all die sanften Rundungen zu Spitzen und Ecken und die Gesichter zu totenkopfähnlichen Masken. Der schönste weibliche Körper würde ohne Fett wie ein »Sack voll Hirschgeweihen ausschauen«, um es bayrisch zu sagen. Auch als wesentlicher Bestandteil aller Zellhüllen ist Fett absolut unverzichtbar.

Fett ist lebenswichtig

Allein unser Gehirn besteht zu 70% aus Fett, das unabdingbar ist, um die Nervenzellen angemessen zu schützen. Die Vitamine A, D, E und K sind fettlöslich, das heißt, sie können gar nicht ohne Fett aus dem Darm aufgenommen werden, weshalb man in den Karottensaft ein wenig Olivenöl gibt, um wirklich an das wertvolle Provitamin A zu kommen.

Fette Kinder als moderner Albtraum

Andererseits macht Fett heute oft tatsächlich schon aus Kindern absurd aussehende »Michelinmännchen«, die sich vor lauter Fettwülsten ungeschickt bewegen. Zu oft ist zu viel Fett der Grund, wenn die natürliche Anmut auf der Strecke bleibt. Einen wesentlichen Beitrag dazu leistet die Nahrungsmittelindustrie, die typische Kinderprodukte unter Hinweis auf Vitamine und Spurenelemente offensiv bewirbt.

Laut Untersuchungen der Stiftung Warentest enthalten sie oft bis zu 5-mal mehr Zucker und Fett, als notwendig wäre, um den entsprechenden Geschmack zu erreichen. Die Werbung ist diesbezüglich sowieso irreführend und spricht gern von wertvoller Pausennahrung, wenn es sich eher um minderwertige Produkte aus Fett und raffinierten Kohlenhydraten handelt.

Fetter (Lebens-)Genuss

Wo wir Fett an uns nicht mehr mögen, weil es unseren Anblick so unästhetisch macht und unser Leben so beschwerlich, verliert es naturgemäß an Renommee. Im Überfluss vorhanden, erscheint es bald auch überflüssig, obwohl es das keinesfalls ist. Leider sind fast alle wirklich guten Nachspeisen im Wesentlichen Fettnahrung und stellen doch einen für viele unverzichtbaren Teil des Lebensgenusses dar. Wer – aus Gesundheitsgründen – auf sie verzichten wollte, wäre gut beraten, im (Be-)Reich der Venus-Aphrodite, des Archetyps des Genusses, andere, mindestens ebenso genussvolle Befriedigung zu finden. Einfach nur auf Genuss zu verzichten, ist keine akzeptable Lösung, macht auf Dauer ungenießbar und ist so – unter dem Strich betrachtet – auch nicht gesund.

Kontraproduktive Ernährungsberatung

Vor allem hat sich in der Praxis herausgestellt, dass Menschen durch strikte und vor allem einschränkend verbietende Ernährungsberatung nicht etwa ihr Essverhalten ändern, sondern – aus ihrer inneren Notwendigkeit heraus – genauso weiteressen wie bisher, nur mit schlechtem Gewissen. Letzteres ist aber längst als besonders ungesund bekannt.

Die genussvolle Ausnahme von der gesunden Regel

Es wäre also sehr zu empfehlen, einen Anteil von ca. 5 % seiner Kalorienmenge aus dem Gesundheitsdenken herauszuhalten und für Nachspeisen zu reservieren.

Dann sollte allerdings der Fettanteil der übrigen Nahrung auf ca. 15% reduziert werden, damit die Bilanz insgesamt im Lot bleibt.

Bua Merah – zauberhaftes rotes Öl aus den Bergen Papua-Neuguineas

Sosehr Fett heute sein Fett abbekommt und dafür gescholten wird, dass wir es quantitativ missbrauchen, so zauberhafte Wirkungen kann es haben. Wer den Film »Lorenzos Öl« mit Susan Sarandon, Nick Nolte und Peter Ustinov gesehen hat, kennt die wunder-volle Geschichte, wie das richtige Fett in der Ernährung schwerstkranken Kindern das Leben rettet.

In Indonesien kennt man ein ebenso wundervolles tiefrotes Öl, das aus den Bergen Papua-Neuguineas stammt. Die Pflanze wächst dort nur oberhalb 2000 Meter. Das Öl wird nicht nur für die robuste Gesundheit der dortigen Ureinwohner verantwortlich gemacht, sondern auch für viele wundervolle Heilungen. Seit Kurzem ist es über Umwege auch in Europa zu haben[*], und wir haben schon verblüffend regenerierende Eigenschaften bei Leberproblemen erlebt. Selbst bei Krebs scheinen sich die von indonesischen Ärzten geweckten Hoffnungen zu bestätigen. Es wäre also ganz verkehrt, wollten wir Fett verbannen, nur weil wir es mit ihm übertrieben haben und die Industrie gefährliche Billigvarianten davon entwickelt hat.

Kohlenhydrate

Kohlenhydrate sind deutlich unterrepräsentiert in der bei uns üblichen Ernährungsauswahl. Wo Fett bei 50% liegt und Eiweiß oberhalb von 30%, bleibt offensichtlich nur noch ein kläglicher Rest übrig. Gesund wäre aber ein Anteil von 50 bis 60% der Kalorienmenge, also nicht etwa Volumenprozent.

---

[*]   Über die österreichische Firma Naturella: Hauptstraße 426, A–2231 Strasshof, Tel.: 0043-02287-21128, Fax: 02287-40717, E-Mail: naturella@naturella.at, www.naturella.at, ATU-57764048

Kohlenhydrate machen viel Aufhebens um wenig Kalorien

Nahrungsmittel mit hohem Kohlenhydratanteil haben in der Regel bei erheblichem Volumen nur einen relativ geringen Nährwert. Ein großer grüner Apfel ist voluminös und schwer und hat doch nur wenig Kalorien. Das gleiche Volumen an Fleisch wäre bereits eine mehr als sättigende Angelegenheit von ungleich höherer Kalorienzahl. Das Apfelvolumen schließlich in Form von Fett würde eine vergleichsweise riesige Kalorienmenge bedeuten. Es geht also bei obigen Angaben um Prozentanteile der Kalorienmenge. Wären es Volumenprozent, müsste der Kohlenhydratanteil noch viel höher ausfallen.

Nach dem Kabarettisten Bernhard Ludwig müsste der Österreicher zu seiner Burenwurst 15 Brötchen essen, um das Gleichgewicht zwischen den drei Nahrungsbestandteilen zu wahren.

Großvolumige Ernährung ist gesund

Wir sollten also auf der reinen Mengenebene einen vergleichsweise riesigen Berg an Kohlenhydraten essen, die wegen ihres hohen Wassergehalts viel hermachen und schwer sind, aber nicht viel (Brennwert) hergeben. Eiweiß und vor allem Fett schwimmen dagegen auf der Understatementwelle, machen von der Menge her wenig Eindruck und enthalten sehr viel Brennwert.

Glucose als Gehirnnahrung

Kohlenhydrate sind die lebensnotwendige Nahrung des Gehirns und hier durch nichts zu ersetzen. Früher glaubte man, dass das Gehirn daher immer auf die äußere Zufuhr von Kohlenhydraten angewiesen sei, also beim Fasten Not leide und sogar in geringem Grad abgebaut werde.

Erfahrungen haben schon immer das Gegenteil gezeigt, sicherheitshalber nahm man jedoch beim Fasten täglich einen Teelöffel Honig, um den befürchteten Abbau von Gehirnsubstanz zu vermeiden. Heute ist wissenschaftlich bewiesen, dass der Organismus einen Stoffwechselweg kennt, über den aus Fett auch Glucose herstellbar ist. Kohlenhydrate bilden in Form von Glykogen auch die entscheidende Energiereserve für kurzfristige Leistungen. Selbst wenn es sich nur um ca. 800 kcal handelt, ist diese schnelle Eingreifreserve von großer Bedeutung für unser gewohnt reibungsloses Funktionieren. Alles, was man darüber hinaus an Kohlenhydraten zu sich nimmt, wird in Fett umgebaut und überall im Körper, besonders aber an den geschlechtsspezifisch dafür prädestinierten Stellen, ein- beziehungsweise abgelagert.

Aus Kohlenhydraten kann der Organismus also Fett machen und über diesen Umweg auch Muskeleiweiß.

Die körperlichen Grenzen der Kompensation von Fehlernährung

Wundervolle Körperalchemie

Der Organismus hat längerfristig die Möglichkeit, verschiedene Nahrungsbestandteile durch andere zu ersetzen, auch wenn es kurzfristig dabei Einbußen bei der Leistungsfähigkeit gibt. Schnelle Sprints und andere rasche Höchstleistungen sind auf Fettstoffwechselbasis kaum möglich, Dauerleistungen dagegen immer. Warum, ließe sich also fragen, ist dann die richtige Zusammensetzung der Nahrung überhaupt so wichtig, wenn unser wundervolles Körperlabor alles nach seinem jeweiligen Bedarf ineinander umwandeln kann?

Beim Überfluss an Fett ist es vor allem das Mengenproblem, das uns ein Schnippchen schlägt.

Mengenprobleme beim Fett

Wenn auf kleinstem Raum so viele Kohlenhydrate als kurzfristige Energiereserve-Kalorien unterkommen, geht es eben sehr rasch in den unangenehm sicht- und spürbaren Überfluss, den der Organismus mangels Bedarf auf die hohe Kante legt beziehungsweise in heute wenig beliebten Polstern deponiert. Fett und Kohlenhydrate werden im Stoffwechselgeschehen zu Wasser und Kohlendioxid verbrannt. Ersteres kann problemlos über die Nieren mit dem Urin ausgeschieden oder im Organismus weiterverwendet, Letzteres über die Lungen abgeatmet werden.

Das Ende der Nahrungsbestandteile

Lediglich Eiweiß lässt sich nicht zu Wasser und Kohlensäure abbauen, sondern nur zu Harnstoff, einem deutlich größeren Molekül. Harnstoff muss mit Aufwand aus dem System über die Nieren entfernt werden. Hierin könnte eines der Probleme liegen, wenn es zu einem Überangebot kommt.

Stoffwechselschlacken

Solche und andere Stoffwechselschlacken – wie besonders auch die Purine, die zu Harnsäure abgebaut werden und die Basis der Gicht bilden – können den Organismus langfristig belasten. Purine sind Abbauprodukte der Zellkerne und besonders in allem enthalten, was viele Zellen und damit Zellkerne auf kleinstem Raum enthält. Deshalb sollten Gichtpatienten nicht so viel Kleinteiliges wie etwa Sardinen essen, weil da auf kleinstem Raum viele Kerne zusammenkommen. Ein großer Fisch ist diesbezüglich deutlich weniger problematisch.
Wenn sich bei Gicht die spitzen Harnsäurekristalle im Gewebe ablagern – bevorzugt am Großzehengrundgelenk –, verursachen sie die Schmerzen der sogenannten Podagra, des Gichtanfalls.

Sponsoren der Arteriosklerose

Es ist heute sicher, dass sowohl (falsches) Fett als auch Eiweiß eine viel entscheidendere Rolle bei der Entwicklung der Arterienverkalkung spielen als der im Wort beschuldigte Kalk. Laut wissenschaftlichen Forschungen laufen Eiweiß und Fett in dieser Reihenfolge dem Kalzium deutlich den Rang ab.
Betrachtet man den Entstehungsprozess dieser Volksseuche, handelt es sich zuerst

einmal lediglich um kleine Gefäßbrüche, die sich meist durch kurzfristige Blut-druckspitzen auf generell erhöhtem Blutdruckniveau ergeben.

Cholesterin als Bauernopfer

Arteriosklerose entsteht anschließend im Rahmen des üblichen Reparaturverfahrens. Zuerst wird in die Bruchstelle eine sogenannte Eiweißmatrix, ein Gerüst aus Protein, eingebaut, an zweiter Stelle werden Cholesterin und Blutfette (Lipide) eingelagert. Ganz zum Schluss erst chronifiziert das Ganze durch die Einlagerung von Kalzium, weswegen der Volksmund die Arteriosklerose Arterienverkalkung nennt. Eiweiß und Fett sind die ersten beiden Stoffe, die die sogenannten arteriosklerotischen Einlage-rungen oder Plaques aufbauen.

Allerdings ist nur das Fett bei Schulmedizinern ins Gerede gekommen, bezie-hungsweise vor allem das Cholesterin, eine seiner – entgegen aller Propaganda – für den Organismus ausgesprochen wichtigen Sonderformen. Dass es heute als fast Alleinschuldiger an dieser Volksseuche hingestellt wird, ist eigentlich ein schlechter Witz, denn das Cholesterin ist nichts anderes als der Verbandsstoff des Körpers, mit dem dieser versucht, die Gefäßschäden abzudichten und zu beheben. Irgendwann wird der Wissenschaft nichts anderes übrig bleiben, als auch das Cholesterin zu rehabilitieren wie kürzlich schon die Butter und die Eier inklusive des Eigelbs.

Eiweißmast-Diäten

Allerdings führt übermäßige Zufuhr von Eiweiß und Fett wohl auch zu einer ver-stärkten Einlagerung von Cholesterin. Jedenfalls haben die Eiweißmast-Diäten für eine drastische Zunahme der Arteriosklerose gesorgt. Schon vor vielen Jahrzehnten gab es solche Kuren zum Beispiel als sogenannte Sypie-Diät. Nach Aussagen von Dr. Zimmermann, dem ehemaligen Chefarzt des Krankenhauses für Naturheilwei-sen in München-Harlaching, führte schon diese Frühform unter den Eiweißmast-Diäten zu drastisch verstärkter Arteriosklerose. Besser wird es mit den modernen Varianten von der South-Beach- bis zur Atkins-Diät kaum, beruhen sie doch auf demselben Trick, den Organismus mit Eiweiß, das er in diesen Mengen gar nicht verarbeiten kann, zu überladen. Das nicht verarbeitete Protein aber wird abgelagert und führt nicht nur zu Gefäß-, sondern auch zu Gelenkproblemen in Gestalt von Rheuma.

Eiweißmast reduziert Gewicht und Lebenserwartung

Ein besonders makabres Nachspiel hatte die Atkins-Diät insofern, als ihr Entdecker bei 125 kg Gewicht in einem Zustand besonders fortgeschrittener Arteriosklerose verstarb. Eiweiß sättigt gut, und so machen hohe Dosen rasch satt, und da das Überangebot vom Organismus nicht verarbeitet werden kann, trägt es nicht zur Fettanlage bei, sondern verstopft »lediglich« die Gefäße und belastet die Gelenke mit Ablagerungen. Auf diese Weise kann man schlank werden und sich auch sehr einfach schlank erhalten, allerdings ist der Preis auf längere Sicht hoch.

Eiweißhypothekenwirtschaft

An US-amerikanischen Athleten bestätigten wissenschaftliche Untersuchungen, wie mit Fleisch gemästete Sportler in ihren Zwanzigern durchaus fit und kräftig waren, aber bereits ab dreißig gegenteilige Effekte erlitten. Vor allem alternde Sportler entwickelten nach solchen Diäten von Jahr zu Jahr mehr Probleme.

Zweite Säule der Ernährung

Vollwertigkeit oder Mangel im Überfluss

Produktion, Verarbeitung und Zubereitung der Nahrung

Die großen Ernährungspäpste von Are Waerlandt über Bircher-Benner bis zu Max Otto Brucker waren sich einig, dass wir bei großem Überangebot, was die Quantität angeht, im Hinblick auf die Qualität zunehmenden Mangel leiden. Diese Einschätzung ist leicht zu untermauern und auch schon längst zu spüren. Sie hat wiederum drei Hauptursachen, die einmal in der Produktion der Nahrung liegen, zum anderen in ihrer Verarbeitung und schließlich auch noch in der Zubereitung.

Nachlassende Ernten hielten unsere Vorfahren in Bewegung

Als die frühen Menschen sesshaft wurden und zur Landwirtschaft auf fest umgrenzten Feldern übergingen, bemerkten sie, dass diese nach ein paar Jahren immer weniger Ertrag erzielen. Viele sind dann einfach weitergewandert, um neues Land für Äcker zu roden, wobei diese Art sie wieder zu Nomaden machte, denn der Rückgang der Erträge ereignete sich immer wieder. Auf dieser Stufe leben zum Beispiel noch heute die Guarani-Indianer im Amazonas, die durch Brandrodung immer wieder kleine Lichtungen für neue Äcker gewinnen. Das Leben solcher Nomaden gehorcht folglich der rhythmisch wiederkehrenden Not, die sie zum Weiterziehen animiert.

Drei frühe Strategien gegen nachlassende Ernten

Aber nicht alle ließen sich von den rückläufigen Erträgen in die Flucht schlagen. Einige versuchten, das Geheimnis dieses Phänomens zu ergründen und Strategien dagegen zu entwickeln.

Schließlich ergaben sich deren drei, die bei geschickter Kombination ein sesshaftes Leben ermöglichten. Es waren dies der Fruchtwechsel, die Dreifelderwirtschaft und die Düngung mit allen Formen von Mist. Man baute im ersten Jahr an, was man dringend brauchte, zum Beispiel eine frühe Roggenart. Im zweiten Jahr wurde dann eine Frucht zur Regeneration des Bodens ausgebracht, wie etwa heute Raps zum anschließenden Unterpflügen. Dann gönnte man dem Feld eine Ruhepause von einem Jahr, bevor wieder etwas angebaut wurde, was wirklich gebraucht wurde. Im Rahmen des Fruchtwechsels wählte man nun aber eine andere Frucht, also etwa eine Vorform des Kohls. Roggen wurde frühestens wieder nach sieben Jahren ausgebracht. So hatte der Boden Zeit zur Regeneration und die notwendige Verschnaufpause im Hinblick auf die Wiederansammlung lebensnotwendiger und für jede Frucht etwas anderer Nahrungsbestandteile.

Düngung

Mit der Zeit bemerkten die Menschen auch, wie gut es dem Boden tat, die Abfälle, die nach der Zubereitung der Nahrung und ihrer Verdauung übrig blieben, zurückzubekommen. So war die Düngung erfunden, und die Chancen auf bessere Ernten stiegen weiter. Die Kombination dieser drei Strategien, Dreifelderwirtschaft, Fruchtwechsel und Düngung, erwies sich über Jahrhunderte als so erfolgreich, dass sie sich in vielen Kulturen mehr oder weniger ähnlich ausbreitete.

Die Entstehung eines Problems

Die beschriebene Anbauweise ging so lange gut, bis der deutsche Chemiker und Humanist Justus von Liebig eine revolutionäre Idee hatte, die die Ausbeute noch weiter steigerte.

Eine wundervolle Idee wird zum Bumerang

Sein Anliegen dabei war, den Hunger auf der Welt zu stillen. Diese wundervolle, edler Gesinnung entstammende Absicht brachte allerdings nach grandiosen Anfangserfolgen erhebliche Probleme mit sich, unter denen wir bis heute leiden, zum Teil noch immer, ohne es so richtig zu bemerken.

Wie die Chemie ins Essen kam

Liebigs Idee war ebenso einfach wie erfolgreich: Durch verbesserte Düngung waren die Erträge bei geringem Aufwand zu vervielfachen. Man gab dem Boden die Hauptbestandteile der Nahrung in möglichst billig zu beschaffender Form zurück, sodass er jedes Jahr und sogar öfter in der Lage war, die gewünschte Nahrung wachsen zu lassen.

Gegenpol lässt grüßen

Das klappte bestens, allerdings erging es dieser Erfindung wie so vielen gut gemeinten anderen. Sie führte nach und nach zum Gegenteil des Gewünschten, getreu der Brecht'schen Erkenntnis, das Gegenteil von »gut« sei nicht »böse«, sondern »gut gemeint«.

Das blaue Wunder

Statt gegen den Welthunger wurde die Strategie fast ausschließlich zur Ertrags- und letztlich Profitsteigerung eingesetzt und wurde ein Opfer des ebenso erfolgreichen wie rücksichtslosen Wirtschaftsprinzips des Kapitalismus. Wie so oft, wenn wir uns anschicken, die Natur zu überarbeiten und zu verbessern, gab es eindrucksvolle Anfangserfolge, bevor sich die Strategie als Rohrkrepierer entpuppte. Das anfangs völlig übersehene Problem war, dass auf diesem Weg nur die Hauptbestandteile der Nahrung wie Stickstoff, Kalium, Kalzium oder Phosphate kostengünstig an den Boden zurückgegeben wurden, nicht aber jene zwar nur in kleinen Mengen gebrauchten, aber für die Gesundheit unentbehrlichen Stoffe, die sogenannten Spurenelemente und Vitamine. An diesen unverzichtbaren Zutaten verarmten die Böden zunehmend, ein Prozess, der bis heute anhält und bereits bedrohliche Ausmaße angenommen hat.

Wie konnte es so weit kommen?

So kam es, dass die auf solcherart gedüngten Böden gezogenen Pflanzen immer weniger dieser lebensnotwendigen Bestandteile enthielten.

Was die Kalorien betrifft, waren die Nahrungsmittel völlig in Ordnung, aber ihnen fehlte nun einiges zum Leben Notwendige, und folglich verdienten sie schon bald den Namen Lebensmittel nicht mehr wirklich.

Unsere Vorfahren sahen in der Nahrung vor allem Brennstoff

Das Problem fiel lange kaum auf, weil es − jedenfalls in unseren Breiten − durch Hungersnöte und Kriege zu einer Fixierung auf den in Kalorien messbaren Brennwert kam, was in solch harten Zeiten durchaus Sinn machte. Bei Soldaten im Krieg und schwer arbeitenden Bauern und Handwerkern ging es zuerst einmal darum, genug Energie zum Überleben zu bekommen.

Vom Überleben zum Leben

Wer hungert, ist naturgemäß zuerst an seinem Überleben und damit am Brennwert interessiert. Heute aber − in unserem materiellen Überfluss, wo Überleben, in diesem Teil der Welt, gar kein Thema mehr ist − wäre es überfällig, einen Schritt weiter zu gehen, und das Bedürfnis nach Gesundheit in den Mittelpunkt zu stellen.

Die ersten Opfer des Mangels im Überfluss

Besonders Übergewichtige werden rasch zu Opfern der qualitativen Mangelnahrung inmitten des quantitativen Überflusses.

Evolution in Opposition zur modernen Essensart

Da unsere Vorfahren weder Kalorientabellen kannten noch etwas von der Zusammensetzung der Nahrung wussten, richtete die Evolution es so ein, dass sie lernten, so lange zu essen, bis mit dem Hunger auch alle biochemischen Bedürfnisse des Organismus befriedigt waren. Was sich über Jahrmillionen bewährt hatte, wurde aber in unserer Zeit zum Bumerang. Da heute durch die übliche Nahrung das Bedürfnis nach Vitaminen und Spurenelementen trotz des Essens enormer Kalorienmengen nicht mehr befriedigt wird, kommt der Hunger schon kurz nach dem Essen wieder. Die meisten Menschen essen – auch aus diesem Grund – inzwischen längst bis zum Völlegefühl. Aber kaum ist das – vielleicht noch mithilfe eines Verdauungsschnapses – überwunden, kehrt der Hunger wieder zurück, da dem Körper noch viele Spurenelemente und Vitamine fehlen.

Makabre Folgen des Dauerhungers

Auf diese Weise kann man 10 000 Kalorien pro Tag und mehr »verdrücken«, ohne zu bekommen, was man braucht. Ein fast ständiges Hungergefühl ist die Folge und in dieser Situation ganz natürlich. In den USA sehen wir eine dementsprechende Entwicklung hin zu Übergewichten gewaltigen Ausmaßes. Menschen, die zwei Flugzeugsitze brauchen und im Krankheitsfall mit Kränen hochgehievt werden müssen, sind dort schon keine Sensation mehr. Sogar Türstöcke müssen erweitert werden, um übergewichtige Leichen am Ende zu bergen. Das Problem ist neu, und die Evolution hatte noch keine Chance, sich darauf einzustellen.

Moderner Teufelskreis

Wer satt werden will, muss sich alles einverleiben, was sein Organismus braucht, ansonsten wird der es über Hunger weiter einfordern. Das hat er über Jahrmillionen so gelernt. Dagegen ist mit keiner Strategie und schon gar nicht mit Reduktionsdiäten anzukommen. Insgesamt ist jeder Kampf gegen unsere eigene Natur schwer und wird in der Regel verloren. Die ersten Leidtragenden sind natürlich die Übergewichtigen, deren Zahl durch diesen Mechanismus immer mehr ansteigt.

Weitere Evolutionserfahrungen als Bumerang

Wir geraten in einen schon fast kollektiven Teufelskreis, der noch ergänzt wird durch das ebenfalls neue Thema des Bewegungsmangels. In der Evolution haben wir – wie erwähnt – über Jahrmillionen gelernt, mit möglichst wenig Aufwand möglichst viele Kalorien zu bekommen. Sich wenig bewegen hieß Energie sparen und war durchaus sinnvoll in den langen Zeiten unserer kargen Essensgeschichte. Das heißt übertragen auf heute: Den Sessel nicht zu verlassen und sich mit billiger hoch kalorischer Nahrung vollzustopfen, von der man viel hat und von der einem viel bleibt, ist ein uraltes, tief in unseren Genen verankertes Überlebensprogramm, das aus der Not der Nahrungsmangelsituation gut verständlich ist.

Was damals richtig war, ist heute oft falsch

Möglichst viel auf einmal in sich hineinzuessen bedeutete, das knappe Nahrungsangebot auszunutzen, solange es vorhanden und frisch, also energiereich war. Sich Zeit zu lassen hieß, zu riskieren, von einem Stärkeren (Tier) vertrieben zu werden. Nahrung für später aufzuheben bedeutete, Energieverlust in Kauf zu nehmen. All diese Programme waren also einmal durchaus sinnvoll und kehren sich heute trotzdem gegen uns. Ein Programm, das über Jahrmillionen zur Erhaltung des Lebens beigetragen hat, wird jetzt zum Bumerang. Was so lange prächtig funktioniert und das Überleben gesichert hat, macht uns jetzt plötzlich gefräßig, faul, fett und krank. Das Leben fließt, und wir müssen mitfließen und immer wieder umlernen.

Konkrete Ursachen des Dilemmas
Die optische Falle oder: Außen hui und innen pfui

Wir haben heute eine ganze Kette von Konstellationen, die unsere Nahrung beeinträchtigen und ihren Lebensmittelcharakter ruinieren.

Äußere Erscheinung täuscht immer häufiger

Ein Problem ist, dass auf den Feldern schön und gesund aussehende Feldfrüchte gedeihen, die hinter einem wundervollen Äußeren eine mehr als bescheidene Innenwelt verbergen. Damit entsprechen sie modernen Menschen, die ebenfalls das Äußere gnadenlos überbetonen und auf die Schönheit und Würde ihrer Seele kaum noch achten. Äußerlich wird mittels Mode, Kosmetik und Friseurkunst, aber auch schon deutlich tiefer eingreifend von Zahnärzten und plastischen Chirurgen versucht, etwas vorzutäuschen, was so und in dieser Form innerlich gar nicht existiert. Das alles wäre noch gar nicht bedenklich, wenn wenigstens auch der Versuch gemacht würde, durch Kultivierung der Innenwelt den äußeren Korrekturen zu entsprechen. In dieser auf das äußere Erscheinungsbild fixierten Zeit bleibt notgedrungen vieles im Außen hängen. Auch der Fitnesskult zielt meist auf diese einseitig äußere Verwirklichung eines Körperideals, das sich in keiner Weise in der inneren Seelenwelt spiegelt. Die vom Volksmund längst entlarvte Tendenz »Außen hui und innen pfui« wird zum Lebensmotto von immer mehr Menschen – und das betrifft natürlich auch deren Nahrung. Die sich daraus ergebenden Probleme sind offensichtlich, denn Menschen suchen sich Partner – heute mehr denn je – nach der äußeren Erscheinung. Wenn die äußere Fassade aber überarbeitet wurde und etwas vortäuscht, was natürlich nie da war und innerlich immer noch fehlt, kommt es zu einer Diskrepanz zwischen Innen und Außen, die den Partner erst täuscht und dann enttäuscht. Für die Betroffenen selbst ist die so entstehende Diskrepanz zwischen Schein und Wirklichkeit ebenfalls schwer zu ertragen und wird häufig zur Quelle von Problemen.

Ständige Frustration und die Folgen

Wer sich mittels plastischer Chirurgie einen großen Busen zaubern lässt, wird dadurch nicht automatisch zu einer mütterlich weichen, versorgenden oder sinnlich-erotischen Person. Dieses Bild aber wird ausgestrahlt und Partner anziehen, die notgedrungen enttäuscht werden müssen.

Ähnlich werden wir heute optisch von Lebensmitteln angezogen, die innerlich nicht im Mindesten halten, was ihr äußerer Schein verspricht.

Folglich wird der Organismus enttäuscht auf solche Mahlzeiten reagieren und – unbefriedigt, wie er ist – Nachforderungen stellen. Er will wirklich haben, was er sich ausgesucht hat, frisches, knackiges, vitaminreiches Gemüse und ebensolches Obst, das nicht nur enthält, was er braucht, sondern auch schmeckt und seine Lust befriedigt. Wenn er nun aber immer wieder hereingelegt wird, beginnt er Wirkung zu zeigen und kann seine Funktionen nicht mehr in der notwendigen Weise aufrechterhalten, obwohl er sich darum bis zum Letzten bemüht.

Innere Frustration und Übergewichtsfalle

Seine Hoffnung und seinen Appetit auf Lebensmittel, die (ent)halten, was sie versprechen, wird der Körper aber auch nach langen Jahren oder sogar einem Leben der Enttäuschungen nicht aufgeben, und so können seine berechtigten Wünsche auf die Dauer erhebliches Übergewicht heraufbeschwören.

Das verdeckte Spiel mit Geschmacks- und Aromastoffen

Moderne Nahrung lügt

Diese aus der Überbewertung des Optischen resultierende Geschmacksmisere hat natürlich Konsequenzen auf das Kaufverhalten der Kunden. Aber anstatt deshalb zu einer naturbelassenen vollwertigen Kost zurückzukehren, sucht die Nahrungsmittelindustrie ihr Heil in der Flucht nach vorn und bringt eine Fülle von Geschmacks- und Aromastoffen zum Einsatz. Diese Praxis ist bereits so weit fortgeschritten, dass durchschnittliche US-amerikanische Collegestudenten echtes Erdbeeraroma schon gar nicht mehr als solches erkennen. Das Künstliche ist so verbreitet und schmeckt so viel intensiver, dass es heute von einer Mehrheit bereits mit echten Erdbeeren verwechselt wird, während diese gar nicht mehr gut ankommen, da sie geschmacklich kaum noch als Erdbeeren erkannt werden.

Vorgetäuschte und überarbeitete Natur

Dahinter steckt auch ein quantitatives Problem. Wenn die gesamte Welternte an Erdbeeren in die USA geliefert würde, könnte sie doch nicht einmal 5 % des dortigen Bedarfs decken. So hat man sich mit der Rinde eines australischen Baumes einen Ersatz geschaffen, der – entsprechend mit Säure versetzt – mehr nach Erdbeeren schmeckt als diese selbst. Da Rinde aber ein Naturprodukt ist, darf dann auf einem Joghurtbecher der Zusatz »mit naturechten Aromastoffen« stehen. Das mag irgendwie geschmacklos klingen, wir sollten aber nicht vergessen, dass uns diese Stoffe bereits überall begegnen und offenbar schmecken. Außerdem sind unsere Bestimmungen vor allem industriefreundlich.

Raffinierung

Bequemlichkeit, die Zeit spart und das Leben kostet

Zu diesen Problemen gesellt sich die moderne Tendenz, alles immer praktischer und leichter handhabbar zu machen, um so einerseits den Umsatz zu steigern und andererseits Geld zu sparen, was heute in dem sogenannten Conveniencefood US-amerikanischer Provenienz seinen im wahrsten Sinne des Wortes geschmacklosen Ausdruck findet. Wobei diese Nahrung aufgrund der eingesetzten Geschmacksverstärker und Aromastoffe durchaus intensiv schmecken kann. Natürlich ist sie – nomen est omen – für den Verbraucher wirklich bequemer und praktischer, spart Zeit und Mühe und ist in der Regel dank Massenproduktion billig. Teuer wird sie erst durch ihre Konsequenzen. Dann allerdings kann sie extrem teuer zu stehen kommen und auf die Dauer sogar das Leben kosten.

Die Gefahren lauern rund um das Conviniencefood herum und manchmal an Stellen, wo sie gar nicht vermutet werden, wie etwa auch in Getränkedosen. So hat eine aktuelle Harvard-Studie ergeben, dass der Weichmacher Bisphenol A, von dem über drei Millionen Tonnen jährlich produziert und mit dem Kunststoffverpackungen behandelt und Konservendosen beschichtet werden, bei Erwärmung freigesetzt wird. Die BPA abgekürzte Chemikalie wirkt im Organismus östrogenähnlich, d.h., überschüssiges Fett wird vermehrt ins Bindegewebe eingelagert und der Fettabbau behindert. Außerdem blockiert PBA das Hormon Leptin, das eine wichtige Rolle bei der Sättigung spielt. Wenn also solches Fertigfutter mitsamt der Verpackung in der Mikrowelle erwärmt wird, kommt eine fatale Mischung zusammen.

Von ursprünglicher Verfeinerung zu moderner Raffinierung

Raffinierung meint im ursprünglichen Wortsinn Verfeinerung, und davon ist Conveniencefood weit entfernt.

Der Ausdruck stammt von den ersten frühen Raffinierungstendenzen, wo es vor allem darum ging, das Mehl weißer und das Fett klarer hinzubekommen, Probleme, die unsere Vorfahren schon lange vor der Kunstdüngerära beschäftigten.

Nur was schon verdorben ist, kann nicht mehr verderben!

Die großen Vorteile heutiger vielfach überarbeiteter Nahrungsmittel liegen – für Verbraucher wie Produzenten – darin, fast beliebig haltbar zu sein. Solche Nahrung kann praktisch nicht mehr verderben, weil sie eigentlich schon in fast jeder Hinsicht verdorben ist. Das allerdings versucht die Industrie mit vielen Tricks und Techniken zu verschleiern, worin sie nach Kräften von einer Gesetzgebung unterstützt wird, die sie durch ihre Lobbys weitestgehend selbst bestimmt hat.

Auf der Tomatensaftverpackung liest man: »lediglich mit einer Prise Meersalz« abgeschmeckt, und kauft nicht selten einen ganz normal gesalzenen Saft. Die dahinterstehende Idee des Herstellers ist leicht durchschaubar. Er will einen gut schmeckenden und gut gehenden Saft, der dem Gros der Menschen mundet, aber er will auch die kleine Gruppe der Diätanhänger noch mitnehmen, und so kommt es zu diesem absichtlich missverständlichen Aufdruck.

Haltbarmachung

Was gestern stimmte, kann heute schon falsch sein

Von den Konservierungsmethoden zur Langzeitlagerung, von der im Übrigen grundsätzlich zugunsten möglichst frischer Lebensmittel eher abzuraten wäre, erscheint heute das Einfrieren noch am schonendsten. Die moderne Technik, Lebensmittel im Schock zu gefrieren, erhält am meisten Vitamine und Nährstoffe und ist deshalb der Konservierung in Dosen und dergleichen oft vorzuziehen. Aber selbst hier gibt es inzwischen Techniken, die schonender und somit vitalstoffverträglicher sind.

Die moderne Konservenherstellung etwa bei Sauerkraut ist zum Beispiel durchaus vitaminschonend.

Chemische Konservierung

Ein großes, noch gar nicht wirklich in seiner ganzen Tragweite diskutiertes Problem sind die chemischen Methoden der Konservierung. Weder wissen wir bisher genau, welche Auswirkungen die einzelnen Stoffe auf unseren Organismus haben, noch, was sie im Wechselspiel miteinander auslösen können. Von einigen ist bekannt, dass sie schädlich sind, von anderen ahnen wir es zumindest.

Alte konservative Methoden der Konservierung

Ansonsten bleiben natürlich die altbewährten Methoden etwa der Trocknung auch heute noch in Gebrauch, wie man an getrockneten Kräutern, Trockenobst und dergleichen sehen kann. Wer einen frischen Melissentee aus dem eigenen Garten mit einem aus getrockneten Blättern vergleicht, wird allerdings erleben, wie groß hier bereits die geschmacklichen Einbußen sind.

Die uralten Methoden der Konservierung, wie etwa das Lufttrocknen von Fleisch oder das Pökeln oder überhaupt alles Einlegen in Salz, etwa der Heringe, sind – bis auf wenige Ausnahmen wie Stockfisch und Bündnerfleisch – weitgehend aufgegeben worden, jedoch ohne dass wir die neuen unbedingt als gesünder bezeichnen könnten. Auch hier geht der technische Fortschritt in Richtung Praktikabilität und Effizienz und orientiert sich weniger an der Gesundheit.

Tiefkühlkost besser als ihr Ruf?

Generell muss man sich bewusst machen, dass auf langen Herstellungswegen auch bei ursprünglich noch so gesunden Produkten vor allem Vitamine auf der Strecke bleiben. Relativ »altes« Gemüse aus einem wenig frequentierten Bioladen wird so durchaus weniger Vitamine enthalten als mit modernen Methoden eingefrorene Normalware. Natürlich wäre hier biologisch-dynamische Vollwertkost – ebenfalls als Tiefkühlkost denkbar – die noch bessere Lösung, und in Bioläden finden sich zunehmend Angebote aus dieser Richtung.

Neben dieser reinen Sicht aus dem Vitamin-Blickwinkel gibt es gegen Tiefkühlkost einige Argumente aus der Gesundlebeszene und aus der Sicht der chinesischen Medizin. Diese geht davon aus, dass Tiefgefrorenes keine Lebenskraft, also kein Qi mehr enthält und nach seiner thermischen Qualität ausgesprochen kalt sei. Die Wichtigkeit dieses letzten Arguments wird im einschlägigen Kapitel über die thermische Qualität der Nahrung deutlicher werden.

Zur Rolle der Verantwortung der Industrie

Projektion der Eigenverantwortung

Wer diese modernen, nun wiederholt festgestellten gesundheitsfeindlichen Tendenzen allein der Industrie in die Schuhe schiebt und alle Schuld an der allgemeinen Ernährungsmisere bei ihr sieht – wie in Gesundlebekreisen vielfach üblich –, macht es sich zu einfach und übersieht die tieferen Zusammenhänge. Es ist nämlich vor allem eine Sache des Bewusstseins breiter Bevölkerungsschichten. Die Industrie würde sich deutlich genug geäußerten Bedürfnissen durchaus anpassen. Sie eignet sich generell wenig als Buhmann und ist ihrem Wesen nach leicht zu verstehen. Ihr vorrangiges und alle Branchen verbindendes Ziel ist es, Geld zu verdienen. Tatsächlich tut sie das so ziemlich mit allem, was möglich und erlaubt ist, und besonders mit allem, wonach eine Nachfrage besteht. Sie erfüllt insofern überwiegend Mehrheitsbedürfnisse. Würden diese sich ändern, stellten sich die Firmen rasch darauf ein. BP, für Ökologieanhänger lange nur ein rotes Tuch aus der Benzin-Szene, ist inzwischen zum großen Solarzellenproduzenten avanciert – aus einem einzigen Grund: wegen reger Nachfrage nach Solarzellen. Trotzdem bleibt der Konzern auch auf der Öl-Schiene, solange es da noch etwas zu holen gibt, wie das jüngste Ölpest-Inferno im Golf von Mexiko zeigt.

Die Macht der Nachfrage ist ungebrochen

Gäbe es eine rege Nachfrage nach naturbelassenem biologisch-dynamischem Obst und Gemüse, würden sie auch produziert und wären überall verfügbar. Im Augenblick reicht einfach das geringe Angebot zur Befriedigung der insgesamt noch immer geringen Nachfrage. Wie weit auch die Globalisierung noch fortschreiten und die Arbeits- und Lebensbedingungen verschärfen mag, die Marktmacht der Kunden wird ungebrochen bleiben. Insofern sollten wir Verbraucher uns diesbezüglich durchaus mehr zutrauen, andererseits aber die Schuldprojektion auf die Industrie aufgeben. Das bringt nichts, ändert nichts und entspringt insgesamt einem zu kurzsichtigen Denken.

Die Kohlenhydratmisere

Das Kornproblem

Heute haben wir uns durch die Reduzierung des Getreides auf praktische Arten wie Weizen und besonders praktische Verarbeitungsmethoden der Raffinierung ein Riesenproblem geschaffen. Nicht nur haben wir eine enorme Allergie- und Unverträglichkeitsproblematik heraufbeschworen, große Teile der Bevölkerung verfetten auch zusehends daran. Mit ursprünglichem Dinkel und der ungleich eiweißhaltigeren Hirse hätten wir weit weniger Probleme bekommen.

Die heilige Dreifaltigkeit des Korns

Diese begannen schon früh beim normalen Korn, das nicht beliebig haltbar war, weil sein Keimling viele ungesättigte Fettsäuren enthält, die rasch oxidieren oder, wie der Volksmund sagt, ranzig werden. Spaltet man diesen im oberen Pol des Korns gelegenen Keimling, der der Kopf und die Zukunft des Korns ist, mit der Schale ab, bleibt der Stärkekörper übrig, der praktisch den gleichen Kalorienwert hat und allein sehr lange haltbar ist. Was aber so clever erscheint, hat leider große Nachteile. Das ganze Korn besteht aus der Dreiergemeinschaft von kalorienträchtigem Stärkekörper, ballaststoffreichen Randschichten der Schale und dem vitalstoffreichen Keimling. Diese Gemeinschaft ist eine Art biologisches »Kernkraftwerk«. Auf dem Weg der Haltbarmachung vom vollen Korn zum Auszugsmehl geht das Wichtigste verloren: bei den Vitalstoffen gut 80 % des ursprünglich im Korn enthaltenen Magnesiums, über 70 % des Kaliums, des Eisens und Phosphors, 60 % des Kalziums, gut 60 % des Kupfers und noch 40 % des Chroms. Von der Dreiergemeinschaft wären heute der Keimling wegen seines Vitalstoffreichtums sowie die Schalen und Randschichten als Ballaststoffe für uns wichtiger als die Kalorien des Stärkekörpers. Der Keim mit seiner Vielfalt an Vitalstoffen wie ungesättigten Fettsäuren und fettlöslichen Vitaminen, den man ohne Übertreibung als Essenz des Korns bezeichnen kann, wird ebenso wie die ballaststoffreiche Schale in Gestalt der sogenannten Kleie zu Viehfutter.

In jeder Hinsicht ist der Keimling das A und O des Korns, denn nur er ist – nomen est omen – keimfähig und stellt so die Zukunft des Korns dar. Er ist auch für unsere Ernährung das Wertvollste und Kostbarste am Korn. Durch die industrielle Aufspaltung wird das Getreide in zwei völlig verschiedene Fraktionen geteilt. Die reine begehrte Stärkefraktion enthält fast alle Kalorien, verfügt aber nicht mehr über Lebenskräfte. Sie ist zwar nicht lebensfähig im Sinne des Keimens und der Erschaffung einer neuen Korngeneration, aber sehr praktisch und wird, da sie fast beliebig lagerfähig ist, von der Wirtschaft bevorzugt.

Schweine vor Menschen

Das Lebendige verdirbt schnell, das Tote hält sich lange. Daraus ergibt sich die logische Konsequenz für die Industrie, lieber mit dem toten Material weiterzuarbeiten und das Lebendige – weil zu schwierig Handhabbare – außen vor zu lassen. Hier aber tut sich der moderne Weg ins Ernährungselend auf, wo fast durchgehend zugunsten der Quantität auf Qualität verzichtet wird.

Die Kleie beinhaltet als zweite Fraktion bei der Kornaufspaltung das Gros der Spurenelemente und Vitamine sowie fast alle Ballaststoffe. Diese wichtigere, weil lebendige Fraktion des Getreides, die eben wegen ihrer Lebendigkeit so schnell verdirbt, den Schweinen zu geben und den Menschen vorzuenthalten ist eine Stilblüte unserer Zeit und mehr als ungeschickt. Die wertvollsten Bestandteile als Abfall zu betrachten, nützt wirklich nur den Schweinen. Den wirklichen, weil unlebendigen Abfall dagegen als moderne Nahrung zu essen wird zu einem wachsenden gesundheitlichen Problem. Hier liegt der entscheidende Grund für den deprimierenden Mangel modernen Essens an Vitalstoffen. Lebensmittelqualität ist so nicht mehr zu erreichen.

Das Elend mit dem Fett

Fette Beute war früher das Beste, was unseren Vorfahren passieren konnte. Wer dagegen heute sein Fett abbekommt, kann sich daran nicht mehr recht freuen.
Diese beiden Ausdrücke verraten das Auf und Ab in der Fettgeschichte. Fett- beziehungsweise Ölprobleme haben wenig Ähnlichkeit mit denen der Kohlenhydrate, führen aber zu ähnlichen Effekten.

Moderne Ölraffinierung

Da man mit der ersten sogenannten Kaltpressung, einem uralten, schon in der Antike angewandten Verfahren, recht wenig Öl aus den entsprechenden Ölfrüchten gewinnen kann, hat man diesen Prozess zur Ertragssteigerung immer weiter »verbessert«. Der sogenannte Presskuchen, der noch voller Öl steckt, wird erhitzt und mit Benzin oder einem ähnlichen Lösungsmittel ausgezogen, wodurch noch ein erheblicher Ölteil herausgeholt werden kann. Aufgrund des unterschiedlichen Verdampfungspunkts von Benzin und Öl kann anschließend wieder eine Abtrennung des Benzins erfolgen, und eine grässlich anzuschauende Ölsuppe bleibt übrig.

Fetthärtung als härteste Herausforderung der Gesundheit

Ein weiterer, nicht nur unästhetischer Punkt ist das Problem der Transfettsäuren, jener künstlichen Fettsäuren, die bei der industriellen Ölhärtung beziehungsweise Hydrierung der Fette entstehen. Der US-amerikanische Fettpapst Walter Willet von der Harvard University sagt: »Wahrscheinlich sind Millionen Menschen vorzeitig gestorben, weil unsere Nahrung zu viele Transfette enthält.« Die Fetthärtung ist vor allem bei der Margarineherstellung von Bedeutung. Genau jene Margarinen, die mit so viel gesundheitlichem Anspruch vertreten wurden, haben also in Wirklichkeit keine Probleme gelöst, sondern im Gegenteil ein Riesenproblem geschaffen. Allerdings dürfen in Deutschland Reformprodukte wie Margarinen oder Kekse keinerlei gehärtete Fette enthalten. Das Problem ist also bekannt. Willet bemerkte als Erster den Zusammenhang zwischen Margarinekonsum und Herzkrankheiten. Er geht davon aus, dass allein in den USA jährlich 30 000 Menschen an den Transfetten in Margarinen sterben.

Mit Margarine zum Infarkt?

Diese Fette erhöhen das schädliche LDL-Cholesterin und senken das positive HDL. Für unsere Gesundheit sind sie aber auch deshalb schädlich, weil sie in die Zellmembran eingebaut werden und diese spröde und porös machen und so den Transport der Nährstoffe erschweren. Besonders für Kinder ergeben sich daraus Entwicklungsprobleme, die sich naturgemäß in der Schwangerschaft am schlimmsten auswirken. Dabei sind die Transfette in der Nahrung gar nicht notwendig, wie die Beispiele Dänemark und seit Neuestem auch New York zeigen, wo sie verboten sind. Es ginge also auch anders. Nicht nur ganz Dänemark kommt ohne gehärtete Fette aus, auch ein Konzern wie Unilever Österreich verzichtet schon seit zehn Jahren freiwillig darauf.

Zweierlei Maß bei Tierversuchen

Für die Verbraucher haben Transfette nur Nachteile, den Herstellern bringen sie dagegen Vorteile, weil gehärtete Öle nicht nur billiger sind, sondern auch nicht ranzig werden und deshalb in den Fritteusen seltener gewechselt werden müssen. Sie lassen auf billigstem Weg Pommes goldgelb und Croissants knusprig braun werden. »Im menschlichen Organismus verhalten sie sich allerdings wie pures Gift«, so Walter Willet wörtlich. Füttert man Versuchstiere wie Ratten mit Transfetten, bekommen sie systemische Entzündungen im ganzen Organismus unter Einschluss des Gehirns. Dass solche Untersuchungsergebnisse dann plötzlich nicht mehr auf Menschen übertragbar sein sollen, ist eines der Geheimnisse der Verfechter von Tierversuchen. Diese werden in der Regel gemacht, um die Harmlosigkeit ins Gerede gekommener Substanzen zu belegen. Kaum stellt sich dabei aber die Gefährlichkeit für Tiere heraus, sollen die Ergebnisse plötzlich nicht mehr übertragbar sein.

Lobbyismus vor Gesundheit

Als die Dänen ihr Verbot auch in der übrigen EU durchsetzen wollten, scheiterten sie am Widerstand der Industrielobby, obwohl das dänische Beispiel zeigt, dass es nach dem Verbot gar kein großes Problem gab. Bis heute gibt es genauso viele Schnellfutterplätze im Land. Die Brüsseler Zentralbürokratie erweist sich damit ein weiteres Mal als erfolgreich für die Wirtschaft und gefährlich für die Gesundheit der Bevölkerung.

Verantwortliche als Opfer ihrer eigenen Politik

Wenn Transfette auch bei Weitem nicht das einzige Gesundheitsproblem bei Fastfood darstellen, ist es doch wahrscheinlich das gravierendste. Der Chef der größten Fastfoodkette McDonald's, Mr Cantalupo, starb Anfang 2004 mit 60 Jahren auf offener Bühne an einem Herzinfarkt. Sein Nachfolger, der ebenfalls stolz darauf war, seit seinem 15. Lebensjahr fast immer am Arbeitsplatz, also bei McDonald's, gegessen zu haben, starb bereits im Jahr darauf an Darmkrebs im Alter von 44 Jahren. Dass diese Männer so heroisch bis zum bitteren Ende ihrem Lebensstil treu geblieben sind, mag Mitgefühl auslösen, sollte aber auch eine Warnung sein.

Industrielle Schönung minderwertigen Öls

Das Ergebnis des industriellen Verarbeitungsprozesses vom heißen Auszug bis zum Härten mittels Hydrierung ist insgesamt ein qualitativ miserables Öl, das in den wohlklingenden Ölmischungen für den Haushalt Verwendung findet. Zuvor wird es noch mit Farb- und Aromastoffen aufgefrischt, weil es in seiner ursprünglichen (ehrlichen) Form wohl niemand kaufen würde. Gerade die gefährlichen industriell gehärteten Fette enthalten allerdings noch eine relativ große Menge ungesättigter und trotzdem bedrohlicher Fettsäuren. Man muss also selbst bei den ungesättigten Fettsäuren noch sorgfältig unterscheiden.

Zum Genuss zu empfehlen ist nur das frisch gepresste Öl der ersten kalten Pressung, das beim Olivenöl als »extra vergine« bezeichnet wird. Da es bald ranzig wird, lässt es sich nur in dunklen Flaschen kühl und selbst da nicht allzu lange aufbewahren. In der Antike waren diejenigen, die die vollen Amphoren so versiegeln konnten, dass sich ihr Inhalt einige Zeit hielt, geschätzte Spezialisten mit hohem Ansehen und Gehalt. Olivenöl bleibt aber noch länger stabil als andere Öle, weil es viele gesättigte und damit stabile Fettsäuren enthält, die nach langer Verteufelung heute in gesundheitlicher Hinsicht vollständig rehabilitiert werden mussten. Es ist auch anderen Ölen wie Mais-, Distel- oder Sonnenblumenöl schon deswegen vorzuziehen, weil es im Gegensatz zu diesen kaum Omega-6-Fettsäuren enthält und eben weniger oft ranzig ist.

Abtropföl für besondere Feinschmecker

Eine ausgesprochene Delikatesse und Besonderheit unter den Olivenölen ist das sogenannte Abtropföl. Man gewinnt es besonders schonend aus nur grob zerkleinerten Früchten. Hier wird gar kein Druck ausgeübt, das heißt, die Oliven werden nicht ausgepresst. Lediglich das von selbst aus den Früchten heraustropfende Öl findet Verwendung. Es wird mit Brot zum Auftunken als Vorspeise gereicht. Solch teure, in mediterranen Ländern aber übliche Bräuche lösen bei uns eher Staunen aus. Andererseits wundern sich die Griechen über Mitteleuropäer, die bei Motoröl (€ 30 pro Liter!) keine Kosten scheuen, aber für sich selbst billiges und damit minderwertiges Fett nehmen.

Die essenziellen Fettsäuren

Fettsäuren, die wir unbedingt brauchen

Für uns Menschen sind die hoch ungesättigten Ölsäuren essenziell, und da wir sie nicht selbst herstellen können, müssen wir sie mit der Nahrung zu uns nehmen. Sie haben sozusagen Vitamincharakter für uns. Das führte dazu, dass in der Gesundheitsszene ein Run auf sie stattfand und es heute Menschen gibt, die das Programm zur Beschaffung essenzieller Fettsäuren zu weit treiben. Wie zu erwarten, liegt auch hier das Dilemma in den Extremen. Wir brauchen eine Mischung der verschiedenen Fettsäuren, und zwar am besten die, an die sich unser Organismus im Laufe einer langen Evolution gewöhnt hat. Das heißt zum Beispiel für die hoch ungesättigten Fettsäuren, dass wir ein Verhältnis von Omega-6- zu Omega-3-Säuren von 2:1 bis 3:1 benötigen. Ursprünglich lag es sogar wohl bei 1:1. Das höchste der Gefühle wäre 5:1. In der weitgehend unreflektierten und undifferenzierten Verherrlichung hoch ungesättigter Fettsäuren haben viele Gesundheitsapostel ein Verhältnis von 10 und mehr zu 1 erreicht. Das hat den Nachteil, dass die ebenso wichtigen Omega-3-Säuren blockiert werden. Das für uns beste Verhältnis dieser Säuren zueinander findet sich in vielen Nüssen, aber auch in Wildfleisch. Hier stoßen wir wieder einmal auf die Langsamkeit der Evolution, die für notwendige Anpassungen scheinbar endlos lange braucht.

Stolpersteine aus der Evolution

Selbst der Zeitraum von 12 000 Jahren seit Beginn der Hochkulturen, in dem wir Getreide produzieren, war noch zu kurz, um genetische Anpassungen zu bewirken. Deshalb ist das Fleisch von Schlachtvieh durch den hohen Getreideanteil im Futter weniger geeignet als das des Wildes, das sich vor allem von Gras und Wildkräutern ernährt. Der Schluss, dass Letzteres auch für uns besser wäre, ist jedoch falsch, denn Gras können wir gar nicht verdauen und gegen Wildkräuter spricht zwar natürlich nichts, aber von ihnen können wir nicht leben. So unwichtig ist die Kalorienmenge dann doch wieder nicht. Es ist durchaus sinnvoll, sich klarzumachen, wie weitgehend wir Wesen mit Geschichte sind und wie sehr uns noch die langen Zeiten als Sammler, zum Beispiel von Nüssen, und Jäger von Wildfleisch in den Knochen stecken.

Zu wenig und zu viel hoch ungesättigte Fettsäuren

Und damit nicht genug. Der Mensch braucht auch gesättigte Fettsäuren, die lange Zeit so sehr verteufelt wurden. So haben wir heute die groteske Situation einer Mehrheit, die noch immer zu wenig hoch ungesättigte Fettsäuren zu sich nimmt, und einer kleinen ernährungsbewussten Minderheit, die sogar zu viel davon verzehrt. Bei ihr gerät das banale, als minderwertig verschriene Fett ins Defizit, was uns neuerlich zeigt, wie wichtig es ist, die Mitte zu wahren und Extreme zu meiden. Gesund ist weder zu wenig noch zu viel. So sind allmählich immer mehr Menschen in Ernährungsangelegenheiten auf die schiefe Bahn geraten.

Welche Fettsäuren sind wo drin?

Gesättigte Fettsäuren

Gesättigte Fettsäuren finden sich hauptsächlich in Fetten tierischer Herkunft, wobei die Fette von Meerestieren eine Ausnahme bilden. Butter, Butterschmalz und Rahm enthalten große Anteile gesättigter Fettsäuren. Außerdem finden sich gesättigte Fettsäuren in den meisten Produkten mit »versteckten« Fetten. Aber es gibt auch gesättigte Fette im pflanzlichen Bereich wie Kokos- und Palmkernfett. Besonders für Kokosfett spricht einiges, wie die gute Gesundheit der Thailänder zeigt, die es reichlich genießen.

Einfach ungesättigte Fettsäuren finden sich zum Beispiel in Oliven und Raps. Sie haben einen positiven Einfluss auf den Cholesterinstoffwechsel, weshalb sie zum Schutz des Herzens heute empfohlen werden. Gerade wegen Herzproblemen wurden sie aber lange verteufelt. Die Ölsäure ist die wichtigste einfach ungesättigte Fettsäure und genießt als regulierender Faktor immer größere Wertschätzung. Sie vermindert das ungünstige LDL-Cholesterin und erhöht das günstige HDL.

In der Fachzeitung »Annals of Oncology« berichten US-Forscher, wie Ölsäure die Aktivität von krebserregenden Genen in Körperzellen verringern könne. Sie kommt nicht nur in Oliven und deren Öl vor, sondern auch in dem der Mandeln, in dem die ungesättigten Fettsäuren in einer Größenordnung von 80% dominieren.

Das aus Raps gewonnene und ölsäurereiche Canola-Öl gilt bei US-amerikanischen Kardiologen als Favorit im Kampf gegen Herzinfarkt und Schlaganfall. Ansonsten findet sich die Ölsäure in Avocados, Haselnüssen, Macadamianüssen und Pistazien. Aber auch die Kerne von Aprikosen, Pfirsichen und Pflaumen enthalten noch geringe Mengen.

Mehrfach ungesättigte Fettsäuren: Omega-3-Fettsäuren

Diese mehrfach ungesättigten Fettsäuren werden zurzeit als besonders gesunde Fette empfohlen, weil sie das Herz-Kreislauf-System schützen. Aber auch hier gilt Vorsicht, denn viel hilft durchaus nicht viel. Mehr als 10 g pro Tag sollen die Immunreaktion schwächen und bakterielle Infekte vermehren. Zu empfehlen sei eine Menge von 1 Gramm pro Tag, die am besten von Walnüssen und Fisch stammen sollte.

Linolensäure

Nicht nur im Öl von Walnüssen, sondern auch in dem von Leinsamen, Hanf und Raps findet sich die Linolensäure, die als pflanzliche Omega-3-Fettsäure für Menschen lebensnotwendig ist. Sie hemmt entzündliche Prozesse in den Blutgefäßwänden und verringert so das Arterioskleroserisiko. Da sie die Fließfähigkeit des Blutes erhöht, senkt sie auch die Gefahr von Herzinfarkten und Schlaganfällen. Obendrein erhöht sie die Durchlässigkeit der Zellwände und schafft damit eine wichtige Voraussetzung für alle Stoffwechselvorgänge.

Ein besonders empfehlenswertes Fett, das sie reichlich enthält, ist Leinöl, seit Neuestem auch ein Favorit der Krebsforscher. Schon vor vielen Jahren hat es als wesentlicher Bestandteil der Öl-Eiweiß-Kost nach Dr. Johanna Budwig Ruhm erlangt. Mit ihr hat die deutsche Fettspezialistin bei Krebserkrankungen erstaunliche Erfolge erzielen können.

Walnussöl

Vergleichbar komplex zusammengesetzt ist das kalt gepresste Walnussöl. Ein Zitat aus einer neueren Studie: »8 bis 13 Walnüsse reichten aus, um bei den Studienteilnehmern, die alle einen hohen Cholesterinspiegel hatten, die Dehnbarkeit und Durchlässigkeit der Gefäße um 64% zu verbessern und ihren Cholesterinspiegel zu senken.«

EPA oder Eicosapentaensäure

EPA ist eine Omega-3-Fettsäure, die in Hering (Bückling), Thunfisch, Makrele und Sardine enthalten ist und bei den Polarfischen in der Kälte des Eismeeres das Eindicken des Blutes verhindert. Je dünnflüssiger aber das Blut, desto geringer das Herzinfarktrisiko. So wurde EPA zum Favoriten unter den von Kardiologen empfohlenen Fetten.

DHA oder Docosahexaensäure

Die Abkürzung DHA bezeichnet Lachsöl, das ebenfalls das Herz schützt und ein wichtiger Baustein für Nerven und Gehirn ist. Die Tufts University in Boston fand heraus, dass DHA sogar vor Alzheimer schützen soll. Viele fettreiche Meeresfische liefern gleichzeitig EPA und DHA: Letzteres findet sich vor allem in Lachs, Thunfisch und Makrele.

Mehrfach ungesättigte Fettsäuren: Omega-6-Fettsäuren

Linolsäure

An erster Stelle ist hier die Linolsäure aus pflanzlichen Ölen, z.B. Traubenkernöl und Weizenkeimöl, zu nennen. Sie ist eine lebenswichtige Fettsäure, die dem Körper von außen zugeführt werden muss, weil er sie selbst nicht herstellen kann. Teilnehmer an einer Studie, die mehr Linolsäure zu sich nahmen, hatten sogar eine niedrigere Körperfettmasse. Linolsäure kommt in Sonnenblumen-, Erdnuss-, Weizenkeim-, Mohn- und Distelöl sowie in Soja vor. Sonnenblumenöl diente schon den Indianern Nordamerikas als Lebens- und Heilmittel. Der Gehalt an hoch ungesättigter Linolsäure ist bei den heute angebauten Sorten allerdings übermäßig hoch (70 %). Dies könnte durch Neu- bzw. Rückzüchtungen wieder korrigiert werden. Sonnenblumenöl entgiftet, indem es Toxine bindet.

Arachidonsäure

Arachidonsäure ist ebenfalls eine lebenswichtige Fettsäure, die nicht aus pflanzlichen Lebensmitteln oder Fisch stammt, sondern aus Eiern, Käse, Quark und aus dem Fleisch von Schweinen, Rindern und Kälbern sowie aus Innereien. Sie hat Einfluss auf die »glatte« Muskulatur, also jene, die wir nicht bewusst kontrollieren können, wie etwa im Darm, in der Niere, Blase oder Gebärmutter. Aus ihr wird das Gewebshormon Prostaglandin gebildet, das an Entzündungsreaktionen und an der Ausschüttung von Magensäure beteiligt ist.

Auf das richtige Verhältnis kommt es an

Durch zu viel Omega-6-Fettsäuren zum Beispiel aus Schweinefleisch und Speck können sich entzündungsfördernde Stoffe bilden. Dem wirken die Omega-3-Fettsäuren entgegen. Über das ideale Verhältnis zwischen beiden siehe oben. Laut Professor Ludrik war das Verhältnis von Omega-6- zu Omega-3-Fettsäuren in der

Steinzeit noch 1:1. Heute sollte es jedenfalls nicht über 5:1 hinausgehen. Die heimische Küche verarbeitet jedoch Öl in einem Verhältnis von 20 bis 50 Omega-6-Anteilen zu 1 Omega-3-Anteil. Das erwächst sich zu einer schweren Hypothek für unsere Gesundheit.

Der Fettgehalt von Lebensmitteln in Gramm					
Sichtbare Fette			**Versteckte Fette**		
Butter	20 g	16g	Salami	30 g	14 g
Margarine	20 g	15 g	Eiscreme	100 g	12 g
Pflanzenöl	1 EL	12 g	Schokolade	50 g	16g
Mayonnaise (80 % Fett)	1 EL	20 g	Nusskuchen	100 g	24 g
			Kartoffelchips	50 g	20 g
			Gemüse (außer Avocados)	200 g	0 –2 g
			Kartoffeln	200 g	0 –2 g
			Obst	200 g	0 –2 g

Zusammenfassend lässt sich zum Thema Fett feststellen: Wir könnten uns viel entspannter mehr gutes Fett in Form von kalt gepresstem Öl und Butter leisten, wenn wir die Industrieprodukte und vor allem das versteckte Fett der Nahrung reduzierten. Würden wir mehr ideale Mischungen zu uns nehmen, wie sie sich in Nüssen und Wildfleisch finden, täten wir uns ebenfalls leichter.

Praktische Fettanweisungen

Auch wäre dringend die mediterrane Art der Fettnutzung zu empfehlen, bei der das Öl nach dem Kochen oder Backen hinzugefügt wird anstatt vorher (was seine Qualität unnötig reduziert). Vor allem sieht und merkt man das mitgekochte und gebratene Fett kaum und macht es so zu einem heimlichen und damit gefährlichen – weil gut getarnten – Feind. Nachträglich hinzugegebenes Öl ist dagegen leicht sichtbar und schmeckt vor allem gut, es lässt die Speisen gut rutschen, und wenn wir schon fett essen, sollten wir wenigstens etwas davon haben. Industriefette sind, jedenfalls solange Transfette benutzt werden, gänzlich zu meiden.

Eiweiß auf Vollwertniveau
Pflanzliches Eiweiß

Zwischen Blähungen und genmanipulierten Nahrungspflanzen

Pflanzliches Eiweiß können wir relativ bequem über die entsprechenden Vollwertprodukte bekommen. Es ist vor allem in den dafür hinlänglich bekannten Hülsenfrüchten wie Erbsen, Linsen und Bohnen enthalten, aber auch in Lupinen, Soja und Hirse. Mit dem Spruch »Jedem Böhnchen sein Tönchen« drückt der Volksmund aus, wie schwer verdaulich allerdings die Mischung aus Kohlenhydraten und Eiweiß in Hülsenfrüchten ist. Dieses Problem ergibt sich zwar bei Soja nicht, das dafür aber wegen den Östrogenspiegel anhebenden Wirkungen und Genmanipulationen ins Gerede gekommen ist. Einen sicheren Schutz vor genmanipulierten

Nahrungsmitteln gibt es nicht, denn in der Natur hat deren Auswilderung bereits begonnen und die Grenzen zwischen natürlichen und manipulierten Pflanzen zerfließen.

Tierisches Eiweiß jenseits von Fleisch: Milchprodukte und Eier

Leicht beschaffbares Eiweiß

In Mitteleuropa nehmen wir das Gros unseres Eiweißbedarfs in Form tierischer Produkte zu uns. Am Beispiel Österreichs mag das deutlich werden. Während der durchschnittliche Österreicher doppelt so viel tierisches wie pflanzliches Protein zu sich nimmt, verhält es sich bei den Menschen der Entwicklungsländer ganz anders, hier werden durchschnittlich vier Fünftel des Bedarfs über Pflanzen gedeckt. Tierisches Eiweiß über Milchprodukte und Eier ist heute – jedenfalls in den deutschsprachigen Ländern – ebenso leicht auf vollwertigem Niveau zu beschaffen wie pflanzliches. Hier liegt die beliebteste Eiweißquelle gesundheitsbewusster Esser.

Milcheiweiß auf Vollwertniveau

Erfreulicherweise kehren immer mehr kleine Bauern zu den althergebrachten Produktionsmethoden zurück und haben damit meist ein besseres Auskommen als ihre herkömmliche Konkurrenz, die weiter auf Chemie und Gift setzt.

Das Milchproblem

In Ländern wie der Schweiz helfen Nahrungsmittelkooperativen wie die Migros den Bauern sogar tatkräftig bei der Umstellung auf biologisch-dynamischen Anbau, und so kehren sensibel erzeugte Käse und andere Milchprodukte in die dortigen Supermärkte ein. Bei der Milch ergibt sich allerdings das schon angesprochene Problem, dass die Hälfte der Menschheit sie gar nicht verträgt, weil vielen Menschen Laktase fehlt, das Ferment, das den Milchzucker, die Laktose, abbaut. Aber auch diese Menschen können meist noch die Milchprodukte Käse, Joghurt und Quark vertragen. Inzwischen wird bereits laktosefreie Milch angeboten, mit der allerdings noch kaum Erfahrungen bestehen, was ihre Verträglichkeit angeht.

Fisch

Fisch aus verseuchten Meeren

Bei Fisch und vor allem Fleisch ergeben sich dagegen erhebliche Probleme. Die Weltmeere sind inzwischen so verseucht, dass zum Beispiel Thunfisch mit unverantwortlichen Quecksilberdosen belastet ist. Eine einzige Thunfischmahlzeit aus dem Japanischen Meer soll bereits die zulässige Quecksilberhöchstdosis für ein ganzes Jahr enthalten. Vollwertigkeit ist also auf diesem Weg kaum zu verwirklichen. Es ist auch nicht so einfach vorstellbar, dieses Problem zu lösen, es sei denn wir würden anfangen, die Meere wirklich wirksam vor unseren eigenen Übergriffen zu schützen. Die Ergebnisse würden sich rasch zeigen, denn Mutter Natur verfügt über unglaubliche Regenerationsreserven. Unsere eigene wie auch die große Natur verzeiht uns wirklich vieles. Allmählich allerdings stößt auch sie an ihre Grenzen.

Die Dosis macht das Gift

Insgesamt ist natürlich die verzehrte Menge entscheidend für die Belastungen, die sich aus verseuchtem Fisch ergeben. Weltweit werden jährlich etwa 70 Millionen Tonnen Fisch gefangen. In Österreich beträgt der durchschnittliche Fischverbrauch pro Kopf und Jahr 5,5 kg, in Japan liegt er aber bei 80 kg.

Insofern bewegen sich Mitteleuropäer verglichen mit Japanern in einem immer noch sicheren Bereich. Fisch aus der Zucht ist andererseits kaum artgerecht gefüttert, im Gegenteil, in den Zuchtbecken wurden oft die gleichen Produkte versenkt, die schon die Rinder in den Wahnsinn trieben. Lachs ist längst nicht mehr Lachs, der die Weltmeere durchschwommen hat, sondern in der Regel eine armselige Kreatur, die mit unzähligen Artgenossen zusammengepfercht auf engstem Raum direkt für die Tiefkühlkost gezüchtet wurde. Die Zuchtfische haben leider auch ein ungünstigeres Verhältnis von Omega-6- zu Omega-3-Fetten, d.h. zu viel vom 6er- und zu wenig vom 3er-Fett. Der hohe Anteil an 3er-Fett aber macht gerade Wildfische wie Lachs, Hering und Makrele so wertvoll.

Vom Wildlachs zum Fischstäbchen

Andererseits gibt es natürlich noch ein paar Wildlachse, die Flüsse und Meer gesehen haben, und auch einige Bachforellen, die wirklich aus Bächen stammen und in vertretbarem Zustand auf den Teller kommen. Selbst diese Ausnahmen sind natürlich gegen die allgemeine Umweltschädigung nicht gefeit – und sie sind nicht ganz so bequem zu essen wie die extra für den Tiefkühler beziehungsweise Teller gezüchteten (Ab-)Arten. Natürliche Fische haben noch mehr und oft schwerer kontrollierbare Gräten und stoßen damit schon zunehmend auf Ablehnung. Die bequemste Fischmahlzeit ist inzwischen sicher das Fischstäbchen. Dieses besteht oft aus minderwertigen Fischresten, was natürlich nicht sein müsste.

Hormonbelastungen bei Fischen und ihren Essern

Sowohl bei Wild- wie auch bei Zuchtfischen wäre auch noch an das Hormonproblem zu denken. Da in den letzten Jahrzehnten ungeheure Mengen vor allem weiblicher Hormone ins Abwasser gelangt sind, zeigen viele Wasserlebewesen diesbezüglich schon erhebliche Schäden. Weder Antibabypillen noch die Wechseljahrhormone sind biologisch völlig abgebaut und inaktiviert, wenn sie den weiblichen Organismus verlassen. Sie bleiben auch im Abwasser noch aktiv. Allmählich wird vonseiten der Wechseljahrhormone eine gewisse Entlastung eintreten, weil sie in einem so hohen Ausmaß Brustkrebs fördern, dass wohl nur noch sehr unbewusste Gynäkologen und ihre Patientinnen an dieser Unsitte festhalten werden.

Trotzdem sind inzwischen bereits die Hälfte der jungen US-amerikanischen Männer zeugungsunfähig, in Deutschland waren schon vor Jahren 6 Millionen junge Menschen trotz starken Wunsches kinderlos. Der Grund ist, dass sich die Spermienmenge – wie im Ruhrgebiet gemessen – im Laufe der Jahre immer mehr verringert hat. Die verbliebene ärmliche Hälfte ist häufig bewegungsgestört und missgebildet, sodass sich hier ein deutliches Problem abzeichnet.

Aussterbende Wassertiere

Wie sehr dies mit der hormonbelasteten Wasserwelt zu tun hat, zeigt eine Londoner Studie, aus der hervorgeht, dass von den männlichen Londonern, die mit wiederaufbereitetem Wasser aus der Themse versorgt werden, mehr unfruchtbar sind als von den Kollegen, die Wasser aus einer natürlichen Quelle erhalten. Noch krasser wird die Lage, wenn wir uns direkt ins Wasserreich begeben. Männliche Fische, aber auch Alligatoren und sogar Fischadler haben enorme Fortpflanzungsprobleme, sodass der erst kürzlich vor dem Aussterben bewahrte White Eagle, das Wappentier der USA, nun aus diesem Grund auszusterben droht. Er ist nämlich im Unterschied zu anderen Adlern ein reiner Fischfresser, und das reduziert heute seine Überlebenswahrscheinlichkeit drastisch. Wer sich also von zu viel Fisch – vor allem aus ufernahen Bereichen – ernährt, müsste sich dieser Gefahr bewusst sein.

Globalisierung der Umweltmisere

Inzwischen ist die Eskalation der Umweltproblematik so ausgeprägt, dass sie uns überall und immerzu einholt. Wenn auch in negativer Hinsicht, so erleben wir doch zunehmend, wie sehr alles mit allem zusammenhängt. Es war zwar schon immer so, aber heute wird es uns immer klarer und deutlicher nicht zuletzt aufgrund des Desasters, das wir auf dieser Welt angerichtet haben.

Andererseits enthalten besonders Fische aus kalten Meeren eine ganze Reihe für uns besonders wichtiger Fettsäuren, und sie sind natürlich eine sehr gute Eiweißquelle. Vieles spricht obendrein dafür, dass trotz des oben Gesagten Fisch im Vergleich zu Fleisch noch die bessere Nahrung für uns wäre, wenn man sich schon für den Verzehr von Tieren entscheidet.

Vorteile von Fischmahlzeiten

Die Inuit Grönlands, die kaum pflanzliche Nahrung bekommen, sind offenbar durch den regelmäßigen Verzehr von Kaltwasserfischen vor Herzproblemen bis hin zu Infarkten gut geschützt. Allerdings ist es auch hier problematisch, das lediglich auf die Nahrung zu schieben. Sicherlich spielt auch ihre Lebensform im Einklang mit einer harten Natur eine entscheidende Rolle. Tatsächlich haben jene modernen Inuit, die eine Ernährung im US-Stil übernahmen, den Schutz ihrer Gesundheit verloren.

Frischer Fisch für reiche Länder

Aber sie haben zugleich auch den alten Lebensstil ihrer Vorfahren aufgegeben, und insofern bleibt offen, was die Ursache ihrer modernen Gesundheitsprobleme ist. Wahrscheinlich spielen – wie so oft – beide Faktoren eine Rolle und verstärken sich sogar noch gegenseitig. Immerhin können wir in den reichen Ländern heute damit rechnen, frischen Fisch direkt vom Fang und auf schnellstem Weg zu bekommen. Auf den modernen Fischfangschiffen, die zugleich oft schon richtige Fischverarbeitungsfabriken sind, kommen die Filets schleunigst auf Eis und sind schon längst auf der Reise zu uns, wenn die Fischköpfe und Schwänze noch anrüchig herumliegen und auf ihren Abtransport in Richtung Afrika warten.

Fleisch

Die Forderung nach Vollwertigkeit stößt auf einige Probleme

Beim Fleisch besteht inzwischen zwar wenigstens der Anspruch auf Vollwertigkeit, aber damit ist es hier leider nicht getan. Auch wenn Biobauern ihre Tiere mit entsprechend einwandfreien Produkten füttern, bleibt eine Fülle von Problemen, deren bedrückendstes in der Art moderner Schlachtung liegt.

Vom Geist gejagter Tiere

Eine persönlich erlebte Geschichte aus Afrika mag das erläutern. Bei einer Jagdgesellschaft hatten die schwarzen Jagdhelfer den europäischen Trophäenjäger in gute Schussposition gebracht, der aber brachte es fertig, einen großen Kudu-Bullen trotz Zielfernrohr so schlecht zu treffen, dass dieser schwer verletzt noch fliehen konnte. Als er nach über einer Stunde von den Einheimischen gestellt und endgültig getötet worden war, zogen sie ihm die Decke ab und bargen die Trophäe, den Kopf samt Gehörn. Das Fleisch aber ließen sie liegen, obwohl es ihre Bezahlung gewesen wäre und sie unglaublich arm waren. Auf meine erstaunte Frage erklärte ihr Anführer, dass das Fleisch vom Geist des Kudus auf der langen Flucht vergiftet worden sei. Wer solches Fleisch esse, werde von diesem zürnenden Geist verfolgt und schließlich krank.

Afrikanischer Aberglaube und moderne Schlachthaustechnik

Auf meine ungläubige Reaktion versicherte er noch, dass mir das jeder Medizinmann bestätigen könne. Bei dieser Gelegenheit wurde mir klar, dass bei uns ständig Fleisch genossen wird, das die ärmsten Afrikaner aufgrund seines »vergifteten« Zustands verschmähen. Denn wer die Idee dahinter verstehen will, kann das Szenario rasch in eine moderne Version umwandeln. Die fliehende Antilope ist in einem Maximalstress und wird alles, was sie an Stresshormonen hat, in ihr Blut pumpen, um vielleicht doch noch zu überleben. Ihr Fleisch ist naturgemäß gesättigt mit Stoffen, die alles andere als bekömmlich sind.

Moderne Schlachtverfahren: so rationell wie brutal

Entsprechendes erleben aber auch Schlachttiere, die nach oft entsetzlichen Transporten in Großschlachthöfen landen. Vor ihrem eigenen Ende müssen sie den maschinellen Tod von einem Dutzend Artgenossen miterleben. Selbst wenn sie es nicht sehen, spüren Tiere doch diesbezüglich viel mehr, als Menschen sich vorstellen können. Da sie ergeben oder widerstrebend leidend, aber ohne Chance der Gegenwehr ihr absehbares Ende erwarten, dürften sie in einem noch deutlich schlechteren Zustand sein als die angeschossene Antilope, die immerhin noch fliehen kann und dabei Energie verbraucht und auf höchstem Stoffwechselniveau auch noch Stresshormone abbaut.

Unser Magen als Friedhof für Tiere?

Man sollte sich also gut überlegen, ob man seinen Magen zum Friedhof für Tiere macht. Schon das Gefühl, in seinem körperlichen Zentrum einen ausgedehnten Friedhof zu haben, ist ja nicht jedermanns Sache. Aus den toten Tieren kommen tatsächlich viele tödliche Stoffe auf uns. Dass Schlachthöfe die Vorstufe von Schlachtfeldern sind, ist schon längst ein – wenn auch ideologisches – Argument von Tierschützern und Vegetariern.

Fleischnahrung und Lebensstimmung

Wer solches Fleisch zu sich nimmt, wird die entsprechende Stimmung in abgeschwächter Form mitbekommen. Fleisch an sich bringt schon – für sensible Menschen leicht erfahrbar – eine viel härtere Stimmung ins Leben. Einen eigenartigen diesbezüglichen Versuch konnte ich in der Familie miterleben. Als der große Hund meiner Mutter ein Fellproblem bekam, riet der Tierheilpraktiker zu einer fleischfreien Diät. Während sich der Zustand des Fells bei eingeweichten Haferflocken tatsächlich besserte, veränderte der Hund seinen Charakter merklich. Er hörte praktisch auf zu bellen und wurde seelisch zu einem sanften Lamm oder eben einem Schoßhund, der er vorher nicht gewesen war. Als er Monate später von mir wieder Fleisch bekam, erwachte auch der Hund in ihm wieder mit den wilderen Instinkten eines ehemaligen Raubtieres.

Erleichternde und beschwerende Nahrung

Dass auch Menschen auf Ernährung sensibel reagieren, zeigt sich beim Meditieren. Niemand würde doch während eines Zen-Seminars üppige, schwere Mahlzeiten wie z.B. Schweinebraten zu sich nehmen. Wenn man bei solchen Gelegenheiten nicht fastet, empfiehlt sich doch leichte Kost, deren Verdauung nicht große Teile des Blutes im Magen-Darm-Trakt bindet. Je sensibler die Ernährung, desto weniger fesselt sie die Seele an den Körper. Während regelmäßiger Fleischgenuss sie gleichsam schwer macht und im Körper verankert, kann der völlige Verzicht auf Nahrung sogar beträchtlich helfen, sie von ihm zu lösen.

»Essen und Trinken hält Leib und Seele zusammen«, weiß das Sprichwort. Das Gegenteil von Essen ist Fasten – es löst tendenziell die Seele vom Leib. Insofern ist Fasten und alles, was ihm nahekommt, im Ernährungsbereich die beste Chance in Richtung Befreiungs- und Erleuchtungserfahrungen. Es gibt kaum eine östliche Tradition oder Lehre, die – in diesem Sinne – darauf verzichtet, die Ernährung in eine sensible, meist vegetarische Richtung zu lenken.

Fleisch als Ballast für den Seelenvogel

Fleischnahrung wäre dazu der Gegenpol. Sie schweißt Körper und Seele zusammen und kann von daher auch Vorteile bringen, etwa wenn Menschen die Bodenhaftung zu verlieren drohen, also im Zustand spiritueller Krise, bei Borderlinesyndrom, drohender Psychose usw. Das Bild des Seelenvogels mag das bildlich nachvollziehbar machen. Wird der Vogel mit schwerer Nahrung belastet, wird ihn das vor dem Abheben bewahren.

Die momentan in der sogenannten Ersten Welt vorherrschende Fleischmast fördert eine Tendenz zu Schwere und Müdigkeit, Aggressivität und Härte, wie sie auch für fleischfressende Tiere eher typisch ist. Zwar sind entsprechende Raubtiere zu großen und auch schnellen Höchstleistungen fähig, aber die meiste Zeit dösen oder schlafen sie doch faul vor sich hin. Grasfresser sind dagegen viel weniger schläfrig und viel achtsamer, was sicher auch damit zusammenhängt, dass sie tendenziell bedroht sind. Andererseits zeigen aber auch Pflanzenfresser ohne wesentliche Feinde, wie Elefanten, Nashörner und Giraffen, dass ihre ganz andere Ernährung wohl eine Rolle spielt, denn auch sie sind achtsamer und – trotz allen Gewichts – leichtfüßiger unterwegs.

Aufpeitschende Nahrung

Was die Stresshormone angeht, muss eine damit belastete Nahrung aufpeitschen, das Lebenstempo erhöhen und die letzten Reserven mobilisieren. Insofern ist die zunehmende Dynamik kein Widerspruch zu der eingangs erwähnten Müdigkeit. Auch Raubtiere sind eben nach der Jagd vor allem faul und müde.

Moderne Krankheitsbilder und typische Fehlernährung

Einiges spricht dafür, dass bei den modernen Energiemangelsyndromen neben den vorrangigen seelischen Ursachen wie faulen Kompromissen, unbewältigten Lebenskrisen und ungelösten, aber solide verdrängten Problemen auch Nahrungsfaktoren mitwirken. Wer sich ständig wie ein Raubtier ernährt, wird auch tendenziell immer mehr zu dessen Lebensrhythmus neigen: chronische Müdigkeit unterbrochen von wenigen aggressiven Jagdausflügen. Ein junger Patient mit CFS, dem chronischen Erschöpfungssyndrom, dessen Lebenskräfte eigentlich noch gar nicht erschöpft sein konnten, brachte das einmal auf den Punkt, als er sagte: »Ich lebe zunehmend wie unsere Katze, die meiste Zeit müde und schläfrig, reiße ich mich immer wieder zusammen und gehe auf die Pirsch.«

Burnout und CFS

Das chronische Erschöpfungssyndrom könnte – neben seelischen Themen und möglichen Autoimmunproblemen – gut die Umschreibung für eine Lebensform sein, die mit den Methoden der Raubtierernährung versucht, ein menschliches Leben hinzubekommen, was natürlich – zumindest auf lange Sicht – misslingen muss. Und warum sollte ein Mensch, der ständig an sich wertvolle, aber für ihn und seine Art weitgehend ungeeignete Nahrung bekommt, die obendrein mit Stresshormonen gesättigt ist, sich nicht ausgebrannt fühlen? Zu alldem passt der Spruch, dass wir Schlachtfelder haben werden, solange wir Schlachthöfe betreiben.

Essend mitbestimmen, wie man sich fühlt

Neben aller Ideologie steckt darin ein wahrer Kern, auch wenn die Vorstellung, dass *man ist, was man isst,* zu weit geht. Offensichtlich sind wir nicht eine Gemeinschaft von Schweinen, Rindviechern, Kohlköpfen und Rüben. Andererseits hat unsere Ernährung deutliche Auswirkungen auf unser Lebensgefühl und unser Verhalten. Insofern können wir essend zumindest mitbestimmen, wie es uns geht und wo es mit uns hingeht.

Auswege aus dem Fleischdilemma

Der einfachste Ausweg wäre natürlich der gesundheitlich nicht nur unproblematische, sondern sogar empfehlenswerte Wechsel zum Vegetarismus beziehungsweise zu einer Reduzierung des Fleischanteils auf eine Mahlzeit pro Woche wie in alten Zeiten. Dadurch würde vieles besser, selbst wenn die Fleischqualität schlecht bliebe. Wer das nicht will oder kann, hat nur die Alternative, sich Fleisch von Tieren zu besorgen, die nicht in Großschlachthöfen unters Messer kamen, sondern aus der freien Wildbahn stammen. Das hat zusätzliche Vorteile. Denn das Fleisch von gezüchteten Tieren ist nicht mit dem wild lebender vergleichbar. Es enthält zum Beispiel einen deutlich höheren Fettanteil, und das Fett ist in seinem Verhältnis von Omega-3- zu Omega-6-Anteilen ungünstiger.

Stressfreies Sterben für Nahrungstiere?

Das Phänomen, dass Vitamin C nicht gleich Vitamin C ist, auch wenn beides chemisch betrachtet aus Ascorbinsäure besteht, ist inzwischen hinlänglich bekannt. Aus der Paprikaschote kann es offenbar besser aufgenommen und weiterverarbeitet werden als aus der Tablette. Ähnlich ist nun Fleisch nicht gleich Fleisch. Dass die Wildtiere weniger Fett ansetzen können, ist bei ihrem wilden und vergleichsweise anstrengenden Leben noch leicht durchschaubar. Aber sie ernähren sich natürlich auch ursprünglicher als ihre gefangenen Artgenossen. Insofern wäre als Nahrungsquelle zuerst ans Hochwild zu denken, das in der Regel von professionellen Jägern so getroffen wird, dass es, abrupt aus dem Leben gerissen, gar keine Zeit mehr hat, Stresshormone ins Blut auszuschütten und ins Fleisch sickern zu lassen. Schon Niederwild wie Fasan und Hase wird mittels Treibjagden zur Strecke gebracht und hat dementsprechend lebensbedrohlichen Stress, bevor es umkommt.

Hofschlachtung und EU

Eine weitere Alternative bietet das Fleisch aller Tiere, die noch einzeln auf dem Hof geschlachtet werden. Es ist – was die Stresshormone angeht – natürlich in einem deutlich besseren Zustand. Allerdings ist die Hofschlachtung laut EU-Bestimmungen nicht mehr erlaubt. Durch andere Vorgaben aus Brüssel abgehärtet und die häufige Bevorzugung von Großbetrieben und Massenproduktion schon gewöhnt, ignorieren viele Bauern die neuen industriefreundlichen Regeln und folgen heimlich und bewusst den altbewährten Wegen. So erhalten sie immerhin eine kleine Quelle für gesundheitlich vertretbares Fleisch. Unter solchen Umständen geschlachtetes und auf Weiden ohne Kunstdünger und Pestizide gezogenes Schlachtvieh – etwa im Stil der von der Schweisfurth-Stiftung angeregten Produktionsverhältnisse – kann also doch noch den Markennamen Vollwertfleisch rechtfertigen.

Vollwertfleisch?

Auf dem Musterhof der Stiftung in Glonn bei München werden die Tiere in besonderen, mit viel Bewusstheit durchgeführten Ritualen geschlachtet.
Von der Stimmung her fühlt man sich dabei eher an indische Opferritualfeste erinnert als an die Blutlohe von Großschlachthöfen. Schweisfurth können vielleicht auch eingefleischte Fleischanhänger folgen, da er als ehemaliger Wurstproduzent auf Konzernebene (»Herthawurst«) die andere Seite kennt. Sein Weg könnte beispielhaft für viele werden.

Fisch wie Fleisch?

Ähnliches wie für das Fleisch der typischen Schlachttiere gilt möglicherweise auch für das der Fische. Beim üblichen Fischfang mit Netzen verenden die Tiere relativ langsam und elend, indem sie nur sehr allmählich und manchmal über Stunden ersticken. Dieser Prozess zieht sich sogar bei den meisten Fischarten entsetzlich in die Länge. Insofern ist eigentlich anzunehmen, dass auch dabei Stresshormone freigesetzt werden. Inwieweit diese aber denen bei Säugetieren ähnlich sind und was sie bei Menschen anrichten, ist noch unklar. Die bessere Verträglichkeit von Fisch ließe vermuten, dass die Stresshormone der Fische, die uns entwicklungsgeschichtlich wesentlich ferner stehen als die Säugetiere, für Menschen weniger wirksam und daher auch weniger bedenklich sind. Möglicherweise haben sie auch gar keine Wirkung im menschlichen Organismus. Insofern bliebe dann »nur« die seelische Wirkung, die in jedem Fall vorhanden ist. Aus einer spirituellen Sicht muss man jedenfalls davon ausgehen, dass wir irgendwann alles verantworten müssen, was wir je verursacht haben.

Als Fazit bleibt die bessere Verträglichkeit von Fisch, und man kann immer wieder hören und beobachten, dass viele Menschen, die kein Fleisch mehr essen, in Ausnahmefällen zuerst zu Fisch tendieren, den sie auch ganz gut vertragen, wohingegen sie sich nach Rückfällen ins Fleischreich deutlich schlechter und schwerer fühlen.

Medikamentenverseuchtes Fleisch

Die Medikamentenorgie im Stall eröffnet ein weiteres Problemfeld im Hinblick auf den Fleischkonsum.

Schlachttiere als Gefahrenquelle für resistente Keime

Während Hormone und Psychopharmaka, die den Tieren für besseres und vor allem schnelleres Wachstum gegeben werden, ihre entsprechenden Wirkungen direkt auf die Konsumenten haben dürften, bergen die verwendeten Antibiotika noch eine weitere Gefahr in sich. Ihre unkritische Einnahme führt wie bei Menschen auch bei Tieren zur Entwicklung von resistenten Keimen, die schon längst eine erhebliche Bedrohung darstellen.

Auch wenn wir darüber systematisch im Unklaren gelassen werden, liegt hier ein unübersehbares Gefahrenpotenzial. So sterben in Deutschland jedes Jahr über 30 000 Menschen an ganz gewöhnlichen Lungenentzündungen, weil die Antibiotika nicht mehr greifen. In den Nachrichten hören wir davon nie, dort wird höchstens von exotischen Lungenentzündungen wie SARS in China berichtet.

Tatsächlich haben wir inzwischen eine gefährliche Erregerzucht in deutschen Kliniken, die zu sogenannten Hospitalkeimen führt, gegen die kein Kraut gewachsen ist und auch kein Antibiotikum mehr hilft. Durch unkritische Ausgabe und Einnahme von Antibiotika werden jeweils enorme Mengen normaler Keime vernichtet. Übrig bleiben in solchen Fällen nur jene, die widerstandsfähig sind. Je mehr Antibiotika man gibt, desto mehr solcher Keime züchtet man heraus. Da alle möglichen Keime nach antibiotischen Flächenbombardements zugrunde gehen, bekommen die resistenten das Terrain ganz für sich. Diese gefährliche Situation hat inzwischen Methode und schlägt von überall her auf uns zurück.

Längst gelten im umliegenden Ausland Patienten, die im letzten halben Jahr in einer deutschen Klinik waren, als Hochrisikofälle bezüglich des Einschleppens von gefährlichen Hospitalkeimen. In Holland etwa kommen sie direkt und sofort in Quarantäne.

Tranquilizerorgien im Stall

Die Wirkung der Tranquilizer, die Tiere heute oft bekommen, um den Stress moderner Zuchtbedingungen besser zu überstehen, könnte man als Ausgleich für die oben besprochenen Stresshormone ansehen. Allerdings ist schon bei Menschen ein Lebensstil, bei dem man sich morgens mit Fitmachern dopt, um sich abends mit Beruhigungs- und Schlafmitteln zu sedieren, nicht empfehlenswert. Diesem Stil ergeben sich in den USA unübersehbare Teile der Bevölkerung freiwillig in einer Art unbewusstem Großversuch. Sie leiden auch längst darunter, ohne allerdings die Quelle ihres Leides benennen zu können, weil sie sich an diesen chemieträchtigen Lebensstil gewöhnt haben. Wie sich die gestressten, gedopten und wieder sedierten Tiere fühlen, wissen wir nicht, wie sie leiden, ahnen inzwischen auch weniger sensible Menschen.

Die Wirkung von Hormonen ist inzwischen hinlänglich bekannt. Sie wirken offensichtlich auf den Menschen und schädigen in Gestalt weiblicher Hormone vor allem die Männer und deren Männlichkeit. Hier ist das Fleisch der Schlachttiere nur eine Gefahrenquelle unter anderen, wichtiger ist diesbezüglich noch das bereits erwähnte Trinkwasserproblem.

Gefährliches Fleisch

Weitere Argumente gegen Fleischkonsum liegen im Bereich der auf diesem Weg übermittelten Krankheitserreger und darüber hinausgehender gesundheitlicher Schäden. Die Gefährdungen durch Fleisch haben eine lange Geschichte. Zwar scheinen die Zeiten, in denen etwa über Trichinen lebensbedrohliche Krankheiten auf Menschen übertragen wurden, durch die Einführung der Fleischbeschau überwunden, aber bei genauerer Betrachtung zeichnen sich ständig neue und mindestens ebenso bedrohliche Probleme ab. Auch wenn die BSE-Katastrophe aus den Medien verdrängt ist, die Gefahr ist mitnichten behoben. Weiterhin werden kranke Rinder entdeckt und sterben Menschen auf die denkbar grausamste Art an der Kreutzfeldt-Jacob-Krankheit. Der erste Schock ließ den Rindfleischkonsum zusammenbrechen, inzwischen essen die meisten wider besseres Wissen, aber im selben Umfang wie vorher Rind. In der Zeit des Schocks sind sie eher auf Schweine- und Geflügelfleisch ausgewichen, als generell Fleisch zu meiden. Angesichts von Schweinepest und Geflügelgrippe ist das bis heute keine sichere und schon gar keine gute Wahl. Vieles spricht dafür, dass nicht nur BSE, sondern auch Aids über Tiere auf den Menschen kam.

Verdorbenes Fleisch und Fleischskandale

Frisches Fleisch ist ungenießbar

Hier endlich ergibt sich Entlastendes und damit Beruhigendes für die Fleischesser. Die Ergebnisse der Untersuchungen, die vor allem in Österreich und Deutschland durchgeführt wurden und zu scheußlichen Befunden führten in dem Sinne, dass das meiste Fleisch im Angebot bereits verdorben sei, lassen sich relativieren. Alles Fleisch im Angebot ist mehr oder weniger verdorben. Es ist jeweils nur eine Frage des Grades, bis zu dem die Zersetzungsprozesse fortgeschritten sind. Frisches Fleisch ließe sich aufgrund der Totenstarre gar nicht essen. Deshalb fragt die erfahrene Hausfrau, ob das Rindfleisch gut abgehangen sei. Sie will keinesfalls frisches.

Im Fachjargon spricht man von »Fleischreifung«, die beim Schwein 1 bis 4 Tage, beim Kalb 3 bis 6 und beim Rind 7 bis 20 Tage in Anspruch nimmt. Nach dieser Zeit löst sich die Totenstarre und der pH-Wert steigt, das heißt, das Fleisch wird alkalischer.

Unappetitliches Alltagswissen

Lediglich Geflügelfleisch braucht keine Reifungszeit, ganz im Gegenteil, es muss frisch verzehrt werden, weil sonst die Gefahr von Salmonellenentwicklung zu groß wird. Eigentlich müsste das jeder krimierfahrene Fernsehzuschauer wissen. Schon sehr rasch nach dem Tod setzt die Leichenstarre ein, anhand derer die Gerichtsmediziner auf den Todeszeitpunkt schließen. Diese löst sich erst durch die beginnenden Zersetzungsprozesse, die sogenannte Autolyse. Der Volksmund in Bayern und Österreich spricht etwas unappetitlich von »safteln«, was den Zusammenhang aber nicht schlecht umschreibt, denn durch die Zersetzung bilden sich Säfte. Erst dieses in den Verwesungsprozess übergegangene Fleisch kommt für den Verzehr in Frage. Insofern ist Verwesung also zwingend, lediglich ihr Grad steht zur Diskussion. Die Bestimmungen sollen sicherstellen, dass die Zersetzungsprozesse lediglich im Anfangsstadium sein dürfen.

Umgang mit üblen Gerüchen und Anblicken

Da sich nur ein recht kleines Zeitfenster für den gesetzlich erlaubten Verkauf ergibt, behandeln Händler immer wieder das Fleisch mit Farbstoffen und Gewürzen, um es länger verkaufen zu können. Man kann sich das ähnlich wie bei der Benutzung von Deos oder Parfums vorstellen, die ebenfalls oft zur Übertünchung unangenehmer Eigengerüche eingesetzt werden. An diesem Punkt entzünden sich die Fleischskandale. Die Frage ist, wie und mit welchen Mitteln man Fleisch behandeln darf, um es verkaufbar zu machen. Das ist ein grundsätzliches Problem, das auch andere Bereiche der Lebensmittelproduktion berührt.

Die sich daraus ergebenden Gefahren sind jedoch relativ, denn im Lauf seiner Entwicklung hat sich der Mensch offenbar an den Verzehr von Aas gewöhnt. Und ob uns das gefällt oder nicht, verzehrbares Fleisch ist immer Aas, und wir scheinen das zu vertragen. Die Fleischskandale wurden bisher auch immer durch Kontrollen auf der Verkaufsebene ausgelöst, nie von der Medizin oder durch entsprechende Erkrankungen.

Anrüchiges Fleisch bedroht mehr die Ästhetik als die Gesundheit

Vielfach haben Hausfrauen und Köche sogar ansprechende Worte für diese Situation gefunden, wenn man etwa an den Feinschmeckerausdruck »Hautgout« denkt. Allerdings braucht man noch kein Feinschmecker zu sein, um den Verwesungsgestank von Wildfleisch zu wittern. In einigen Fällen soll er auch von Jagdfehlern stammen, wenn etwa brunftige Böcke oder Hirsche geschossen und anschließend serviert werden. Jedenfalls handelt es sich hier um ein anrüchiges, aber aufgrund unserer soliden Vorgeschichte als Aasfresser nicht besonders gefährliches Thema – es ist im wahrsten Sinne des Wortes einfach eine Geschmackssache.

Abartiges Fleisch

Hier ergibt sich eine bunte Palette von Grausam- und Abscheulichkeiten. Gänsestopfleber (Foie gras) und die entsprechende Pastete sind ein Muss für Gourmets, aber beim Nachdenken darüber würde man sie eher auf der Freibank als in Sterne- und Haubenlokalen vermuten.

Tierquälerei im Namen der Feinschmeckerküche

Gänsestopfleber entsteht durch das gnadenlose Stopfen einer gefügig gemachten Gans, und das Verzehren ihrer daraufhin erkrankten Leber ist eine widerwärtige Angelegenheit. Allein der Vorgang der Produktion von Gänseleber ist schon ekelerregend. Die in Frankreich übliche Methode wurde meist von der Bäuerin angewandt. Sie nahm eine junge Gans auf den Schoß und stopfte ihr Weißbrot und anderes Futter in den Schnabel. Irgendwann hatte die Gans genug und fing an zu würgen und zu erbrechen. Die Bäuerin stopfte ihr dann zusammen mit neuem Futter das Erbrochene wieder hinein und hinunter, und zwar so lange, bis die arme Gans den Würgereflex aufgab und sich willenlos stopfen ließ, was konsequenterweise auch zu den Ausdrücken Stopfgans und Stopfleber führte.

Grausame Delikatessen

Diese viermal pro Tag stattfindende Prozedur erfüllt allein schon den Tatbestand schwerster Tierquälerei und Folter, weshalb sie mittlererweile in allen Ländern außer Frankreich und Ungarn verboten ist. Auf diesem Weg entwickelt die Gans jene Fettleber, die das begehrte Ziel der Bäuerin und der entsprechend strukturierten Feinschmecker ist. Die Gans wird im wahrsten Sinne des Wortes zu Tode gemästet. Bevor sie aber an der Leberkatastrophe zugrunde gehen kann, wird sie bei einem Gewicht von 8 kg geschlachtet und sogenannten »Feinschmeckern« serviert. Zu diesem Zeitpunkt wiegt ihre Leber allein bereits 1 kg und macht also ein Achtel ihres Gesamtgewichts aus. Wem diese Schilderung noch nicht reicht, um auf derartige Kost zu verzichten, mag sich den modernisierten Prozess selbst vorstellen, bei dem die Gänse maschinell gestopft werden. Während gegen die Gänseleberpastete gesundheitliche und ethische Gründe sprechen, sind es bei der Haifischflossensuppe vor allem Letztere, die einen eines Besseren belehren könnten. Zwar dürfte die Suppe nicht besonders ungesund sein, aber für einen fühlenden Menschen – um es buddhistisch auszudrücken – ist sie trotzdem tabu.

Kein Tier wurde wohl je so grausam ausgerottet, wie es den Haifischen gerade widerfährt. Fast unbemerkt von der breiten Öffentlichkeit werden sie nur wegen ihrer Flossen gejagt. Nachdem ihnen diese bei lebendigem Leib abgeschnitten wurden, werden die noch lebenden Tiere zurück ins Meer gekippt, wo sie dann über Tage auf denkbar elende Weise völlig bewegungslos verenden. Wer den östlichen Gedanken der Haftung für die eigenen Taten verfolgt, wird für ein wenig Haifischflossengeschmack Derartiges kaum mitverantworten wollen. Aber auch wer nur ein wenig Herz hat und im franziskanischen Sinne Tiere als Mitgeschöpfe erkennt, kann da nicht mitessen. Ähnliches gilt für Froschschenkel, wenn man weiß, dass diese den Tieren bei lebendigem Leib ausgerissen werden, oder für Hummer, die nach langem Leid schließlich in gefesseltem Zustand im kochenden Wasser unter Höllenqualen verenden. Seit die Schreie der Hummer hörbar gemacht wurden, ist immerhin einigen seelisch weniger verhärteten Feinschmeckern ein Licht aufgegangen.

Splitter im Auge der anderen und Balken im eigenen

Während wir japanische Unarten, wie den Verzehr noch lebendiger Fische, die im schon fast filetierten Zustand noch atmen müssen, oder das Löffeln von Affenhirn, während das Tier noch lebt, als pervers empfinden, gehen wir mit den eigenen Ernährungsgrausamkeiten eher gelassen um, wohl weil wir das Elend der betroffenen Tiere nicht direkt sinnlich mitbekommen.

Das Fazit der fleischlichen Misere

Verzichten oder genießen?

Ästhetisch gesehen wäre es – nach dem letzten Kapitel – möglicherweise am leichtesten, einfach auf Fleisch zu verzichten. Gesundheitlich ist allerdings – wie eingangs erwähnt – nichts gegen Fleisch, einmal pro Woche, einzuwenden. Für diese seltenen Gelegenheiten könnte es auch leichter gelingen, vom Jäger oder Biobauern ein entsprechend einwandfreies Stück zu erstehen.
In Japan ist der Fleischkonsum auf einem solchen Niveau. Fleisch gilt als eine ganz besondere Delikatesse und wird – ganz selbstverständlich – sehr teuer bezahlt. Insofern muss man es sich wirklich leisten können. Hier kommt es dann auch auf der Ebene des ganz Außergewöhnlichen zu solch für Europäer erstaunlichen Entwicklungen, dass Rinder zeit ihres kurzen Lebens intensiv massiert werden, damit

ihr Fleisch später besonders weich, mürbe und kostbar wird. Dieses sogenannte Kobe-Rind ist dann so teuer, dass ein Kobe-Rind-Burger in New York 130 Dollar kostet und offenbar noch entsprechend dekadente Käufer findet.

Die Dosis macht das Problem

Wer bei uns aber nur einmal pro Woche Fleisch isst – selbst wenn es sich um normales Fleisch mit all den dargestellten Nachteilen handelt –, kann wahrscheinlich den damit verbundenen Anfall von Stresshormonen und anderen Scheußlichkeiten ausgleichen. Wer dagegen ständig zu viel Fleisch insbesondere von schlechter Qualität zu sich nimmt, schaufelt sich im wahrsten Sinne des Wortes sein eigenes Grab mit Messer und Gabel.

Ideologische Argumente oder Verantwortung für sich und die Menschheit

Diese vorgezogene Form der Beerdigung bekommt auch noch durch das beschriebene irdisch schwere Element des Fleisches einen besonderen Akzent. So gäbe es noch viele Argumente gegen den Fleischverzehr, die aber in der Regel ideologisch sind, auch wenn sie das nicht weniger wichtig macht. Wir sollten hier zwischen gesundheitlichen und ethischen Argumenten unterscheiden. Fleischproduktion auf dem heute üblichen Niveau ist weder ethisch noch ökologisch vertretbar, da riesige Mengen an wertvollen Kohlenhydraten und inzwischen knappem Wasser verbraucht werden, um relativ geringe Mengen fragwürdigen Eiweißes zu produzieren. Sowohl vom Quantitäts- als auch vom Qualitätsaspekt ist Fleischverzehr aus dieser Position zu kritisieren. Im Hinblick auf den Hunger auf dieser Welt handelt es sich dabei um eine Kalorienvernichtung gewaltigen Ausmaßes. Die Produktion von Fleisch auf diesem Niveau können wir uns eigentlich weder persönlich noch gesellschaftlich leisten, wenn wir im ersten Fall eigenverantwortlich leben und im zweiten Verantwortung für das Leben auf dieser Erde übernehmen wollen.

Trotzdem gibt es weiter massenhaften Fleischkonsum in den reichen Ländern der sogenannten Ersten Welt, wo man sich einerseits an seine krankhafte Fleischlust gewöhnt und andererseits schon zu viel Sensibilität eingebüßt hat, um sich vom Elend der Schlachttiere noch berühren zu lassen. Hinzu kommt ein erschreckend anwachsender Fleischkonsum in den Schwellenländern der sogenannten Dritten Welt, wo viele im Übrigen längst zu Fleischorgien neigen, wie die meisten afrikanischen und lateinamerikanischen Nationen.

Die Hoffnung stirbt zuletzt

Wunderbar für die Hungerbekämpfung auf der Welt und für unsere seelische Entwicklung wäre, wenn wir uns wenigstens dem japanischen Modell annähern könnten, wo Fleisch als besondere Delikatesse sehr selten genossen wird. In diese Rolle könnte bei uns das sogenannte Biofleisch rutschen, das von artgerecht gehaltenen Tieren stammt – wenn diese obendrein auf dem Hof einzeln geschlachtet würden.

Vorteile von Fleisch

Gesundheitliche Argumente für fleischliche Lust

Auch wenn ich es persönlich aus den eingangs erwähnten ideologischen Gründen nicht essen würde, muss ich anerkennen, dass Fleisch einige Vorteile hat. Ohne Zweifel war der Mensch lange davon abhängig und hat sich genetisch darauf eingestellt. Insofern ist es nicht verwunderlich, dass Fleisch zum Beispiel – auf die leichteste Art – mit allen Aminosäuren, einschließlich der sogenannten essenziellen, versorgt. Sofern es sich um mageres Fleisch handelt, ist es auch kein Problem im Hinblick auf den so gründlich missverstandenen Cholesterinspiegel. Im Gegenteil enthält es, wie schon erwähnt – zum Beispiel in Gestalt von Wildfleisch –, die ideale Kombination von gesättigten und ungesättigten Fettsäuren, und auch bei Letzteren wieder die für Menschen beste Kombination von Omega-6- und Omega-3-Fettsäuren.

Nach allem, was über die von der Ernährung mitgeprägte Lebensstimmung gesagt wurde, kann Fleisch natürlich auch bewusst dafür eingesetzt werden, animalische Tendenzen zu fördern, wie eben die Fleischeslust. Sicher ist die Kohlernährung, die die Mönche des Mittelalters gegen selbige Lust einsetzten, verglichen mit einem Sirloin-Steak medium wenig energetisierend. Der Einfluss fleischlicher Mahlzeiten kann bei einem ansonsten vegetarisch lebenden Menschen durchaus Vitalität und Kraft ins Leben bringen und damit auch Energie und in weiterer Konsequenz Mut und die Fähigkeit, das Leben in Angriff zu nehmen und die heißen Eisen anzupacken.

Fleisch von wilden Tieren für wilde Typen

Dass Machos eine Fleischdiät bevorzugen, ist bekannt und entspricht auch ihrem angestrebten Image. Wenn man zum Beispiel das Autofahrverhalten von Männern und Frauen vergleicht, spielen sicher neben der Nahrung viele Komponenten eine Rolle. Ein Jagdverhalten, bei dem der vorausfahrende Wagen mit Höchstgeschwindigkeit und Minimalabstand verfolgt werden, ist jedoch ein Männerphänomen und dürfte mit der entsprechenden Raubtierdiät korrespondieren. Der typische Raser, der sich darauf noch etwas einbildet, ist in der Regel ein wenig gesundheitsbewussster Rabauke, der sich von einfachster Fleischnahrung ernährt, die keineswegs von Qualitäts-, sondern fast ausschließlich von Quantitätsaspekten bestimmt wird. Eine Umstellung auf bewusste vegetarische Ernährung steht für ihn gar nicht zur Diskussion, würde aber sicherlich spürbar dämpfen und wahrscheinlich geradezu sedieren, ähnlich wie wir es mit unserem Hund erlebten, der das Bellen aufgab und zum Schoßhund mutierte.

Möglicherweise würden sich bei notorischen Rasern ähnliche Effekte in Bezug auf die Nutzung von Licht- und normaler Hupe ergeben. Nicht nur an diesem Punkt stoßen wir wieder auf Paracelsus, der davon ausging, dass die Dosis das Gift macht.

Natürlich ist auch das Gesunde von der jeweiligen Dosis abhängig und unser Körper davon, dass er die notwendigen Dinge im richtigen Verhältnis angeboten bekommt. Ein »Puddingvegetarier« lebt mit Sicherheit ungesünder als jemand, der sich bewusst ernährt und zweimal die Woche eine überschaubare Fischmahlzeit einnimmt oder sich ein Stück sorgfältig ausgewählten Fleisches genehmigt.

Das zarte Fleisch der Wälder

Das wohlschmeckendste Fleisch stammt – für meinen Geschmack – von Steinpilzen, Pfifferlingen, Parasolen und Maronenröhrlingen aus den Wäldern. Sie müssen nicht erlegt, aber doch oft recht mühsam »erjagt« werden. Wer sich allerdings nicht sicher bei ihrer Einstufung fühlt, sollte seine Pilzsuche lieber ins relativ sichere Terrain der Zivilisation, also eher auf Märkte verlegen. Obwohl für Pilze vieles spricht, fallen doch – in modernen Zeiten – selbst in dieses kulinarische Paradies einige Wermutstropfen. Natürlich sind wir sie über die Jahrmillionen der Evolution gewohnt und vertragen sie sehr gut, eine sichere Auswahl vorausgesetzt. Aber nach Atomkatastrophen wie der von Tschernobyl sind sie besonders mit radioaktiven Substanzen belastet. Außerdem neigen sie dazu, Schwermetalle zu speichern.

Verantwortung und Bewusstsein bei der Nahrungsbeschaffung und -zubereitung

Wer nach der schon mehrfach zitierten buddhistischen Weisheit lebt, dass man alles, was man isst, von Anfang bis Ende auch selbst zubereiten können sollte, is(s)t im sicheren Bereich. Diese Einstellung war in frühen Zeiten der Menschheit wohl noch selbstverständlich.

Eigenverantwortung von Anfang bis Ende

Das ergäbe ein überaus ehrliches Essverhalten, und jeder könnte zu dem stehen, was er verzehrt. Auch dabei würden Fisch- und Fleischnahrung wohl zuerst Schwierigkeiten ergeben, während es kaum ein Problem sein dürfte, die Produktion von Kohlenhydraten und Fett gedanklich in die eigenen Hände zu nehmen.

Angeln und Bewusstheit

Schon Angeln würde dann zur Geschmackssache, jedenfalls was das Töten des Fisches angeht. Wer die moderne Produktion auf einer schwimmenden Fischfabrik erlebt hat, mag vielleicht dafür gar nicht so gern Verantwortung tragen, aber selbst das Bild von dem alten Fischkutter, auf dem die Tiere noch stundenlang nach Luft japsen, bevor sie ersticken, ist natürlich für die Vorstellung eine ziemliche Zumutung.

Selbst schlachten?

All das ginge aber noch im Vergleich etwa zum Schlachten von Säugetieren oder Vögeln. Wer könnte schon ein Kalb schlachten, dem er vorher in die Augen geschaut hat, oder ein Fohlen, Rehkitz oder Kaninchen? Wer nur einmal gesehen hat, wie die Bäuerin ein Huhn schlachtet, wird das nicht mehr vergessen, weil der kopflose Körper des Huhnes noch furchtbar lange herumtobt.

Ehrliche Esser

Auch das weitere Zubereiten dürfte modernen Menschen oft mehr als schwerfallen. Ein Huhn zu rupfen, ginge vielleicht noch, beim Ausnehmen würde es wohl schon schwieriger. Wer aber könnte einem Reh sein Fell abziehen, es ausweiden und zerlegen? Wer es kann, ist immerhin ein ehrlicher Esser, der nicht dazu neigt, die »Drecksarbeit« anderen zuzuschieben. Das nämlich ist der moderne Weg: Augen zu und nicht darüber nachdenken! Einem wirklich bewussten Essen im buddhistischen Sinn entspricht das keinesfalls. Auch im christlichen Sinn spricht einiges gegen diese Praxis.

Ernährung und Bewusstsein

Wenn Tiere unsere Brüder sind im Sinne des heiligen Franz von Assisi, wird deren Verzehr fragwürdig. In modernen Zeiten besinnen sich zum Glück wieder zunehmend Menschen auf ihre Verantwortung für die Schöpfung. Eigentlich bieten sich genug Lebensmittel an, die auch bei dem Gedanken an ihre Herkunft und ihren Weg bis auf den Teller vor allem Freude machen und den Appetit anregen.

Der Kosten- und Leidfaktor

Folgekosten gesellschaftlicher Fehlernährung

Würden nicht die Folgekosten der minderwertigen Nahrung über die Krankenversicherung auf die Allgemeinheit abgewälzt, wäre sie auch für den Einzelnen die teuerste Nahrungsform. Immerhin beliefen sich – laut Angabe der Tagesschau – die Schäden aus der Fehlernährung für die alte Bundesrepublik bereits auf über 100 Milliarden DM, was heute einem Betrag für das neue größere Deutschland von ca. 70 Milliarden Euro entspräche. Würden diese Beträge auf die minderwertigen Nahrungsmittel aufgeschlagen, wären diese praktisch unerschwinglich.

Die breite Basis der Fehlernährung

Da man diese Form von Fehlernährung andererseits immer mit schwerem Leid bezahlen muss, kann man sie sich auch heute schon nicht leisten. Gesundheitspolitisch ist es natürlich besonders verrückt, eine solche Fehlernährung auch noch über die Abwälzung der Folgekosten auf die Allgemeinheit zu subventionieren. Andererseits ist das System so eingefahren, dass es schwer sein wird, daran zu rütteln. So wird etwa im Fernsehen kaum für irgendein Lebensmittel geworben, das unter Gesundheitsgesichtspunkten vertretbar erscheint. Mit meinem Hinweis an meine Patienten, alles zu meiden, was im Fernsehen beworben wird, ist es aber natürlich nicht getan, denn Werbung hat große Macht. Und andererseits wird für gesunde Produkte kaum geworben, weil diese oft nicht aus Großproduktionen stammen.

Ernährungspolitik und Lobbyismus

Dabei ist das Problem leicht durchschaubar, und die Bauern wissen sogar um das Dilemma und hätten schon die Lösung parat. Die für ihren eigenen Verzehr bestimmten Tiere werden nämlich durchaus anders gefüttert und gehalten, und auch das eigene Gemüse wird im typischen Bauerngarten weder den ansonsten üblichen Kunstdünger- noch Herbizid- und Pestizidorgien ausgesetzt.

Immer mehr Menschen schwant, dass sie – im Rahmen der Globalisierung – in vielen wesentlichen Punkten des Lebens in ihrer politischen Wahl eingeschränkt sind.

Persönlicher Einfluss

Aber persönlich haben wir immer die Wahl, wie wir uns ernähren. Würden sich viel mehr Menschen konsequent vollwertig ernähren, wären diese Produkte nicht nur frischer und damit noch vollwertiger, sondern auch billiger. Insofern haben wir über unser persönliches Verhalten auch einen gewissen Einfluss auf das Kollektiv.

Kluft zwischen Anspruch und Wirklichkeit in Ernährungsdingen

Zum Glück ist es in den deutschsprachigen Ländern heute kein Problem, genügend Vollwertprodukte zu bekommen. Die auf Rudolf Steiner zurückgehende biologisch-dynamische Landwirtschaft ist auf hohem Niveau – leider natürlich auch preislich. Zwar wollen viele Menschen diesen Weg gehen, aber in der Praxis schaffen es nur wenige.

Verschiedene Faktoren begünstigen die Erhaltung dieses bedauerlichen Phänomens. So ist etwa das Einkaufsverhalten der Deutschen vor allem von Preis und Verpackung geprägt und sehr durch die Werbung bestimmt. Slogans wie »Aus der Fernsehwerbung« gelten sogar als Verkaufsargumente. Ein mitdenkender Konsument könnte daraus auch auf mindere Qualität schließen, weil diese Produkte Werbung nötig haben und sich offenbar anders gar nicht verkaufen lassen. Ein anderer Grund ist, dass die alten Firmen und die aus der Gesundheitsszene neu entstandenen es kaum schaffen, sich den Gesetzen der modernen Zeit anzupassen. Ethik lässt sich heute, auch wenn sie noch so gut gemeint ist, ohne Ästhetik nicht mehr verkaufen.

Die alte Regel der Evolution spricht vom »survival of the fittest«, was bedeutet, dass nur die Bestangepassten und nicht etwa die Stärksten überleben, wie oft fälschlich angenommen wird.

Survival of the fittest and sexiest

Betrachtet man das Ergebnis von Jahrmillionen der Entwicklung, stellt man fest, dass zusätzlich diejenigen, die besonders attraktiv sind, gute Chancen haben, übrig zu bleiben. Bei den Tieren und besonders den Vögeln wäre vor allem an die Männchen zu denken, die oft keinesfalls als besonders »fit« gelten können. Der männliche Fregattvogel oder der Pfau sind mit ihren für die aufwendigen Balzmethoden gedachten Federorgien alles andere als fit für den Überlebenskampf. Der Pfau ist durch das eindrucksvolle Rad, das er bei jeder Gelegenheit schlägt, extrem auffällig, auch für seine Feinde. Außerdem ist der überlange Schwanz im Kampf ums Überleben nur im Weg. Beim Fregattvogel, der sich unglaublich aufbläst, um alle möglichen Weibchen anzulocken, ist es ähnlich. Seine Flugeigenschaften und Fischereifähigkeiten werden durch das Balztheater keineswegs unterstützt, im Gegenteil. Aber beide wirken so attraktiv und anziehend auf die entsprechenden Vogeldamen, dass sie sich trotzdem durchgesetzt haben.

Leider sind die im Gesundheitsbereich angetretenen Firmen weder gut an die moderne Zeit angepasst, noch ist ihr Auftreten besonders ansprechend, sodass zu vermuten ist, dass die Versorgung breiter Bevölkerungskreise mit Vollwertnahrung in Zukunft von Konzernen übernommen wird, deren erfolgsabhängige Führungs-kräfte die Zeichen der Zeit in der Regel besser erkennen und auch gar nichts dagegen haben, ihre Produkte in attraktiver Aufmachung aufmarschieren zu lassen. Die Gefahr ist dann allerdings, dass die Qualität leidet oder schlimmstenfalls sogar auf der Strecke bleibt und die Kriterien der biologisch-dynamischen Landwirt-schaft verwässert oder aufgegeben werden.

Dritte Säule der Ernährung

Säure-Basen-Balance
Geschichte der Übersäuerung

Der männliche Pol bestimmt Gesellschaft und Ernährung

Wir leben in einer in vieler Hinsicht wenig der Mitte und dem Ausgleich ver-pflichteten Zeit. Ähnlich, wie im sozialen Bereich der männliche Pol der Wirklich-keit die Welt dominiert, ist es auch in der modernen Ernährung. Auch hier findet sich ein deutlicher Überhang von Lebensmitteln, die dem archetypisch männli-chen Pol zuzurechnen wären.

Die Urprinzipien des Männlichen und des Weiblichen

Auf der Ebene der Chemie würde man die beiden Pole der Wirklichkeit als sauer und basisch beziehungsweise alkalisch bezeichnen. Die Säure wird dem Männlichen zugerechnet, weil sie Protonen, positiv geladene Wasserstoffatome, abschießt und damit ihre aggressiven Wirkungen erzielt. Entsprechend der Sonne, dem Ursymbol des Männlichen, die Energie abstrahlt, gibt auch die Säure etwas ab. Die archetypisch weibliche Base zeichnet sich andererseits dadurch aus, dass sie Protonen einfängt, also etwas Anziehendes hat, ähnlich wie in der Analogie der Mond das Licht der Sonne aufnimmt und widerspiegelt. Das archetypisch Weibliche wirkt durch Attraktion *anziehend*, das Männliche durch Ausstrahlung und folglich *abstoßend*.

Widersinn von Bewertungen der Pole

An dieser Stelle zeigt sich die Gefahr aller Wertungen. Die Chemie bietet eine gute Chance, deren Unsinnigkeit zu durchschauen. Wertungen zwischen Yin und Yang, weiblich und männlich, sind vor allem hinderlich.

Das anziehende Prinzip ist nicht besser oder schlechter als das abstoßende Prinzip, auch wenn wir sprachlich mit dem Adjektiv »abstoßend« Negatives assoziieren und mit »anziehend« Positives. Es geht vielmehr darum, beide Tendenzen der Wirklichkeit zum Ausgleich und in Balance zu bringen. Die Säure kann mit den abgegebenen Protonen auf männlich aggressive Art Metalle zersetzen. Aber auch die Base kann auf ihre weiblich anziehende Art Metalle auslaugen. Beides hat seinen Sinn und seine Wichtigkeit und ist am stimmigen Ort in Ordnung. Keines ist besser als das andere oder wichtiger.

Unsere männliche Welt

Eines der Probleme unserer modernen Welt ist die starke Tendenz zur Wertung in dieser Hinsicht. Wir überbewerten so ziemlich alles Männliche und werten alles Weibliche ab, auch wenn wir auf der Sprachebene noch das Gegenteil ausdrücken. Was immer wir auf und an der Welt verändern, geschieht durch den Energie verausgabenden männlichen Macherpol. All unsere Maschinen und fast alle Erfindungen gehorchen diesem Prinzip, und unser ganzes Leben ist davon dominiert. Der Herr (lat.: dominus) hat noch immer und in fast allen Bereichen das Sagen und beherrscht die Welt. So ist es kein Wunder, dass eine solch einseitig geprägte Zeit auch eine einseitige Ernährung entwickelt hat und noch immer propagiert.

Unsere Technik produziert eine riesige Menge Säure, die ständig in die Atmosphäre entweicht und in Form von saurem Regen und Schnee zu uns zurückkommt. Was der Natur schadet, etwa in Gestalt sterbender Wälder, ist natürlich auch für Menschen nicht gesund.

Welt aus dem Gleichgewicht

Eine ganz ähnliche Tendenz hat sich in der Lebensführung und Ernährung ausgebreitet. Wenn Firmen anlässlich ihrer Mitarbeiterfortbildungen heute das Thema Work-Life-Balance in den Vordergrund stellen, hat das gute Gründe. Die Balance zwischen Arbeit und Leben ist schon vor langer Zeit verloren gegangen, und es ist – im Rahmen der überall zu spürenden Globalisierungstendenzen – gar nicht absehbar, wann und wie sie wiederzugewinnen wäre.

Die Lebensstile prägen die Ernährung

Als Macher sind wir immer stärker in die Richtung des männlichen Pols geraten, lassen uns ständig hetzen von wichtigen zu besonders wichtigen Terminen, zwischen denen immer weniger Leben stattfindet. Ursprünglich einmal angetreten als relativ friedfertig lebende Sammler mit überwiegend vegetarischer Ernährungstendenz, haben uns die Notzeiten der Eiszeit kämpferischer und schärfer (auf Fleisch) gemacht. Das war notwendig, um im Lebenskampf zu bestehen und zu überleben. Die Ernährung wurde dem neuen Lebensstil angepasst und fleischreich, und die Menschen verhielten sich gegenüber ihren Mitgeschöpfen auch eher wie Raubtiere, was durchaus auch das Verspeisen von Artgenossen im Sinne von Kannibalismus einschloss. Auch solche Stadien der Menschheit sind heute neben ausgesprochen friedfertigen Sammlervölkern in den letzten abgelegenen Naturrefugien wie dem Amazonasgebiet noch anzutreffen.

Geschichtlich haben wir diese Stadien überwunden und wurden zu Ackerbauern, die es sich mit der Zeit leisten konnten, mit der Arbeit etwas kürzerzutreten. Erst ab diesem Zeitpunkt konnte eine kulturelle Entwicklung stattfinden, die diesen Namen verdient. Man bildete größere Gemeinwesen und sorgte erstmals nicht nur für sich selbst, sondern auch füreinander. Es begannen sich erste Sozialstaaten zu bilden, deren Überlebenschance offensichtlich in ihrer relativen Friedlichkeit lag – jedenfalls untereinander.

Klimatische Einflüsse prägen die Ernährungsbasis

Das Essen auf Getreidebasis dürfte hierbei ein unterstützender Faktor gewesen sein. Von vegetarischer Nahrung satte Menschen verhalten sich in aller Regel sehr viel friedlicher als Fleisch essende Jägerkulturen. Auf welche Feldfrüchte die Ernährung umgestellt wurde, hing von den jeweiligen klimatischen Gegebenheiten ab. Die Germanen im hohen kalten Norden bauten ihr Leben auf Hafer auf, der im Norden noch wächst und der chinesischen Medizin zufolge das wärmendste Getreide ist.

Regression in Sachen Ernährung

Die Ägypter setzten in ihrem heißen Land auf Weizen, die Hochkulturen der Inkas, Azteken und Mayas gründeten ihre Reiche auf Maisbasis, während der Osten mehrheitlich auf Reis setzte. So gibt es praktisch keine Hochkultur, die nicht über ihre eigene mehr oder weniger typische Getreidebasis verfügte. Was die Ernährung betrifft, dürfte diese Zeit einer ersten kulturellen Blüte einer Rückkehr zu ursprünglichen Gewohnheiten entsprochen haben, als die Urmenschen, die unser Erbgut im Wesentlichen bestimmt haben, vor allem Sammler und – in ihrer Lebensweise – den Schimpansen ähnlich waren. Von all diesen Stadien unserer Entwicklung legen bis heute noch einige Völker Zeugnis ab. Schon in diesen frühen Zeiten dürfte das Leben hart gewesen sein. Zu Anfang hatten die Menschen vor allem mit dem naturgegebenen Stress zu kämpfen, der sie ständig in ihrer Existenz bedrohte, ausgehend von klimatischen Härten, Naturgewalten und bedrohlichen Tieren.

Alle Zeiten waren hart

In dem Maße, in dem sich der natürliche Stress reduzieren ließ, trat immer mehr selbst geschaffener sozialer Stress in den Vordergrund. Dass dieser in der heutigen Zeit so gewaltig geworden ist und uns zu einem immer aktiveren und damit einseitigeren Leben zwingt, ist haus- beziehungsweise menschengemacht. Die Auswirkungen, die sich in der Art der Nahrung und ihrer Aufnahme spiegeln, sind überall zu sehen und auch schon zu spüren.

Konkurrenz unter Raubtieren

Schlingzeit statt Mahlzeit lautet die Devise, und gefuttert wird immer noch wie unter Raubtieren. Während die Menschen sich früher kaum Zeit zum Essen lassen konnten, weil sie ständig von Raubtieren bedroht waren und mit diesen um die knappe Nahrung konkurrieren mussten, sind sie jetzt untereinander zu konkurrierenden Raubtieren geworden und können sich vor lauter Konkurrenzdruck und Hektik keine ruhigen Mahlzeiten leisten. Der damit einhergehende Stress ist eine wesentliche Grundlage der herrschenden Übersäuerung, die keinesfalls nur eine materielle Basis hat.

Übersäuerung auf seelischer und sozialer Ebene

Übersäuerung der Um- und Innenwelt

Das Ergebnis des heutigen Lebensstils in Gestalt von Hektik und Stress auf der sozialen Ebene führt dazu, dass die Menschen seelisch immer saurer werden, was sich in körperlicher Übersäuerung spiegelt. Wer während des Stoßverkehrs die Spur wechseln oder noch in die schon überquellende U-Bahn will, erlebt, was saure Mitbürger sind. Leider wird diese Entwicklung bei Menschen nicht direkt gemessen, weder auf der seelischen noch auf der körperlichen Ebene. Bei Tieren aber kennen wir das Phänomen. Obwohl die Hunde in unseren Großstädten – ähnlich wie die Kinder – weniger werden, nimmt die Zahl der Bissverletzungen deutlich zu. Das führte schon zur Forderung nach Hundeführerscheinen vonseiten besorgter Kommunalpolitiker.

Hunde und Menschen werden immer bissiger

Die Hunde werden offensichtlich immer bissiger. Die Menschen werden es auch, nur beißen sie nicht so konkret, sondern mehr im übertragenen Sinn zu und um sich. Wer einen Blick dafür entwickelt, wird überall bissige, verbissene und zerknirschte Menschen finden. Dahinter steckt das Problem, immer weniger anspruchsvolle Wege zu finden, in den zunehmend enger werdenden Lebensräumen der Großstadt die Aggression in sinnvolle Bahnen zu lenken. Wie in »Aggression als Chance« dargestellt, schlägt diese mächtigste unter den Energien dadurch bisweilen in sehr unerlöste und damit auch gefährliche Verhaltensmuster um. Die Auswirkungen der Enge sind bei Tieren ebenfalls viel besser untersucht als bei Menschen.

Faszination der Mitte

Setzt man in ein riesiges, bestens ausgerüstetes Terrarium gleichmäßig verteilt Ratten, entwickeln sie sich in allen Bereichen ähnlich gut, gründen Familien und vermehren sich. Sie sorgen für ihre Jungen und lassen die Alten in Ruhe leben. Mit zunehmender Bevölkerungsdichte entwickeln sie aber eine eigenartige – uns aus dem Menschenreich gut bekannte – Neigung.

Sie tendieren jetzt zunehmend zur Mitte des Terrariums, wo sich ein regelrechter Ballungsraum mit schlechter werdenden Lebensbedingungen und wachsender Enge ergibt. Hier werden sie – wie die Hunde in den Großstädten – bissig. Väter fressen ihre eigenen Jungen, Alte werden erst verdrängt, dann totgebissen und schließlich aufgefressen.

Enge bringt Angst mit sich

Trotz dieser schauerlichen Situation drängen die Ratten weiter in die Enge des Ballungsraums, wo sie mit großer Wahrscheinlichkeit Opfer ihrer eigenen Aggression und der ihrer Artgenossen werden. Vieles spricht dafür, dass wir Menschen uns ähnlich verhalten. Man braucht nur an Stadtentwicklungen wie in Lima, Rio und New York zu denken. Enge bringt offenbar bei vielen Lebewesen den psychologischen Schatten zum Durchbruch, also Bereiche der menschlichen Seele, die in weiteren und damit besseren Lebensverhältnissen kaum zum Tragen kommen. Und Enge bezieht sich dabei nicht nur auf die städtischen Wohn- und Parkverhältnisse, sondern vor allem auf psychische, soziale und ökonomische Ebenen. Im Rahmen der Globalisierung wird es überall, zum Beispiel auch in Bezug auf die Karriere, immer enger. Angst (lat.: »angustus« – eng) ist sehr stark mit Enge verbunden, und so kann man davon ausgehen, dass die Ängste in der Enge noch weiter zunehmen, wofür auch die bereits ansteigenden Zahlen der Panikattacken und Phobien sprechen.

Angst macht sauer

Verängstigte Menschen werden seelisch viel schneller sauer. Entsprechend neigt ihr Gewebe vermehrt zur Übersäuerung. Das dürfte die Basis sein, auf der übersäuernde Ernährung den Organismus in ein einseitiges Fahrwasser manövriert. Allerdings muss man sich klarmachen, dass in der extrem angstfördernden Lebenssituation des modernen Menschen eine ausgeglichene Situation weder im Gewebe noch in der Seele zu erreichen ist. In einer Gesellschaft, in der alles immer enger wird und die den

Zwängen der zunehmend globalisierten Welt unterworfen ist, führt allein über die Ernährung kein Weg aus der Falle. Dazu wäre es auch notwendig, den weiblichen Pol der Wirklichkeit entscheidend in die Lebensführung zu integrieren.

Übersäuerung auf Ernährungsebene

Da viele Menschen aufgrund ihres modernen Lebensstils wenig bis nichts vom Leben haben und Work-Life-Balance ein nettes neues Schlagwort für sie bleibt, neigen sie zum Kompensieren ihrer Defizite. Nur so können sie ihr Leben überhaupt noch ertragen.

Süße Sauermacher

Wenn etwa das Leben schon nicht süß ist, kann man wenigstens große Mengen billiger Süßigkeiten zu sich nehmen. Nach dem 11. September hat zum Beispiel jeder fünfte US-Amerikaner seinen Süßigkeitenkonsum deutlich gesteigert. Süßigkeiten werden inzwischen im Überfluss produziert, an so ziemlich jeder Ecke angeboten und immer mehr auch zwischendurch konsumiert. Leider wirken sich die allermeisten Süßigkeiten nicht nur im Hinblick auf Diabetes Typ II gefährlich aus, sondern ähnlich wie Fleisch auch säuernd. So ist es neben Aspekten eines übertrieben männlichen Lebensstils vor allem die an Fleisch und Süßigkeiten reiche Ernährung, die zu einer gnadenlosen Übersäuerung des Körpers führt.

Eine saure Bilanz

Protein besteht – nomen est omen – aus Aminosäuren. Fette und Öle bestehen u.a. aus Fettsäuren. Süßigkeiten haben zwar mehrheitlich eine Kohlenhydratbasis, wirken sich aber im Stoffwechselgeschehen ausgesprochen säuernd aus. Demgegenüber stehen nur Obst und Gemüse, die wesentlich basisch sind, heutzutage aber das gewaltige Ungleichgewicht nicht mehr annähernd ausgleichen können.

Das saure Leben des Organismus

Die Ebenen der Übersäuerung

Solange es irgend geht, wird der Organismus mit all seinen Mitteln dafür sorgen, wenigstens im Blut das sogenannte pH-Gleichgewicht zu erhalten, da anderenfalls Bewusstlosigkeit und Koma drohen. Seine übrigen und größeren Flüssigkeitsabteilungen wie jene in den Zellen und in den Bindegewebsräumen zwischen den Zellen geraten aber rasch in Schieflage, und diese ist für eine Fülle von Symptomen verantwortlich, die früher mit Worten wie vegetative Dystonie mehr schlecht als recht umschrieben wurden. In der offiziellen Medizin haben sie kaum einen Namen, sind aber für viele der Unpässlichkeiten und Blockaden mitverantwortlich, die eine große Mehrheit der modernen Bevölkerung quälen. Hier stoßen wir wieder auf das alte Problem unseres Erbes aus der Evolution. Jahrmillionen haben wir in Einklang mit der Natur gelebt, und dabei hat sich ein Säure-Basen-Gleichgewicht eingespielt. Heute verletzen wir es, indem wir dem männlichen Pol zu viel Aufmerksamkeit schenken und den weiblichen vernachlässigen.

Das augewogene Leben

Eine diesbezüglich ausgewogene Nahrung (und auch Lebenshaltung) kommt uns heute schon völlig einseitig vor. Wer kann schon ein kontemplatives, stressfreies Leben führen und sich von Obst und Gemüse und der Liebe zur Schöpfung ernähren? Ein Besuch bei einem archaischen Volk, dessen Mitglieder noch naturverbunden leben, kann unsere Einseitigkeit deutlich zeigen. Guarani-Indianer, die ich einmal in ihrer ursprünglichen Lebenssituation erleben durfte, kamen mir im Vergleich zu unseren Verhältnissen sehr faul vor. Sie machten wirklich nicht einmal das Nötigste, sondern sicherten gerade so eben ihr Überleben. Ansonsten dösten sie die allermeiste Zeit vor sich hin und schienen dabei weder besonders glücklich noch unglücklich zu sein. Wir Modernen sind da heute meilenweit von entfernt. In unserem Blut muss, damit das Überleben gesichert ist, jenes Gleichgewicht, das sich im Lauf der Evolution eingependelt hat, gewährleistet bleiben.

Im Gewebe ist dies aber bei vielen Menschen schon längst nicht mehr der Fall. In unserem Organismus ist einiges in Richtung des weiblichen Pols verschoben, damit das Leben erhalten bleibt. Ähnlich wie das Herz ein wenig nach links zur archetypisch weiblichen Seite gerückt ist und unsere Geschlechtschromosomen zu 75 % aus weiblichen X-Chromosomen bestehen und nur zu 25 % aus männlichen Y-Chromosomen, liegt auch der pH-Wert nicht genau bei 7, in der exakten Mitte zwischen 1 und 14, sondern bei 7,4. So wäre es also sicher kein Problem, wenn das Spektrum unserer Nahrung etwas zum Basischen hin verschoben wäre. In Wirklichkeit ist es aber mit der Masse an Fleisch, Fett und Süßigkeiten massiv zum Sauren verlagert, was die Grundlage für zahlreiche Krankheitsbilder liefert.

Ausgleichende Empfehlungen

Empfehlenswert zur Sanierung des Säftegleichgewichts wäre also eine Ernährung, die nicht nur Kohlenhydrate zur Grundlage hätte, sondern auch noch einen Schwerpunkt auf Obst und Gemüse legte. Sogar der Frischkornbrei aus der Brucker´schen Vollwertschule reagiert im Test leicht sauer, was durch entsprechendes Obst auszugleichen wäre. So folgt aus den Einsichten in das Säure-Basen-Gleichgewicht für die Ernährung wiederum die Empfehlung einer artgerechten, überwiegend aus frischen ballaststoffreichen Kohlenhydraten bestehenden Kost, unter Verzicht auf Raffiniertes wie Zucker und Weißmehl.

Das wäre also ein deutlicher Hinweis in Richtung eines ausgesprochen »unschuldigen« Essens, wie es ganz zu Anfang des ersten biblischen Schöpfungsberichts empfohlen wird, wo es in 1 Mose 1,29 heißt: »Euch gebe ich alle Pflanzen auf der ganzen Erde, die Samen tragen und alle Bäume mit samenhaltigen Früchten. Euch sollen sie zur Nahrung dienen.« Aus den Samen entwickeln sich Früchte, und diese bilden eine ideale Grundlage für unseren Speisezettel. Fast alles Obst hat basischen Einfluss auf den Organismus. Selbst wenn die Früchte leicht sauer schmecken, wirken sie im gesunden Stoffwechsel doch alkalisierend.

Auch Gemüse entfaltet im Wesentlichen basische Wirkungen – mit Ausnahme von Chicorée, der säuernd wirkt. Eine solche Kost auf Pflanzenbasis würde zugleich der Forderung nach artgerechter Ernährung nachkommen.

Eine Tabelle mit der Einordnung bei uns häufig verwendeter Lebensmittel nach ihrem Säuregrad mag helfen, sich zu orientieren und den Schwerpunkt der eigenen Ernährung wieder in Richtung Mitte zu verschieben. In dem Buch vom »Vom Essen, Trinken und Leben«[*] ist zu den Gerichten jeweils auch der entsprechende Säure-Basen-Grad angegeben, was das Kochen in dieser Hinsicht sehr erleichtert.

Die wichtigsten Säure- und Basenbildner

Stark säurebildend	Schwach säurebildend
Fleisch, Wurst, Geflügel, Fisch	
Fleischbrühe	
	Artischocken
Rosenkohl	Wirsing
	Kresse
Eier	
Käse bis 50 % Fett i. Tr.	
Quark über 20 % Fett i. Tr.	Magerquark
	Butter, Schmalz

[*] Ruediger Dahlke, Dorothea Neumayr »Vom Essen, Trinken und Leben«, Haug Verlag

Schwach basenbildend	Stark basenbildend
unreife Früchte	Beeren
Linsen	Hülsenfrüchte
Nudeln, Reis	Hirse, Haferflocken
Schwarzbrot	Knäckebrot
Weißbrot, Walnüsse, Erdnüsse	Zwieback, Pistazien, Haselnüsse
Zucker, Schokolade	Marmelade
Essig	Zitronensaft
Alkohol (hochprozentig)	Wein
rohe und geräucherte Wurst bzw. Schinken	die meisten Gemüsesorten
	Gemüsebrühe
Grünkohl, Rotkohl	Pilze und Sprossen
Kürbis, Zucchini	Blatt- und Wurzelgemüse
Tomaten	frische Kräuter
Käse über 50% Fett i. Tr.	Tofu
H-Milch, Kefir, Joghurt	frische Milch, Molke, Sahne
Sauermilchprodukte	
kalt gepresste Pflanzenöle	
reifes Obst, Zitronen	Bananen

Schwach basenbildend	Stark basenbildend
Mais	Kartoffeln
Kastanien	
Vollkornbrot	
Cornflakes, Mandeln, Paranüsse	Sojamehlerzeugnisse
Honig, Ahornsirup	Birnendicksaft, Dörrobst
	Gemüsesaft (ohne Tomaten)
stilles Mineralwasser	Kräutertee

Entsäuerungsmaßnahmen neben basenreicher Ernährung

Fasten als entsäuernde Entlastungsmaßnahme

In der heutigen Zeit können wir allein über Ernährung kaum noch eine ausgeglichene Säure-Basen-Balance erreichen. Als Gegenpol zum Essen gibt es aber eine gute Chance, nämlich in Form von Bewegung im Sauerstoffgleichgewicht und regelmäßigen Fastenzeiten. In den Jahrmillionen der Evolution hat unser Organismus gelernt, sich auf körperlich anstrengende und ausgesprochen karge Zeiten einzustellen. Noch bevor Religionen ihre Fastentraditionen entwickelten, dürften die Menschen unserer Klimazone, wenn ihnen im Frühjahr die Vorräte zur Neige gingen, Hunger gelitten und notgedrungen das Fasten erfunden haben. Allmählich wird der Organismus gelernt haben, aus der Not eine Tugend zu machen und die karge Zeit der Entbehrung für allfällige Aufräumarbeiten und Regenerationsprozesse zu gebrauchen.

Ähnlich wie die frühen Menschen in solch harten Zeiten wahrscheinlich ihre letzten Reste und Vorräte zusammenkratzten und auch alles in besseren Zeiten

Liegengebliebene zu nutzen lernten, ging ihr Organismus in Analogie daran, seine unfertigen Baustellen und Problemzonen zu sanieren, um, wo immer möglich, noch Energie zu ergattern. Danach nahm er die in besseren Zeiten angefutterten Vorräte in Gestalt von Fettpolstern in Angriff. So gab es wohl von Anfang an eine Art Frühjahrsputz im eigenen Körperhaus, bei dem dann auch kräftig Harn- und andere Säuren ausgeschwemmt wurden.

Basenpulver?

Einfach ergänzend zur Ernährung Basenpulver einzunehmen ist dagegen keine gute Lösung, denn im Magen mit seinem extrem sauren Saft wird dieses sogleich neutralisiert, und der Magen muss die fehlende Säure nachproduzieren. Ein solchermaßen als Säurefabrik missbrauchter Magen kann davon durchaus Beschwerden bekommen und durch die Erschöpfung der Magensaft produzierenden Becherzellen (Eiweiß-)Verdauungsprobleme entwickeln.
Besser wäre ein rasches Durchschleusen der basischen Stoffe durch die Magenstraße, denn im Dünndarm bereitet die Base keine Probleme mehr, sondern aktiviert sogar die Verdauungsenzyme.

Lebensrythmus und Stressniveau

Deshalb empfehle ich beim Fasten, wenn die Magenaktivität halbwegs zur Ruhe gekommen ist, an den ersten Tagen Basenpulver mit einem großen Schwung Tee oder Wasser durch den Magen zu spülen. Die frühmorgendliche Einnahme von Basenpulver auf nüchternen Magen in Verbindung mit viel Wasser, das die basischen Valenzen sozusagen durch den Magen spült, bevor der so richtig reagieren kann, ist eine andere Idee. Allerdings bewährt sie sich leider nicht bei allen. Ansonsten gäbe es noch die finanziell aufwändigere Methode, Basenpulver in einem säurefesten Mantel in Drageeform einzunehmen und solchermaßen geschützt und reaktionslos durch den Magen zu schleusen. Noch vor solchen Maßnahmen oder einer Fasten-Entschlackungskur wäre am eigenen Lebensrhythmus und dem entsprechenden Stresspegel anzusetzen. Es müsste – zur körperlichen und seelischen

Entsäuerung – ein Lebensstil gefunden werden, der das Gefühl des Gehetztseins beendet und stattdessen Genuss und Freude mit sich bringt sowie einen Ausgleich zwischen Anstrengung und entspannender Regeneration. Ideal wäre eine wirkliche Balance zwischen Arbeit und Leben, die das moderne Schlagwort von der Work-Life-Balance ernst nimmt – am besten eine Arbeit, die Lebensgenuss bedeutet, weil sie einen ruft und eben Berufung ist.

Langsamer ist gesünder

Vor allem wäre hier auch an die Essgeschwindigkeit zu denken. Unser Organismus braucht, um die Verdauungssäfte ausreichend und in der richtigen Zusammensetzung zu produzieren, viel Zeit und viele Kaubewegungen. Ansonsten gerät er durch den Stress nicht in jene archetypisch weibliche (parasympathische) Stoffwechsellage, die allein eine gute Verdauung möglich macht. Unvollständig zerkleinerte Nahrung führt obendrein zu Gärung, Gasbildung und letztlich wieder verstärkter Säurebildung. Eine weitere sinnvolle Entsäuerungsmaßnahme wäre regelmäßiges Bewegungstraining im Sauerstoffgleichgewicht, wie es in »Aller guten Dinge sind drei«[*] ausführlich beschrieben wird.

Entsäuernde Bewegung

Dabei werden nicht nur Fettsäuren verbrannt, sondern auch der Stoffwechsel wird angeregt und durch ihn Säuren sowie übrig gebliebene Stresshormone verarbeitet. Nach einem »stressigen« Tag hat der Organismus im modernen Lebensablauf eine Fülle von Hormonen wie z.B. Adrenalin, Noradrenalin und Cortisol im Blut, die mangels Gelegenheit zu Angriff, Kampf und Flucht einfach übrig sind und ein Stressniveau aufrechterhalten, das weder einen genussvollen Feierabend noch eine ausgeglichene Stoffwechsellage ermöglicht. Ein moderates Bewegungstraining kann hier Wunder wirken.

---

[*]   Ruediger Dahlke »Aller guten Dinge sind drei – Bewegung, Ernährung, Entspannung«, Südwest Verlag

Schließlich ist zur Entsäuerung immer auch an den »verbundenen Atem« zu denken, eine einfache Atemtechnik, die wie keine andere Maßnahme zur Entsäuerung durch Abatmung von Kohlensäure führt und dabei zugleich den Organismus mit Lebensenergie überschwemmt. Das mit dem Ausatmen abgeatmete Kohlendioxid ist nichts anderes als Kohlensäure. Wird der Organismus viel davon los, wie in jeder Sitzung mit dem verbundenen Atem, kann sich die Stoffwechsellage ausgleichen, was sich an den damit einhergehenden erhebenden seelischen Erfahrungen zeigt. Tiefste Entspannungserfahrungen bis hin zu solchen der schwebenden Leichtigkeit des Seins[*] können wundervolle Erfahrungsräume erschließen.

Vierte Säule der Ernährung

Typgerechte Ernährung

Dass verschiedene Tiere verschiedenes Fressen brauchen, leuchtet spontan ein. Selbst innerhalb einer Art wird man nicht allen Pferden das Gleiche geben. Das Futter wird je nach Rasse und den an das jeweilige Pferd gerichteten Anforderungen und sogar nach Jahreszeit und Tagesprogramm erheblich variieren. Ein leicht nervöses Vollblutpferd auf der Rennbahn wird leichter und schneller »vom Hafer gestochen« als ein schwerfälliges Kaltblut, das einen tonnenschweren Brauereiwagen zieht. Was bei Tieren jedem klar ist, ist bei uns selbst immer noch eine Art Geheimtipp.

---

[*] Ruediger Dahlke »Schwebend die Leichtigkeit des Seins erleben«, Schirner Verlag

Natürlich ernähren sich – wie erwähnt – auch bei Menschen verschiedene Typen am besten unterschiedlich. Die Germanen im Norden wählten nicht zufällig den Hafer als Grundnahrungsmittel, sondern weil er erstens in ihren kühlen Siedlungsgebieten gut gedieh und zweitens die in kalten Gegenden notwendige Wärme verschaffte. Südseeinsulaner tendieren dagegen natürlich zu jenen Früchten, die in ihren sonnigen Gefilden von Natur aus wachsen, und bekommen auf diesem Weg die nötige Erfrischung und Abkühlung. Ganz offensichtlich besteht hier eine innere Logik, die besagt, dass am jeweiligen Ort am besten wächst, was hier auch am besten zu essen wäre.

Globalisiertes Einkaufen – Globalisierte Ernährung

Heute hat die Globalisierung die Welt zu einem einzigen großen Einkaufsladen gemacht. Wer das nötige Geld hat, kann sich überall alles besorgen und tut es nicht selten. Es gibt überall so ziemlich alles. Souvenirs mitzubringen wird zunehmend reizloser, da sich allmählich auch eine weltweite Souvenir- und sogar Devotionalienindustrie etabliert, die die Händler en gros beliefert. Diese weltweite Verfügbarkeit hat anfangs große Vorteile gebracht, inzwischen ist sie aber auch zu einem Problem geworden – vor allem was Ernährung angeht. Wir können heute mitten im Winter unseren Skiurlaubstag mit einem Früchtemix aus den Tropen beginnen. Finanziell können sich das viele leisten, und es gehört inzwischen zum Standard in »guten Hotels«. Die Frage ist nur, ob sich die betroffenen Skifahrer das körperlich von ihrer Konstitution her leisten können. In der Regel werden sie erbärmlich frieren, denn die genossenen Früchte kühlen ihren Organismus. Sie sind dafür gedacht, Menschen in heißen Gegenden Kühlung zu verschaffen. Für Skifahrer in kalten Regionen sind sie dagegen die denkbar schlechteste Basis für einen körperlich anstrengenden Tag, denn sie kühlen natürlich auch in kühlen Gegenden, wo Wärme notwendig wäre.

Ähnlich verhält es sich, wenn Erkältete Zitrusfrüchte zu sich nehmen, um schneller gesund zu werden. Dahinter steckt der – nicht einmal ganz unbegründete – Glaube, Vitamin-C-Reichtum könne die aufgeschnappte Grippe besiegen. Die kühlende Wirkung dieser Früchte aber führt zum genauen Gegenteil: Die Betroffenen kühlen innerlich weiter aus, und ihre Erkältungsproblematik verschärft sich. Ingwertee würde ihnen wesentlich besser tun, denn die Ingwerwurzel ist ihrem Wesen nach wärmend.

Leider beschränkt sich das Dilemma nicht auf solche Situationen. Nicht wenige besonders gesundheitsbewusste Menschen ernähren sich mit besten Absichten ständig falsch, weil sie die thermische Qualität der Nahrungsmittel übersehen.

Am eigenen Typ vorbeigehende Ernährung

Vor allem auf gesunde Ernährung Wert legende Damen mit »kühlem« Temperament essen auch noch kühlend und bräuchten eigentlich wärmende Lebensmittel.

Extreme Typen und Ernährungsextreme

Selbstdiagnose des Ernährungstyps

Der kalte und der heiße Ernährungstyp werden hier als Karikatur übertrieben dargestellt, um das Wesentliche besser hervorzuheben. Ziel ist dabei, das eigene Naturell zu erkennen und sich selbst auf einer Skala vom kalten auf der einen bis zum heißen Typ auf der anderen Seite selbst einzuordnen. Kaum jemand wird einem der beiden Extreme entsprechen, sondern man wird sich irgendwo dazwischen finden. Die einfachste Position wäre – wie immer – in der Mitte, wo man sich bequem von beiden Seiten gleichermaßen bedienen kann. Wer dagegen eher in Richtung des kühlen Pols angesiedelt ist, müsste dazu tendieren, sich wärmende Nahrung zu beschaffen, während der heiße Typ für Kühlung zu sorgen hätte.

Wer mit niedrigem Blutdruck und schwachem Bindegewebe ins Leben geschickt wurde, morgens nur schwer aus dem Bett und mühsam auf die Beine kommt, leicht kalte Hände und Füße hat und damit schon symbolisch ausdrückt, wie wenig Neigung er hat, das Leben in die Hand zu nehmen und auf eigenen Füßen zu stehen, der wäre gut beraten, diesem Trend essend gegenzusteuern.

Coole Damen

Sie, denn in aller Regel handelt es sich um eine Frau, drückt mit diesen Symptomen – besonders den kalten Füßen – eine Situation von grundsätzlicher Lebensangst aus. Kalte Hände verraten mit jedem Händedruck das an sich geringe Kontaktbedürfnis.

Trotzdem ist sie anhänglich und anpassungsbereit, nur fehlt es oft an Eigenantrieb, Impulskraft und Initiative. Wenn dieser Typ in die Sauna geht, was man in der Regel tut, um jemandem Gesellschaft zu leisten, oder aus Gesundheitserwägungen, werden sich auch nach 20 Minuten auf der obersten Etage nur ein paar dekorative Schweißperlen auf der Stirn zeigen. Wessen Mentalität als introvertiert zu bezeichnen wäre, wer also, auch wenn er etwas weiß, noch lange nichts sagt, wer von seiner Konstitution zu alldem obendrein auch noch blond und blauäugig ist und mittels einer ausgeprägten Neigung zu blauen Flecken dokumentiert, wie sehr er sich alles – auf Gewebeebene – merkt und wie nachtragend er auf anderer Ebene ist, gehört ans kalte Ende der Skala, ihm fehlt in aller Regel Verdauungsfeuer. Manchmal kommen noch Besenreiser auf der Haut hinzu, die ihrerseits nicht selten zu marmorierten Mustern neigt. Auch Krampfadern und all die anderen Begleiterscheinungen des sogenannten schwachen Bindegewebes können Hinweise auf diesen Typ liefern. Das Gewebe ist insgesamt oft pastös und wenig durchblutet, die Stoffwechselsituation häufig träge, was sich in geringer Gewichtsabnahme beim Fasten und bei Diäten bemerkbar macht. Diese Gewebesituation kann allerdings wie auch die Blutdrucksituation durch entsprechendes Training kompensiert werden.* Trotzdem wäre es für die Betroffenen von Vorteil, sich wärmend zu ernähren, denn auch unter Kompensationsanstrengungen bleibt der eigene Typ erhalten.

Teufelskreise

Ausgerechnet unter Menschen dieses Typs finden sich die meisten ernährungsbewussten Frauen, die glauben, sich Gutes zu tun, wenn sie den Tag mit Pfefferminztee und einem Müsli beginnen, das eigentlich eher ein Obstsalat ist, um dann mittags eine Salatplatte mit Joghurtdressing zu bestellen und am frühen Abend zu Rohkost zu greifen. Tatsächlich sind das aber für diesen Typ völlig ungeeignete Lebensmittel, weil sie das sowieso schon kühle Naturell noch weiter herunterkühlen. Diesen gesund lebenden Damen hilft dann oft nur noch ein Schnaps als mit wärmenden Kräutern angereichertes Feuerwasser, das ihrer schwachen Verdauung ein wenig auf die Sprünge hilft.

Heiße Typen

Als Gegenpol zur oben skizzierten Dame mit niedrigem Blutdruck und hohem Ernährungsengagement wäre der Herr mit Tendenz zu hohem Blutdruck und niedrigem bis nicht vorhandenem Ernährungsbewusstsein zu nennen. Er schwitzt leicht, schon bei dem Gedanken an die Sauna, die er ganz gerne und aus eigenem Antrieb aufsucht. Auch kommt er leicht am Morgen aus den Federn, schließlich glaubt er, überall gebraucht zu werden. Eher extrovertiert, will er auch überall mitreden, selbst wenn er eigentlich wenig beizutragen hat, ganz im Gegensatz zur oben beschriebenen Dame, die sich auch dann zurückhält, wenn sie viel weiß. Während sie sich grundsätzlich nicht gern einmischt, mischt er mit Vorliebe überall mit. Schon deshalb bewegt er sich auch leidenschaftlich und viel, kann aber trotzdem leicht übergewichtig werden, weil er auch viel und fett isst. Zudem bevorzugt er in der Regel Sportarten, die anstatt fit eher fett machen. Vor blauen Flecken ist

---

*   Ruediger Dahlke »Aller guten Dinge sind drei – Bewegung, Ernährung, Entspannung«, Südwest Verlag

er ausgesprochen gut geschützt mit seinem prallen Bindegewebe, das seiner im Ganzen prallen Art entspricht.

Heiße Lieblingsspeisen heißer Typen

Er isst gern scharf gebratenen Rostbraten und Gulaschsuppe, die er noch mit Paprika oder Chili würzt, sodass ihm schon beim Essen der Schweiß auf der Stirn steht und sein heißes Blut verrät. Ansonsten kann man ihn mit scharf Gebratenem und gut Gegrilltem locken, für »fade Gesundheitskost«, die sein Mütchen etwas herunterkühlen könnte, ist er dagegen kaum zu haben. Er hält sich für einen richtigen Mann, und solch einen hält er wiederum für angstfrei und im Gegenteil so mutig, dass er sich an alles auf dem Teller vor ihm wagt. Schlingzeit ist ihm selbstverständlich, weil er – aufgrund seiner Wichtigkeit – gar keine Zeit für so nebensächliche Dinge wie Essen zu haben glaubt. Obendrein trinkt er gern Rotwein, der ihn weiter aufheizt. Frauen haben eine überwiegende Tendenz zum kühlen Naturell, Männer einen Schwerpunkt im warmen Bereich.

Typgerechte Ernährungsstrategien

Ideal, denn am einfachsten, wäre die Mittellage im Neutralen, weil man sich dann auf beiden Seiten fast beliebig bedienen könnte. Wer überhitzt ist, wie etwa die allermeisten hyperaktiven Jungen, die kleinen wie die großen, sollte sich auch mittels Nahrung herunterkühlen und nicht weiter aufheizen. Wer dagegen wenig innere Hitze hat, könnte sich über feurige Nahrung besser ins Spiel (des Lebens) (ein)bringen und so mehr aus sich und seinem Leben machen. Er kann auch mehr aus einer Nahrung herausholen, die er dann wirklich verdaut und nicht etwa nur vergast und in Form von Blähungen wieder von sich gibt.

Wer seinen eigenen Typ erkannt hat, kann sowohl beim Essen als auch beim Trinken ausgleichen und so für eine ausgeglichene Lebensstimmung sorgen.

Während es beim Herunterkühlen scheinbar nur um Ästhetikfragen geht, außer bei Hyperaktiven, ist das Aufheizen auch von gesundheitlicher Relevanz, denn ein ständig unterkühltes Leben leidet auf allen Ebenen. Wem inneres Feuer fehlt, der wird sich in allen seelischen und sozialen Bereichen selbst behindern. Körperlich wird er sich müde und schlapp fühlen, und durch seinen niedrigen Stoffwechsel kann er übergewichtig und in der Folge ernstlich krank werden. Über eine typgerechte wärmende Ernährung lässt sich hier in idealer Weise Abhilfe schaffen und dem Leben auf die Sprünge helfen.

Wer dagegen beim Essen ständig schwitzt und in Gefahr gerät, dass Schweißtropfen von seiner Stirn in die Suppe fallen, bietet keinen erfreulichen Anblick, besonders wenn er auch noch – typentsprechend – schlingt. Er geht aber – nach westlicher Auffassung – kein gesundheitliches Risiko ein, denn ein hochtourig laufender Stoffwechsel, der weiter angetrieben wird, nimmt angeblich keinen Schaden. Eigentlich kann aber schon jeder Autofahrer in der Analogie schließen, dass ständiges Fahren auf Hochtouren nicht gerade gut für den Motor ist.

Hochtourigkeit drosseln

Nach Auffassung der TCM müsste hier sowieso weiter differenziert werden, und dann würde auch in dieser Situation durch falsches Essen etwa in Gestalt von zu viel fetten und überwürzten Speisen in Verbindung mit Rauchen und Alkohol eine sogenannte Schleimhitze entstehen, die durchaus Schlaganfälle begünstigen kann. Auf alle Fälle müssten – auch für westliche Medizingeister einleuchtend – hyperaktive Kinder aus Gesundheitsgründen kühlend ernährt werden, damit mit ihrem ungezügelten Feuer nicht ihr eigenes und das Leben anderer ge(zer)stört wird.

Bei der Betrachtung der Essgewohnheiten der Völker dieser Erde könnte bereits auffallen, dass die Tuareg in der heißen Sahara zu Pfefferminztee mit viel Zucker greifen. Da die Minze ihrem Wesen nach kühl ist und auch weißer Zucker kühlend wirkt, liegen sie damit natürlich richtig. Auch all den mediterranen oder erst recht den Menschen aus tropischen Gefilden bekommen die erfrischenden Früchte der jeweiligen Gegend bestens, kühlen sie doch spürbar und erfrischen damit. In der Regel dürfen wir also davon ausgehen, dass die richtigen Dinge am richtigen Ort wachsen und den Einheimischen eine dem Klima entsprechend sinnvolle Lebensbasis geben.

Jede Gegend, jede Zeit und jede Situation erfordert ihre kulinarische Antwort

Das heißt, dass wir uns vor dem Skifahren an kalten Wintertagen mit einem Obstsalat aus Kiwis, Ananas und Mangos eine vollkommen unpassende Grundlage verschaffen und uns eigentlich sogar die Basis für einen erfolgreichen Tag entziehen. Bei solchen Gelegenheiten wären auch an sich warme Typen mit einem typisch englischen Porridge – vielleicht noch mit Zimt verfeinert – deutlich besser beraten, ist doch Hafer das wärmendste Getreide. Die Engländer wissen oder spüren offenbar, warum sie auf ihrer nasskalten, verregneten Insel dieses ästhetisch wenig ansprechende Nationalfrühstück beibehalten. Auch wenn sie sonst keine Vorreiter gesunder oder gar wohlschmeckender Ernährung sind, haben sie doch ihre eingeführten Traditionen standhaft beibehalten und dabei sogar auf die kulinarischen Verlockungen eines riesigen Kolonialreiches verzichtet.

Essen nach Saison

Aus dem bisher Gesagten ergibt sich nicht nur eine typgerechte Ernährung, sondern auch eine saisonabhängige. Was im Hochsommer passt und gut bekommt, ist im Winter oft kontraproduktiv. Selbst ein heißer Typ wird bei klirrender Kälte mit einem neutralen Hirse- oder sogar einem wärmenden Haferbrei besser fahren als mit einem exotischen Früchtecocktail. Es gibt also weder ein für jeden gesundes Essen noch ein Essen für jede Zeit. Das mag kompliziert klingen, ist aber eigentlich logisch, denn es gibt ja auch nicht für jede Stimmung und Situation die immer gleiche Kleidung, warum sollte also ein Menü immer passen?

Test zur Typbestimmung nach thermischer Einteilung

Mit Hilfe des folgenden Tests kann man sich leicht selbst einordnen, den eigenen Ernährungstyp – mittels Punktezählung – bestimmen und so mehr Ordnung in die eigenen Essgewohnheiten bringen.

	5	4	3	2	1
Neigen Sie zum Schwitzen?	sehr oft – sehr schnell und stark	oft – schnell und stark	mäßig bis gering	wenig	sehr wenig
Frieren Sie leicht (kalte Hände, kalte Füße)?	gar nicht	selten	kaum	oft	sehr oft
Neigen Sie zu Erkältungen, Blasen- und Nierenerkrankungen?	gar nicht	selten	kaum	oft	sehr oft
Ist Ihr Bindegewebe empfindlich? Bekommen Sie leicht blaue Flecke?	kaum	selten	mittel	leicht	sehr leicht
Ist Ihr Gesicht gerötet – haben Sie rote Wangen?	immer	häufig	kaum	selten	gar nicht
Neigen Sie zu Wasseransammlungen (Ödemen) im Körper?	nie	kaum	ab und zu, selten	öfter	sehr oft
Wie ist Ihr Blutdruck?	sehr hoch >150	erhöht 150 – 130	normal 30 – 110/80	niedrig 110 – 100	sehr niedrig < 100
Wie ist Ihr Appetit?	übermäßig	ausgeprägt	mittel	gering	meist gering
Haben Sie Heißhungeranfälle?	sehr oft	oft	kaum	selten	gar nicht

	5	4	3	2	1
Neigen Sie zu Durst?	sehr oft	oft	mittel	selten	trinke meist zu wenig
Leiden Sie unter Sodbrennen – Übersäuerung?	sehr oft	oft	kaum	sehr wenig	gar nicht
Wie ist Ihr Schlafbedürfnis?	sehr gering	gering	normal	hoch	übermäßig
Wie schätzen Sie sich ein?	mutig, stolz, dominant	standfest, zuverlässig	ausgeglichen	gefühlvoll, sensibel	intuitiv
Sind Sie unruhig, nervös, hektisch?	sehr oft	oft	kaum	selten	gar nicht
Wie reagieren Sie?	aufbrausend	überschie–ßend	ausgeglichen	langsam	träge
Leiden Sie unter chronischer Erschöpfung?	nie	selten	manchmal	stark	sehr stark

Testauflösung
80 bis 69: heißer Typ; 68 bis 55: warmer Typ; 54 bis 42: neutraler Typ; 41 bis 29: kühler Typ, 28 bis 16: kalter Typ

Die vier Extreme
oder: Die hohe Schule der Typisierung

Die folgende Aufstellung geht noch einen Schritt weiter und ergänzt die Heiß-kalt-Einteilung der Typen noch um die Qualitäten der Trockenheit und Feuchtigkeit. Außerdem zeigt sie, was die entsprechenden Typen vermeiden und was sie bevorzugen sollten, um ihr Leben mehr in die Mitte zu bringen. *Natürlich* kommen Mischtypen wie feuchte Hitze und feuchte Kälte sehr häufig vor.

Hitze	Trockenheit	Feuchtigkeit	Kälte
übermäßige Körperwärme	Hitzewallungen	evtl. Übergewicht	blass
rotes Gesicht	Nachtschweiß	dumpfe Kopfschmerzen	energielos
Abneigung gegen Wärme	nachts heiße Fußsohlen	Neigung zu Wasseransamm-lungen	konzentrations-schwach
Durst auf Kaltes	trockene Haut		evtl. niedriger Blutdruck
Neigung zu Verstopfung	brüchige Fingernägel und Haare	schwaches Bindegewebe	friert schnell
starker Appetit	Neigung zu Verstopfung	breiiger Stuhlgang	Abneigung gegen Kälte
gelber, dunkler Urin	wenig Urin	Schweregefühl und Müdigkeit	Blähungen
Kopfschmerzen	Durstgefühl	verminderter Durst	Völlegefühl
schwitzt schnell und viel	Unruhe	evtl. Übelkeit nach dem Essen	erkältungsanfällig
evtl. hoher Blutdruck	emotional unausgeglichen (nervös, stressanfällig)	Neigung zu Depression	weicher Stuhl
Reizbarkeit	Schlafstörungen	antriebsschwach	Zunge: blass, weißer Belag
laute Stimme	ermüdet schnell	bedächtig	
aufbrausend	Zunge: rot und trocken	wenig vital	
starke Emotionen		Zunge: dicker weißer Belag	
Zunge: rot mit gelbem Belag			

Hitze	Trockenheit	Feuchtigkeit	Kälte
Vermeiden:	Vermeiden:	Vermeiden:	Vermeiden:
scharfe, heiße Gewürze	viel Scharfes	alle Milchprodukte	Rohkost
Gegrilltes und Gebratenes (Fleisch)	viel Bitteres	Fettes	kalte Getränke
rotes Fleisch	heiße Nahrungsmittel	Süßes (befeuchtet)	Südfrüchte
hochprozentigen Alkohol	Rotwein	rohe Früchte, Säfte	Tiefkühlkost
Kaffee, Yogitee	Rauchen	kalte Lebensmittel und Gewürze	Milchprodukte
Rauchen	hochprozentigen Alkohol		Süßigkeiten
Bevorzugen:	Bevorzugen:	Bevorzugen:	Bevorzugen:
Rohkost	gekochtes Gemüse	bittere, warme Lebensmittel	wärmende und neutrale Speisen
viel Obst und Gemüse	Gemüsesuppen	Geschmack: etwas scharf	leicht scharf
Salat	etwas Milchprodukte	Reis, Hülsenfrüchte (leiten Nässe aus und verhindern Feuchtigkeit)	gekochtes Gemüse
etwas weißes Fleisch	lauwarmes Wasser	geröstetes Getreide	Fleisch
einige Milchprodukte	neutrale und kühle Speisen (Getreide und Hülsenfrüchte)	natürliche Süße	
neutrale und kühle Speisen (Getreide und Hülsenfrüchte)	genügend Nachtruhe	gekochtes Gemüse	
	emotionale Entspannung		

Speisen mild zubereiten (z.B. dünsten, dämpfen)	Speisen mild zubereiten (z.B. dünsten, dämpfen) saftig kochen (z.B. Suppen, im Saft schmoren)	warme Mahlzeiten Kochen im Wok, rösten, dämpfen, backen, braten ohne Fett	warm essen Speisen lange kochen (Suppen) braten, grillen, rösten, backen

Einteilung der Nahrung nach ihrer thermischen Qualität

In Verbindung mit der eigenen Typbestimmung kann die folgende, nach Nahrungsgruppen und innerhalb dieser alphabetisch geordnete Tabelle helfen, die für die eigene Situation beste Ernährung herauszufinden. Die Angabe des Temperaturverhaltens richtet sich nach der üblichen Art des Verzehrs der jeweiligen Nahrungsmittel, also zum Beispiel danach, ob sie normalerweise roh oder gekocht gegessen werden. Interessant wäre eine Feststellung der bisherigen Essensstrategie und die Aufdeckung der Abweichung vom eigenen Typ.

Aus dieser Bilanz könnte sich dann die zukünftige Essenslinie ergeben, die für Ausgleich bei der Auswahl der Lebensmittel sorgt und damit das ganze Lebensgefüge in bessere Balance bringen kann.

heiß	warm	neutral	erfrischend	kalt
	Getreide/Nüsse			
	Amaranth	Basmatireis	Graupen	Haferflocken
	Dinkel	Buchweizen	Perlgerste	Weizenflocken
	Grünkern	Haselnuss	Weizen	Weizenkleie
	Hafer	Hirse		
	Süßreis	Kürbiskerne		
	Walnuss	Leinsamen Mais Quinoa Rundkornreis Roggen		
	Gemüse			
Trüffel, weiß	Bohnen, schwarz	Bohnen, grün	Artischocke	Algen
	Fenchel	Chinakohl	Aubergine	Palmenmark
	Kastanie	Erbsen	Avocado	
	Kürbis	Grünkohl	Blumenkohl	
	Lauch	Karotten	Brokkoli	
	Meerrettich Okra	Kartoffeln	Champignons Chicorée	
	Olive	Kohl	Endivien	
	Süßkartoffel	Kohlrabi	Feldsalat grüner Salat	
	Zwiebel	Linsen	Gurke	
		Rosenkohl	Mangold	
		Rote Bete	Paprika	
		Rotkohl	Radieschen	

heiß	warm	neutral	erfrischend	kalt
		Rüben	Rettich	
		Sellerie	Romanasalat	
		Topinambur	Rucola	
		Wirsing	Sauerkraut	
			Schwarzwurzel	
			Spargel	
			Spinat	
			Tomate	
			Zucchini	
	Obst			
	Aprikose	Dattel	Apfel	Ananas
	Pfirsich	Feige	Birne	Banane
		Papaya	Beeren	Grapefruit
		Pflaume Traube	Honigmelone Mandarine	Kaki Kiwi
	Kaktusfeige Litschi		Orange	Mango
	Rosine		Quitte	Rhabarber
	Süßkirsche		Sauerkirsche	Wassermelone
			Stachelbeere	Zitrone
Kräuter und Gewürze				
	Essig	Kakao	Kresse	Fabrikzucker
	Basilikum	Safran		Miso

heiß	warm	neutral	erfrischend	kalt
Anis	Beifuß	Salbei		Salz
Bockshornklee	Bohnenkraut Dill Ingwer, frisch Kardamom			Sojasoße
Cayennepfeffer	Knoblauch			
Chili	Koriander			
Curry Fenchelsamen Ingwer, trocken	Kreuzkümmel Kümmel Kurkuma			
Muskatnuss	Liebstöckel			
Nelke	Lorbeer			
Pfeffer	Majoran			
Piment	Mohn			
Sternanis	Oregano			
Tabasco	Paprikapulver			
Ysop	Petersilie			
Zimt	Rosmarin			
	Schnittlauch			
	Senf			
	Thymian Wacholder			
	Zucker, braun			
Getränke				
	Fencheltee		Apfelsaft	Birnensaft
Ingwertee	Getreidekaffee	Traubensaft	Fruchtsaft	grüner Tee

heiß	warm	neutral	erfrischend	kalt
Yogitee	Kaffee Honigwein	Maishaartee Süßholztee schwarzer Tee	Brottrunk	
Bitterlikör	Likör	Malzbier	Hagebuttentee	Enziantee
Kognak Glühwein	Rotwein	süßgekochtes Wasser 20 min.	Malventee	Schafgarbentee
Schnäpse	Sake		Melissentee	Pils
Whisky			Pfefferminztee	Wermut
Wodka			Gemüsesaft	
			Altbier	
			Sekt	
			Prosecco	
			Weißwein	Wasser, kalt
			Weizenbier	
	Milchprodukte			
			Crème fraîche	
	Käse, fermentiert	Butter	Dickmilch	Joghurt
	Schafskäse	Ei	Frischkäse	
	Schimmelkäse	Kuhmilch	Kefir Quark	
	Ziegenkäse	Sahne	Sauermilch	
	Ziegenmilch	Sojamilch	saure Sahne	
	Fisch			
	Aal	Calamari	Flunder	Austern
	Barsch	Hering	Hai	Fischbrühen

heiß	warm	neutral	erfrischend	kalt
	Forelle	Kabeljau	Heilbutt	Pulpo (Krake) Meerspinne
	Garnele	Karpfen	Rotbarsch	Rochen
	Hummer	Krabben	Scholle	Seewolf
	Flusskrebs	Sardinen Schnecken	Seeteufel	Taschenkrebs
	Lachs	Steinbeißer	Seezunge	
	Languste	Wels	Steinbutt	
	Miesmuschel		Tintenfisch	
	Sardelle			
	Scholle			
	Shrimps			
	Thunfisch			
	geräucherte Fische			
Fleisch				
	Fasan	Gans		
Lamm	Hammel	Gämse	Ente	
Schaf	Hirsch Huhn Hühnerleber	Kalb	Hase Kalbsleber Kaninchen	
Ziege	Rind	Pute	Speck	
alle gegrillten Fleischsorten	Schwein	Taube		
Essenzen				
Kraftsuppen	Wachtel			

heiß	warm	neutral	erfrischend	kalt
	Wild			
	Wildente			
	Wildschwein			

Die Energetik der Nahrung aus chinesischer Sicht

Die folgende Aufstellung zeigt in ihrem ersten Teil die medizinischen Auswirkungen der jeweiligen Nahrung unter dem thermischen Gesichtspunkt. Außerdem bringt sie im zweiten Teil den Einfluss der Geschmacksrichtungen auf den Punkt.

Heiße Nahrungsmittel	Warme Nahrungsmittel	Neutrale Nahrungsmittel	Kühle Nahrungsmittel
schützen vor Kälte, insbesondere im Winter	erwärmen den Körper und aktivieren Energie	wirken ausgleichend und nährend, stärken die Mitte und bauen Energie auf	zur Bildung von Blut und Körpersäften
aktivieren die Abwehrkraft	zusammen mit neutralen Nahrungsmitteln besonders im Herbst und Winter verwenden	sollten für alle Menschen den Hauptbestandteil der Nahrung bilden	befeuchten Schleimhäute und Gewebe
regen Verdauung an			besonders in warmer Jahreszeit, jedoch das ganze Jahr über wichtig (im Winter eingeschränkt)
gering verwenden, da sich innere Hitze bilden kann	im Sommer evtl. reduzieren	süß, fast alle Getreidearten (sollten gekocht werden), Hülsenfrüchte, Kohlarten, viele Gemüsesorten, besonders gelbes Gemüse	
heiß, zum Beispiel scharfe Gewürze, gegrilltes Fleisch, hochprozentiger Alkohol	warm, vor allem getrocknete Kräuter und Gewürze, einige Fisch-, Fleisch-, Gemüsesorten		kühl, die meisten Gemüsesorten, einheimische Früchte und Salate
		Rindfleisch, Milchprodukte mit süßem Geschmack	sauer vergorene Milchprodukte (pasteurisierte und homogenisierte Milchprodukte sind schleimbildend!)

Geschmackseinflüsse			
sauer	bitter	süß	scharf
wirkt zusammen-ziehend	wirkt trocknend und kühlend (bei Feuchtigkeit einsetzen)	wirkt harmonisierend, entspannend und befeuchtend	wirkt zerstreuend, wärmend, schweißtreibend, durchblutungsfördernd
bewahrt die Säfte (bei erhöhter Schweißabsonderung)	Verdauungssäfte werden angeregt	stärkt unsere Mitte sollte überwiegend eingesetzt werden (Getreide sind fast alle süß)	stärkt die Abwehrkraft
bei heftigen Gefühlsausbrüchen geeignet	im Winter unterstützend	immer unterstützend	unterstützend im Frühling
im Herbst unterstützend	bei Trockenheitszuständen meiden	kein Industriezucker	sparsam einsetzen, da stark hitzebildend
bei schwacher Mitte und Feuchtigkeit eher meiden		bei Feuchtigkeit meiden	bei Hitze, Bluthochdruck und Gereiztheit meiden

Alles Individuelle ist aufwendiger

Individuelles Essen für jeden

Diese Art individueller und typgerechter Auswahl der Lebensmittel ist zwar aufwendig, wenn man an Familien mit vielen Mitgliedern oder gar Kantinen denkt, aber sie kann vieles im Leben des Einzelnen verbessern. Im Übrigen heißt es nicht, dass für fünf Personen fünfmal gekocht werden müsste. Schon morgens könnte man lediglich heißes Wasser vorbereiten, etwa in einem Samowar, und jeder nimmt sich seinen Tee seinem Temperament entsprechend. Die Hausfrau selbst mit der oben beschriebenen kalten Konstitution würde dann besser zu Fenchel oder Ingwertee greifen, während ihr leicht überdrehter Sohn sich bei Pfefferminze ein wenig abkühlen könnte.

Vereinfachung innerhalb der Differenzierung

Der Spagat, es allen vom Typ her recht zu machen und auch noch den – in der heutigen Zeit oft schon früh verwirrten – Geschmack zu treffen, ist sicher nicht leicht. Zum Glück gibt es hier wundervolle Hilfen in Gestalt unzähliger Gewürze und Kräuter. Der coole Typ, der heute sehr im Trend liegt, könnte sich mit entsprechenden Suppen etwa auf Currybasis und mithilfe anderer Gewürzmischungen bestens helfen. Ebenso wie man morgens einfach Wasser heiß macht und jeden seinen Tee selbst wählen lässt, könnten zur vollkommen individuellen Wahl und Zubereitung der Gerichte auch die Gewürze auf die Esstische zurückfinden. Manche Kräuter lassen sich noch nachträglich in eigener Verantwortung nutzen. Solch individuell gewürztes Essen ist leicht realisierbar. Wir haben diesbezüglich lediglich unsere Sitten verarmen lassen, sodass heute in der Regel nur noch Salz und Pfeffer auf den Tischen verblieben sind. Dabei genießen es viele, wenn andere Sitten – wie in mediterranen Ländern – hier mehr Fantasie freisetzen.

Wert der Individualisierung

Der Aufwand der Individualisierung zahlt sich aus und wäre auch in Kantinen und Restaurants, in denen sowieso ein breites Angebot herrscht, eher gering, es bräuchte nur etwas Bewusstheit. In Wellnesshotels läge es natürlich besonders nahe, neben all dem Aufwand im Bereich von Wasserpools, Saunen und Fitnessanlagen auch den Blick auf diese Ernährungsrichtung zu lenken.
Menschen, die typgerecht ernährt sind, geht es besser, was sich auf vielen Ebenen auswirkt und unbedingt zu Wellness beziehungsweise Wohlbefinden gehört.
Allein wenn durch die richtige Auswahl die Beschwernis nach dem Essen wegfie-

le, die Blähungen sich minimierten und die Energieversorgung optimaler würde, wären die positiven Langzeiteffekte schon unübersehbar. Mehr Kraft bei spürbarer Leichtigkeit, klarere Gedanken und bessere Koordination sind durchaus keine Utopien und über eine wirklich passende und dem eigenen Typ entsprechende Ernährung erreichbar.

Fünfte Säule der Ernährung

Essen für die spirituelle Entwicklung

In vielen Ashrams Indiens wird Essen als Teil der spirituellen Weges ausgesprochen wichtig genommen. Ich erinnere mich an die frühe Meditationszeit bei Maharishi Mahesh Yogi, dem Guru von George Harrison und später allen Beatles und die bei ihm vorherrschende Betonung des Kochens. Zum einen verbot er uns als seinen Anhängern sofort alles Fleisch mit dem Hinweis, dass es jede Entwicklung verhindere, und bestand auf streng vegetarischer Ernährung. Darüber hinaus betraute er diejenigen unter seinen Schülern mit den besten Meditationserfahrungen nicht etwa mit Management- oder Büro-, sondern ganz klar entschieden mit Küchenaufgaben. An die Speisen durften nur diejenigen Hand anlegen, die am weitesten fortgeschritten waren, weil er davon ausging, dass die Energie der Köche auf das Essen übergehe.

Ähnlich schickten die indischen Lehrer Sham und Harish Johari ebenfalls die am weitesten entwickelten Schüler in die Küche. Die wichtigsten und längsten Zeiten wurden nicht etwa mit Meditation, sondern kochend in der Küche verbracht. Insofern hatte in diesen Gruppen Kochen und die Küche eine für uns westliche Schüler verblüffende Priorität und ungewohnt hohe Bedeutung.

Auch nach der indischen Yogini Anandi Ma spielt Essen eine große Rolle für die spirituelle Entwicklung und sollte den im Hinduismus üblichen Vorschriften und Einschätzungen folgen.

Danach werden alle Lebensmittel nach den Kriterien Satwa, Tamas und Rajas unterteilt. Alles aus dem Satwa-Bereich wird als uneingeschränkt entwicklungsfördernd eingestuft wie etwa Milch von den im Hinduismus heiligen Kühen. Butter wird noch weiter gereinigt und als Ghee oder Butterschmalz in höchsten Ehren gehalten. Außerdem gehören hierher die Früchte, aber auch Nüsse. Diese Geschenke einer freigebigen Natur werden generell als unterstützend (ein)geschätzt. Auch Honig hat einen Platz im Satwa-Himmel der Ernährung. Alles dem Satwa-Prinzip Zugeordnete gilt als die Selbstlosigkeit fördernd und ebenso edel wie positiv. Es fördere Entwicklung, Selbstverwirklichung und Erleuchtung.

Ebenfalls überwiegend positiv, wenn auch schon mit Abschwächung wird das Essen aus dem Raja-Bereich bewertet. Es steht vor allem für das aktive Anregen des Geistes. Hier sind fast alle Körner und damit Getreide angesiedelt wie Reis und die daraus bereiteten Mehle, aber auch die Samen und die Hülsenfrüchte und besonders Linsen wie im klassisch indischen Dal. Schließlich wären die meisten Gemüse in dieser Rubrik zu finden.

Was dagegen zum Tamas-Bereich gehört, wird als hinderlich für Entwicklung und Selbstverwirklichung empfunden. Es fördere die negativen Tendenzen im Menschen, kehre seine Dunkelheit hervor und führe auf die Dauer zu Ignoranz. Außerdem würden dadurch Lust, Gier und Eifersucht hervorgerufen und verstärkt. An erster Stelle rangieren hier Fleisch und Eier, gefolgt von Fisch. Aber auch Alkohol gehört hierher, und unter den Gemüsen sind Zwiebeln und Lauchgemüse wie vor allem der Knoblauch betroffen.

Satwa ist also sehr förderlich, Rajas neutral und Tamas schädlich. Wenn man diese Einschätzung genauer betrachtet, stellt man fest, dass sie mit vielen Erfahrungen übereinstimmt. Fleisch und Fisch sind in fast allen spirituellen Gemeinschaften diskriminiert. Aber auch die Lauchgemüse werden schon von der katholischen Heiligen Hildegard von Bingen als Küchengifte angeprangert. Die Hindus meiden sie wegen ihrer starken Schwingungsdominanz, wo es dem Meditierenden doch darum geht, seine Eigenschwingung immer mehr zu entwickeln und zu vervollkommnen. Das heißt aber nicht, dass Knoblauch aus der Gesundheitsperspektive der Naturheilkunde nicht als gutes Mittel bei Durchblutungsproblemen empfohlen werden könnte.

Dass Yogis wie Anandi Ma kein aufgewärmtes Essen tolerieren, deckt sich ebenfalls mit den Erkenntnissen vieler Traditionen. Dass sie Essensmantren und Chanten vor dem Essen empfiehlt, um Schlingzeiten zu verhindern, deckt sich mit der christlichen Idee des Tischgebetes vor dem Essen.

Bei innerer Hitze, wie sie oft in intensiven Meditationszeiten auftritt, empfiehlt diese Tradition warme Milch mit Butter und Honig. Bei entsprechender Kälte sind Honig, Ingwer und schwarzer Pfeffer angesagt, was völlig mit den Empfehlungen der TCM und ihrer thermisch ausgerichteten Küche übereinstimmt.

Nach meinen persönlichen Erfahrungen etwa im Kreise von Maharishi Mahesh Yogi muss ich sagen, dass die völlige Ausrichtung auf satwische Ernährung unter den Anhängern der Transzendentalen Meditation schon im jugendlichen Alter zu Übergewicht führte. Vor allem wohl im Zusammenhang mit dem Verbot sexueller Betätigung – diese Energie sollte für die Bewusstseinsentwicklung sublimiert werden – ergaben sich wahrhaftige Eiscreme- und Puddingorgien. Milch und Honig flossen in Strömen, Berge von Schlagsahne wurden geradezu verschlungen mit dem Gefühl, auch noch etwas für die eigene Entwicklung zu tun. Als Arzt hatte ich immer den Eindruck, hier werde die Bewusstseinsentwicklung mit der von Diabetes Typ II verwechselt.

Persönlich kann ich aber sagen, dass ich mich, wenn ich wie in Auroville diesen Kriterien folgte und sie obendrein mit veganer Kochkunst verbunden wurden, am wohlsten bei der Meditation fühlte. Dann allerdings verschiebt sich der Schwerpunkt von Satwa etwas nach Rajas. Das Weglassen der unter Tamas-Aspekten aufgeführten Nahrung bewährt sich in jedem Fall und für jeden, vor allem aber für unsere Erde.

Sechste Säule der Ernährung

Glücks-Essen

In der heutigen Zeit mit ihrem hohen Anspruch an Machbarkeit und Funktionalität erleben wir einen Boom von Diäten, die Brain-Food und seit neuestem auch Mood-Food propagieren, also Nahrung fürs Gehirn und Essen für gute Stimmung. Leider ist das nicht so einfach, denn auch wenn Nüsse gut und gesund für unser Hirn sind, können wir die Auswirkungen doch in der Regel kaum oder jedenfalls nicht rasch spüren. Bei der Stimmungsnahrung ist das sogar noch deutlicher, weshalb die meisten Menschen diesbezüglich auch gar nicht an Nahrung, sondern gleich an Designerdrogen denken. Im Mittelpunkt des Interesses und der Suche steht das Serotonin. Dieser besondere Neurotransmitter legt offenbar eine Art sanften Schutzfilm über unser Großhirn und verhindert neben der Dominanz intellektueller Prozesse die Vielfalt der divergierenden Erregungen. Man ist wie unter einer Käseglocke angenehm abgeschirmt von der Hektik und dem Trubel der Außen- und vor allem der Gedankenwelt. Ruhige Stimmung kehrt ein, die von emotionalen und Gefühlsprozessen bestimmt wird. Subjektiv erlebt man unter Serotonineinfluss, wie sich das Herz(-Chakra) tendenziell öffnet und man die Welt mit liebevollen und milden Augen betrachtet und aus dem Herzen heraus erlebt. Je nach Stärke des Effektes kann das bis zu berauschenden ekstatischen Erfahrungen gehen.

Die Serotonin-Story

Die Erfolgsgeschichten der letzten Antidepressiva-Generation der Serotonin-Wiederaufnahme-Hemmer haben ja weniger mit Psychiatrie als mit dem in der Bevölkerung der westlichen Welt weit verbreiteten Wunsch nach Stimmungsaufhellung zu tun. Inzwischen haben sie sich nicht nur in der Psychiatrie zur Depressionsbehandlung durchgesetzt, sondern weit darüber hinaus von sich reden gemacht. Über

50 Millionen US-Amerikaner nehmen sie regelmäßig in Gestalt von Prozac (bei uns zum Beispiel Fluktine oder Cipralex).

Sie wollen das Lebensgefühl unter dem Einfluss des »Wohlfühlhormons« Serotonin nicht mehr missen. Ganz ähnlich geht es denjenigen, die auch nach zwei Tafeln Schokolade noch nicht genug haben, und auch jenen, die einen ganzen Strunk Bananen vertilgen oder beim Nüsseknabbern kein Ende finden.

Sie alle sind unbewusst auf der Suche nach Serotonin, wie übrigens auch die Techno-Kids und Raver, die sich MDMA oder Ecstasy genehmigen, ein Amphetamin, das dafür sorgt, dass alles im Körper verfügbare Serotonin auf einen Schlag ausgeschüttet wird, und ein herzöffnendes Hochgefühl von Ekstase beschert. In diesem Stoff und dem von ihm vermittelten Lebensgefühl liegt die wesentliche Erklärung für das Phänomen Love-Parade, wo sich anderthalb Millionen junge Menschen für einen Tag bei Technomusik zu einer beispiellos friedlichen Demonstration für ein Lebensgefühl von Liebe und Ekstase versammeln.

Aber auch wenn Mütter wie die »desperate housewives« aus der einschlägigen Fernsehserie am Ritalin ihrer hyperaktiven Sprösslinge naschen, geht es um Stimmungsaufbesserung. Ritalin ist wie MDMA ein Amphetamin, das lediglich vor der Pubertät dämpfend wirkt, danach aber durchaus anregend und stimmungsaufhellend.

Serotonin und Pharmazie?

Da nun fast alle Menschen auf der Suche nach dem zauberhaften Gefühl des Glücks sind, wäre doch die Frage, wie wir uns dieses Gefühls versichern könnten, ohne auf Medikamente und Drogen oder Süßigkeiten zurückzugreifen. Tatsächlich sind Letztere aus medizinischer Sicht am schlechtesten, da sie Typ-II-Diabetes und Fettsucht verursachen, wohingegen die Serotonin-Wiederaufnahme-Hemmer über Jahrzehnte überraschend wenig Nebenwirkungen zeigen. Auch hyperaktive Jungen, die seit Langem regelmäßig dreimal am Tag Ritalin einnehmen, zeigen viel weniger Nebenwirkungen, als man bei regelmäßiger Amphetamin-Einnahme annehmen müsste. Ritalin aber entspricht sehr weitgehend Ecstasy, weswegen es dieses ja auch häufig bei heutigen Jugendlichen ersetzt. Die kleinen Hyperaktiven verwenden es als Tauschmittel bei den Größeren, die es für ihre Partys brauchen.

Am naheliegendsten wäre es, dem Geheimnis des Serotonins nachzugehen. Es entsteht im Organismus aus der Aminosäure L-Tryptophan, die als Medikament durchaus erhältlich ist, deren Einnahme aber keinen überzeugenden Effekt bringt, wie ich selbst ausprobierte. Ähnliches gilt für die daraus synthetisierbare Vorstufe von Serotonin, das 5-HTP, das in den USA täglich millionenfach geschluckt wird, um den Schlaf zu begünstigen. Das wiederum hat damit zu tun, dass unser Organismus aus Serotonin Melatonin herstellt, das Hormon der Nacht, das – so ausreichend vorhanden – die Schlafqualität erheblich verbessern kann.

Woher nehmen?

Man könnte nun denken, da es sich bei L-Tryptophan um eine Aminosäure handelt, müsste man nur genug Fleisch essen. Dadurch aber fühlt man sich eher schwer und belastet und jedenfalls keinesfalls glücklich, wie so viele leider viel zu oft ausprobieren. Außerdem kommt die im Fleisch-Kapitel beschriebene Angstkomponente ins Spiel.

Wer dagegen viel Rohkost isst und sie gut verträgt, macht bessere Erfahrungen und besonders, wenn sie auf nüchternen Magen gegessen wird. Das allerdings ist gar nicht für alle so leicht bekömmlich, weil Rohkost für die »kühlen Typen« – wie wir gesehen haben – nicht eben einfach zu verdauen ist.

Auf der Suche nach einer gesunden Serotonin-Quelle ergab sich in den letzten Jahren mit Hilfe des Privatgelehrten Rolf Ehlers eine in ihrer Einfachheit überzeugende Lösung. Heute bevorzuge ich eine Rohkostmischung, die es schafft, sehr gesund und für Rohkost verblüffend bekömmlich, eine gehobene Stimmung zu ermöglichen. Es handelt sich um ein – obendrein hungerstillendes Rezept, das vielen modernen Menschen einige Probleme lösen kann. Das Geheimnis dieser besonders fein gemahlenen Rohkost ist einfach. Die Mischung ist inzwischen in einer meinen Vorstellungen entsprechenden, weiterentwickelten, günstigen Variante erhältlich. Zum einen liegt ihre Wirkung darin, dass sie sehr reich an den bei uns wenig gebräuchlichen (Schein-)Getreiden Quinoa und Amaranth ist. Wenn diese – wie bei dem von mir bevorzugten Produkt »Take me« – mit Steinmühlen gemahlen werden, erwärmen sie sich beim Mahlvorgang nicht. Wird die Mischung

entsprechend abgepackt, können auch hitzebehandelte Flakes und Pops wegge-
lassen werden, und die Mischung behält trotz feinster Vermahlung vollkommenen
Rohkostcharakter. Wird zusätzlich ein entsprechender Fruchtanteil hinzugefügt,
regt dieser nicht nur die Insulinproduktion an, sondern das Ganze schmeckt auch
wirklich gut. So ergibt sich ein verblüffend wirksames, gesundes und obendrein
preisgünstiges Lebensmittel.

Da es mein Leben und das vieler Menschen in meiner Umgebung erheblich verbessert hat, gehe ich näher auf den Wirkmechanismus ein. Man muss diesen aber
keineswegs verstehen, um von der Wirkung zu profitieren.

Obwohl sie eine gehobene Stimmung bis zu Glücksgefühlen vermitteln kann, hat
diese Rohkost keinerlei Medikamentencharakter, sondern ist reine Nahrung, auch
keine Nahrungsergänzung im üblichen Sinne. Lediglich aus rohen, getrockneten
und feinst vermahlenen Pflanzenteilen bestehend, hat sie im Wesentlichen eine
basische Wirkung. Bei unserer modernen Tendenz zur Übersäuerung ist es äußerst
sinnvoll und gesund, den Tag mit einem basischen Trank zu beginnen. Seit Jahren
empfehle ich das in meinen Seminaren mit Erfolg.

Der Rohkost-Trick

Beim Verzehr eines einzigen in Wasser oder Saft gelösten Esslöffels davon auf leeren
Magen am Morgen ergeben sich weitere günstige Effekte, sofern danach für eine
halbe Stunde nichts gegessen, aber viel Wasser oder (vorzugsweise Kräuter-)Tee
getrunken wird. Die fein vermahlenen rein pflanzlichen und bei dieser weiterentwickelten Variante auch gut löslichen Faserstoffe bilden mit der Flüssigkeit eine
wässrige Mischung, die aller Erfahrung nach den Magen gleichsam ungebremst auf
der sogenannten Magenstraße passiert. Sie verweilt also nicht im Magen wie feste
Speisen und löst keine Magensäurebildung aus. So gelangt die Lösung ungehindert
und vor allem unzerstört ins basische Milieu des Dünndarms, um sich hier auf
der durch Faltenbildung enorm vergrößerten Oberfläche der Dünndarmschleim-
haut zu verteilen. Dadurch ist von einer raschen Verstoffwechslung auf dieser großen Fläche auszugehen. Die Inhaltsstoffe und unter anderem das entscheidende
L-Tryptophan landen schon bald darauf im Blut. Da vor dem Verzehr der Magen

über die Stunden der Nacht leer blieb, befinden sich im Blut sonst kaum weitere Energieträger.

Neben den Aminosäuren aus den erwähnten diesbezüglich reichen Pflanzen Amaranth und Quinoa beinhaltet die Mischung auch Kohlenhydrate aus den süßen Früchten Mandarine und Apfel.

Insulin als Förderer

Diese locken das Transporthormon Insulin hervor, das nicht nur Glucose in die Zellen, sondern u.a. auch die frisch im Blutstrom angekommenen Aminosäuren in die Zellkraftwerke der Mitochondrien der ständig energiebedürftigen Skelettmuskeln befördert. Auf diese Weise werden alle greifbaren Aminosäuren zur Energiegewinnung abgebaut – mit Ausnahme der nicht in das Aufnahmemuster der Skelettmuskulatur passenden Aminosäure L-Tryptophan. Der Grund liegt in ihrer räumlichen Struktur durch die Bindung an Albumin.

L-Tryptophan, die Basis von Serotonin

L-Tryptophan ist als Hauptbaustein für die im Stammhirn erfolgende Synthese des zentralen Botenstoffes Serotonin nun ausreichend vorhanden. Andere verzweigtkettige Aminosäuren wie etwa Valin, Leucin, Isoleucin, Tyrosin und Phenylalanin, die dieselben Transportwege nutzen, um über die Blut-Hirn-Schranke ins Gehirn, beziehungsweise in die es umgebende »Gehirnflüssigkeit«, den Liquor, zu gelangen, behindern normalerweise L-Tryptophan durch Verdrängungswettbewerb an den Transportschleusen.[*] Da auf dem beschriebenen Weg die Konkurrenz der anderen Aminosäuren beseitigt wird, kann L-Tryptophan leicht in den Liquor eindringen und steht für den Aufbau von Serotonin zur Verfügung. Ganz nach seinem eigenen Programm und Bedürfnis synthetisiert der Organismus nun in ausreichender Menge Serotonin im Gehirn, wie es zur Erfüllung seiner umfangreichen Aufgaben

[*]   Vgl. hierzu Michael Hamm »Food Medizin«, Knaur Verlag

benötigt wird. Da die Halbwertzeit von Serotonin bei 20 Stunden liegt, sichert ein täglicher einmaliger Verzehr der Rohkostmischung eine ausreichende Verfügbarkeit an zerebralem Serotonin über den Tag.

Der alte natürliche Weg

Niemand muss also deswegen zum reinen Rohkostesser werden, obwohl sich auch das unter weiteren Gesichtspunkten lohnen würde. Hinzu kommt, dass die Mischung sehr gut verträglich ist und nach dem an die TCM angelehnten oben beschriebenen Einteilungsmuster auch »kühleren Typen« im Allgemeinen sehr gut bekommt. Eine Rückbesinnung auf die Herkunft des Menschen zeigt die Bedeutung dieses natürlichen Weges der Bildung des lebensnotwendigen Neurotransmitters Serotonin.

Dieser der natürlichen Umgebung angepasste Weg wurde von unseren Vorfahren im Laufe der Evolution wohl seit Jahrmillionen genutzt. Vorwiegend Pflanzenfresser nahmen, schon aus Mangel an Alternativen, gleich morgens nüchtern und immer hungrig Samen, Blätter, Knollen und Wurzeln wie auch Früchte zu sich und zerkleinerten sie hingebungsvoll mit ihren eindrucksvollen Mahlzähnen. Natürlich mussten sie dabei auch entsprechend einspeicheln. Die großen Menschenaffen, folgen nach Beobachtung der Forscherin Jane Goodall bis heute diesem Weg und nehmen zu 99 % pflanzliche Nahrung und nur zu 1 % tierische zu sich.

Bei der Entwicklung unseres Verdauungssystems und seiner zentralnervösen Steuerung konnte sich die Natur auf diese Abläufe verlassen. Es gab keine Alternative zu dieser Rohkosternährung. Die frühen Menschen mussten sich auch bei der Nahrungsbeschaffung bewegen, sodass die Skelettmuskeln, ständig gefordert, alle verfügbaren Aminosäuren außer eben L-Tryptophan gierig an sich rissen, sodass dieses an der Bluthirnschranke konkurrenzlos blieb.

Wäre das nicht gesichert gewesen, hätte sich wohl kaum der Stoffwechselweg entwickelt, bei dem das ebenfalls lebenswichtige Schlaf- und Steuerungshormon der Nacht, Melatonin, aus dem Tag und Nacht benötigten zerebralen Serotonin aufgebaut wurde.

Hier liegt im Übrigen der Grund, warum unsere Stimmung heute, wo wir ganz anders leben, im Herbst und Winter oft so absackt, denn in der dunklen Jahreszeit mit ihren längeren Nächten wird deutlich mehr Melatonin gebraucht und damit mehr Serotonin verbraucht, das dann auf anderen Ebenen fehlt. In Zukunft wäre dieses jahreszeitliche Stimmungsloch leicht vermeidbar durch den Genuss der »Take me«-Rohkostmischung.

Unsere veränderten Lebensumstände haben im Laufe der Zeiten einiges durcheinandergebracht. Da wir mit der Beherrschung des Feuers dazu übergingen, unsere Nahrung durch Kochen und Braten weitgehend mit Hitze zuzubereiten, verließen wir – unbemerkt – den alten Weg der zuverlässigen körpereigenen Synthese zerebralen Serotonins durch den Verzehr roher Pflanzennahrung auf nüchternen Magen.

Der Verlust des gesunden Weges

Erst neuere Forschungsergebnisse zeigten uns die wesentliche Wirkung des Serotonins im Stoffwechselgeschehen auf, und Überlegungen wie die oben angeführten brachten uns zurück zu Altbewährtem.

Mir persönlich gaben Erfahrungen beim Bergwandern, wo ich frühmorgens nüchtern startete und nur wenig Rohkost in Form von Obst wie Bananen und Gemüse auf dem Weg gut kaute, erste Hinweise. Heute vertraue ich auf »Take me«, eine Mischung, die meine Anforderungen an gesunde weitestgehend naturbelassene Rohkost erfüllt, weil sowohl beim Vermahlen mittels Steinmühle Erhitzung vermieden, als auch auf Hitze behandelte Füllstoffe zur Stabilisierung verzichtet wird. Schon in der günstigen Normalvariante erfüllt es überwiegend Bio-Qualität, ist aber auch in 100-prozentigen Bio-Varianten verfügbar. Mir persönlich schmeckt diese Mischung so gut, dass ich sie gern und nur mit Wasser morgens nüchtern trinke.

Seit den alten Zeiten, in denen der Zauber entsprechender Rohkost auf nüchternen Magen in Vergessenheit geriet, dürften enorm viele Menschen mit der Knappheit an zerebralem Serotonin gerungen haben. Möglicherweise haben sehr viele dieses dauernde Defizit mit entsprechenden Folgewirkungen bis hin zu Depressionen bezahlt. Denn wenn auch die entscheidenden Kriterien für Depressionen aus dem geistig-seelischen Bereich kommen, wie in »Depression – Wege aus der dunklen Nacht der Seele« dargestellt, ist doch nicht zu übersehen, dass – laut wissenschaftlicher Studien – 75% der Depressiven auf die Gabe von Serotonin-Wiederaufnahme-Hemmern positiv reagieren und ihre Depression lindern oder sogar überwinden können.

Weitere Wege zu guter Stimmung

Aus oben Gesagtem ergibt sich, wie hilfreich zur Förderung des Aufbaus von Serotonin im Liquor auch reichliche Bewegung in frischer Luft ist.

Stimmungshebende Bewegung

Von solcher Bewegung »im Sauerstoffgleichgewicht«[*] bekommen allerdings heutzutage nur noch wenige Menschen genug. Auch der reichliche Verzehr von Schokolade, Bananen und Nüssen, die einiges an L-Tryptophan enthalten, kann ein wenig helfen. So ergibt sich aber wohl nur eine vergleichsweise leichte Erhöhung des zerebralen Serotoninspiegels, und die Nebenwirkungen von Süßigkeiten wie Schokolade sind auf Dauer nicht zu übersehen.

Der Trick mit den Süßigkeiten

Eine schlüssige Erklärung für die Schokolade/Bananen-Wirkung, die viel geringer, aber für einige doch spürbar ist, sollte auf dieser Basis nun leichtfallen. Durch diese Süßigkeiten kommt so viel L-Tryptophan in den Blutstrom, dass sich trotz aller Konkurrenz immer wieder mal etwas davon durch die Blut-Hirn-Schranke mo-

---

[*]   Ruediger Dahlke »Aller guten Dinge sind drei – Bewegung, Ernährung, Entspannung«, Südwest Verlag

geln und seine bezaubernde Wirkung entfalten kann. Würde man sich dazu noch bewegen, könnte sich der Effekt verstärken.

Stress und seine Bewältigung

Beim Serotoninabbau reagieren aber offenbar nicht alle Menschen gleich. Bekannt ist heute, dass das zerebrale Serotonin bei Belastung und Stress sehr viel schneller verbraucht wird. Daher leiden diejenigen weniger unter seinem Mangel, die gelernt haben, mit mentalen Techniken Stress zu vermeiden oder zu bewältigen. Dazu verhelfen zum Beispiel Heilmeditationen, wie ich sie in großer Zahl herausgebracht habe, etwa mit »Vom Stress zur Lebensfreude«, »Ärger und Wut«, »Depression – Wege aus der dunklen Nacht der Seele« und »Selbstliebe«. So hilfreich diese Techniken aber auch sind und bleiben, ist doch nicht zu übersehen, wie viel besser sie noch funktionieren, sobald die körperlichen Grundlagen des Lebens stimmen. Neben der unterschiedlichen Stressresistenz aufgrund von Lebensstil und -einstellung, haben Forscher bei verschiedenen Menschen unterschiedliche Rezeptorgene für Serotonin gefunden.

Individuelle Stressresistenz

Vereinfacht gesagt sind jene Menschen beim Auf- und Abbau des Neurohormons Serotonin schlechter dran, bei denen die Moleküle dieser Gene verkürzt sind. Vermutlich leiden die Menschen, die die Natur mit den schwächeren Rezeptorgenen ausgerüstet hat, auch besonders häufig an psychischen Störungen bis hin zu Depressionen. Mit einer so einfachen Rohkost wie »Take me« könnten wir hier gegensteuern und so eine sehr einfache und gesunde Therapie ansetzen. Neben der Begünstigung der körpereigenen Produktion zerebralen Serotonins ergeben sich dadurch noch weitere positive gesundheitliche Aspekte. Wegen ihrer basischen Inhalts- und Ballaststoffe eignet sich »Take me« im Rahmen eines Diätplans zur Unterstützung bei Verdauungsproblemen, Essstörungen, Gicht und Diabetes.

Die verbesserte Versorgung des Körpers mit Vitalstoffen kann positive Auswirkungen auf den ganzen Körper, vor allem das Immunsystem und ganz besonders die Haut haben, auch wenn wir in letzterem Fall den Mechanismus noch nicht durchschauen. So wäre aus meiner Sicht z.B. bei Neurodermitis, Akne und Allergien Hilfe zu erwarten und zeigt sich auch schon oft. Selbst für Menschen mit Nahrungsmittelunverträglichkeiten ist diese Rohkostvariante noch relativ gut verträglich, weil sie gluten- und laktosefrei ist. Sogar bei Angst und Migräne habe ich schon von positiven Reaktionen gehört.

Weitere positive Auswirkungen

Ganz sicher tut jeder Mensch gut daran, im Interesse der Hebung seiner Lebensqualität eine optimale Versorgung mit Serotonin in seinem Oberstübchen sicherzustellen. Dabei geht es um die optimale Funktion wichtiger mentaler und körperlicher Bereiche, z.B. Belastbarkeit, Schlaf- und Wach-, Temperatur-, Schmerz- und Impulskontrolle, Gedächtnis- und Lernvermögen. Diese serotoninergenen Wirkungen sind sofort nach erster Anhebung des Serotoninspiegels, die Stimmungsbesserung nach wenigen Tagen oder Wochen deutlich zu spüren.
Nach meinen bisherigen Erfahrungen ist lediglich ein Viertel der Menschen nicht in der Lage, diese Wirkungen in absehbarer Zeit zu erleben, und wir wissen nicht sicher, woran das liegt. Möglicherweise ist bei ihnen der Serotoninverbrauch so hoch, dass die Zufuhr noch nicht reicht.

Persönliche Erfahrungen

Persönlich esse ich selbst jetzt seit gut drei Jahren Varianten dieser Rohkost und bin sehr glücklich über deren neueste Generation, die endlich so schmeckt, dass ich sie gern ohne Saft nur in Wasser und trotzdem mit Genuss trinke. Außerdem ist es für mich ein gutes Gefühl, ein so wirksames und doch so einfaches und elegantes Lebens- und Stimmungsmittel zu haben. Ich verdanke diesem Löffel Rohkost auf nüchternen Magen eine stabilisierte positive Grundstimmung und habe inzwischen die angenehme Gewissheit, dass dieses erlebte allgemeine Wohlbefinden und die gute Stimmung der Normalzustand eines rundum richtig ernährten Menschen sind. Persönlich habe ich obendrein erlebt, wie Hautauswüchse, die gemeinhin als Alterserscheinungen gelten, nach einem Jahr anfingen, sich zurückzubilden – und zwar in der umgekehrten Reihenfolge, wie sie entstanden waren.

Um die Summe der positiven Wirkungen der Anhebung des zerebralen Serotoninspiegels wissenschaftlich zu ermessen, genügt es, zur Kenntnis zu nehmen, was die endokrinologische Forschung dem Neurohormon Serotonin an Aufgaben zuschreibt. Einige Wirkungen sind geradezu frappierend.

Mittagsschlafverbesserung

Wer mittags mehr als eine halbe Stunde schläft, erlebt nicht selten, danach nicht mehr so richtig fit und wach zu werden. Die Schlafforschung erklärt dies mit der Wirkung des Schlafhormons Melatonin, das sich eine halbe Stunde nach dem Einschlafen verstärkt bildet. Deshalb empfehle ich in »Schlaf – die bessere Hälfte des Lebens« einen Mittagsschlaf von etwas weniger als einer halben Stunde. Neue Erfahrungen mit der Rohkostvariante zeigen, wie einfach das zu ändern ist.

Auch nach längeren mittäglichen Schlafperioden ist danach fast jeder mit dem Erwachen sofort wieder hellwach und leistungsfähig. Der Grund dürfte in der guten Verfügbarkeit von Serotonin liegen, auch wenn im Schlaf aus Serotonin verstärkt das Schlafhormon Melatonin synthetisiert wird. Es ist einfach genug vorhanden und Verknappung kein Thema mehr.

Die zentrale Schlüsselrolle des Serotonins wird erklärbar, wenn man sich klar macht, wie es über seine in allen Arealen des Gehirns befindlichen Rezeptoren auch noch andere Neurohormone beeinflusst und steuert wie das »Gedächtnishormon« Acetylcholin, das andere »Glückshormon« Dopamin, die Sexualhormone Östrogen und Testosteron und das »Liebes-« beziehungsweise »Bindungshormon« Oxytocin.

Eine weitere wesentliche Auswirkung, die ich an mir selbst erleben konnte, ist die erhöhte Wachheit, Konzentration und sowohl mentale wie körperliche Belastbarkeit. Hier ließe sich tatsächlich und im wahrsten Sinne des Wortes von Brain-Food sprechen. Da diese Kostform obendrein den Hunger reduziert (natürlich nicht den Appetit und die Freude am Essen) und sehr lange satt hält, lässt sich mit ihr der Alltag neu und besser einteilen. Ein besonderer Vorteil dürfte darin für Menschen mit Gewichtsproblemen liegen, die damit leichter abnehmen können, bei besserer Stimmung und geringerem Hunger. Die Notwendigkeit, sich tagsüber von einer Mahlzeit zur anderen zu hangeln, entfällt.

Da die Halbwertszeit von Serotonin mit 20 Stunden angegeben wird, reicht den meisten – wie mir – ein Esslöffel oder der volle Dosierlöffel, der »Take me« beiliegt. Da Frauen grundsätzlich zu geringeren Serotonin-Spiegeln neigen, wäre bei ihnen eine zweite nüchtere Einnahme – etwa eine halbe Stunde vor dem Abendessen – zu erwägen.

Nebenwirkungsfrei

Auch die tägliche Suche nach vollwertiger Ernährung wird erleichtert. Da es sich bei dieser Kost in der Substanz um nichts anderes handelt als um eine besondere Mischung pflanzlicher Lebensmittel, sind keine Nebenwirkungen wie bei Medikamenten denkbar. Lediglich die von Rohkost bekannten Verdauungsprobleme sind, wenn auch selten, möglich.

Damit kommen wir in die Nähe der Forderungen des Ahnherrn der modernen Medizin, Hippokrates, der schon sagte, eure Nahrung sei eure Medizin, eure Medizin sei eure Nahrung.[*]

Auch wenn ich kritisch zur großen Menge der sogenannten Nahrungsergänzungsmittel stehe, ist diese Form geschickten Lebensmittels in Verbindung mit der eben-

---

[*] Zu beziehen ist »Take me – Glücksnahrung« wie auch alle hier angegebenen Bücher und CDs über www.heilkundeinstitut.at

so geschickten Einnahme zur richtigen Zeit eine äußerst willkommene Hilfe für mich selbst und viele Weggefährten geworden. Natürlich wäre es denkbar, in dieser Hinsicht noch weitere (Fort-)Schritte zu schaffen und etwa ein Lebensmittel zusammenzustellen, das noch andere Engpässe modernen Lebens auf so elegante und sanfte Art ausgleicht. Diesbezüglich bin und bleibe ich zusammen mit entsprechenden Fachleuten am Ball und verspreche, Sie, liebe Leser, auch regelmäßig über meinen kostenlosen Rundbrief* auf dem Laufenden zu halten.

Weitere Säulen gesunder Ernährung

Die Qualitäten des Trocknenden und Schleimfördernden

Bei der Abhandlung der vierten Säule wurde der typgerechte Ernährungsstil im Wesentlichen auf die thermische Wirkung der Nahrung und den entsprechenden Ernährungstyp eingeengt. Denkbar sind – wie mit Trockenheit und Feuchtigkeit schon angedeutet – natürlich noch andere Kriterien, die den individuellen Typ weiter differenzieren. Die thermische Wirkung unserer Ernährung war seit Jahrhunderten, wenn nicht Jahrtausenden Teil der traditionellen chinesischen Medizin, das Wissen darum hat sich bei uns aber erst durch das Engagement von Barbara Temelie** im letzten Jahrzehnt so richtig verbreitet. Forscht man weiter in den großen Traditionen der Medizin wie der indisch-ayurvedischen oder traditionellen tibetischen Medizin, findet sich noch einiges, was es in absehbarer Zeit bis in unser Bewusstsein schaffen könnte. Die Entdeckung der Qualität des Schleimfördernden und -reduzierenden wird uns sicher noch ins (Körper-)Haus stehen. Sollen wir dann noch eine fünfte und sechste Säule einführen – wiederum mit ganzseitigen

*   Die Dahlke-Info lässt sich über www.dahlke.at jederzeit bestellen.
**   Barbara Temelie »Ernährung nach den fünf Elementen«, Joy Verlag

Tabellen? An diesem Punkt wird wohl deutlich, dass es letztlich nur einen guten Ausweg aus dem Dilemma immer komplizierterer und aufwendigerer Ernährungsstrategien geben kann: nämlich die Entwicklung einer sicheren inneren Stimme, die guten Rat weiß und sich als Intuition ausdrückt.

Die Entwicklung der inneren Stimme

Diese würde im Idealfall – gleichsam blind – das Richtige zur richtigen Zeit wählen, das einem bekommt und zugleich schmeckt, das die Gesunderhaltung des Organismus sicherstellt und obendrein die eigene Entwicklung fördert. Paracelsus umschrieb diese zu unserer Gesunderhaltung wichtigste Instanz mit dem Ausdruck »Archeus« oder »innerer Arzt«. Dieser mag etwas altertümlich anmuten, wäre aber auch für moderne Menschen ein Segen. Wir hätten ihn sogar noch viel nötiger als unsere Vorfahren, die sich wenigstens auf eine intakte Umwelt verlassen konnten.

Die fünf Säulen der Ernährung als Weg zur eigenen Intuition

Die fünf Säulen sind deshalb auch nur als Einstieg in die Umstellung zu verstehen. Wer sich danach ernährt, wird gesünder und damit auch sensibler, und wenn er sich längere Zeit in diesem Sinn bewusst ernährt, wird er allein durch seinen besseren Gesundheitszustand rascher in die Lage kommen, zu spüren, was ihm guttut. Wer sich dann hin und wieder oder sogar regelmäßig Fastenzeiten – am besten im Frühjahr und Herbst – gönnt, wird die Entwicklung zur eigenen inneren Stimme, auf die er sich blind verlassen kann, noch beschleunigen. Fasten ist einfacher, als sich die meisten vorstellen, und kann auch sehr genussvoll erlebt werden, wie wir es in dem Buch »Sinnlich Fasten – nach den 7 Urprinzipien der Wochentage«[*] darstellen. Weitere Säulen erübrigen sich dann ebenso wie die akribische Beachtung der ersten vier, weil die eigene Intuition dafür sorgt, dass sich Lust auf die passenden Dinge einstellt, die schmecken und natürlich gut bekommen. Klar sollte also

---

[*] Ruediger Dahlke, Dorothea Neumayr »Sinnlich Fasten – nach den 7 Urprinzipien der Wochentage«, Nymphenburger Verlag

von Anfang an sein, dass das richtige spontane Gefühl allem Angelernten, intellektuell Verstandenen überlegen ist. Hier sollten alle Ernährungsrichtlinien münden, die guttun und zugleich (Gaumen-)Freude bereiten. Eine besondere Hilfe auf dem Weg zu diesem Idealzustand kann das Buch »Vom Essen, Trinken und Leben«[*] liefern, in dem ich zusammen mit der ausgezeichneten Haubenköchin Dorothea Neumayr eine Fülle ihrer wundervollen Gerichte nach der Zusammensetzung nach Eiweiß, Fett und Kohlenhydraten, aber auch nach der thermischen Wirkung, nach der jeweiligen Säure-Basen-Situation und natürlich nach den Kalorien aufschlüssele. Wer für eine gewisse Zeit danach gekocht hat, wird sich nicht nur besser fühlen, sondern auch jenes Gefühl für sich selbst und für Lebensmittel entwickeln, um das es letztlich geht.

Einen guten Riecher entwickeln

Bis es so weit ist und auf die innere Stimme wirklich Verlass ist, sind wir auf unser Gefühl angewiesen, denn jeder muss für sich herausfinden, ob ihm eine Fülle von Milchprodukten gut bekommt oder ob er dadurch eher in die Verschleimung rutscht. Wer gerne Kräutertees trinkt, wird zumindest beim Fasten spüren, wie sehr ihn der eine oder andere – gerade bei vielem Trinken – austrocknen lässt. Selbst bei gleichermaßen vollwertigen und typgerechten Lebensmitteln wird es noch spürbare Unterschiede geben, sowohl was Geschmack als auch Bekömmlichkeit angeht. So liegt es nahe, immer wieder zu schmecken und nach innen zu horchen, um sich für Nahrung und ihre Qualität zu sensibilisieren. Ein wundervolles Organ, das uns hier jederzeit unterstützen kann, ist die Nase. Sie ist beim Abschmecken unersetzlich, weil das Aroma nur über sie wahrgenommen wird. Wer schon beim Einkaufen schnüffelt, hat gute Aussichten, akzeptable Lebensmittel zu erstehen. Diesbezüglich wären wir gut beraten, wie ein Wildschwein, das bekanntlich an allem erst einmal schnüffelt, auf Nahrungssuche zu gehen. Das sprichwörtliche Trüffelschwein ist uns da sicherlich voraus. Da wir ihm aber in mancher Hinsicht, zum Beispiel was die

[*]   Dorothea Neumayr, Ruediger Dahlke »Vom Essen, Trinken und Leben«, Haug Verlag

Verdauungsorgane angeht, ähnlich sind und auch zu einer ähnlichen Essensauswahl tendieren müssten, gibt es Hoffnung, mit der Zeit eine Nase wie ein Trüffelschwein zu entwickeln und bereits bei der Auswahl zu erkennen, ob etwas bekömmlich ist. Wer mit wacher Nase einkaufen geht, erspart sich schon im Vorfeld einiges. Aber selbst wenn man den Braten erst riecht, wenn sich die Gabel schon dem Mund nähert, ist noch Zeit, Unheil abzuwenden. Eine »gute Nase zu haben« oder »ein Näschen zu entwickeln«, ist aber auch bei anderen Gelegenheiten von großem Vorteil, etwa wenn es gilt, Gefahren oder auch nur die Trends in der Firma oder an der Börse zu »wittern«. Wer etwas in der Nase hat, sollte ihr ruhig vertrauen und folgen, sie ist – entwicklungsgeschichtlich – weit älter als unsere Augen und somit verlässlicher. Natürlich fördert die Entwicklung der inneren Stimme auch die eines guten Riechers, denn beides sind Aspekte der Intuition. Diese zurückzugewinnen, kann durch bewusste Ernährung entscheidend unterstützt werden.

Zwar gehört nur ein recht kleiner Teil der Bevölkerung zu den sogenannten »Supertastern«, Menschen also, die eine besonders feine Geschmackswahrnehmung haben, aber auch die anderen können die Tendenz zu einer feinen Nase fördern.

Das Geheimnis des Duftes

Wenn man im Osten sagt, ein gesunder Mensch dufte nach der zuletzt genossenen Frucht, zeigt das einerseits, wie wichtig hier der Duft noch genommen wird, und andererseits, wie weit wir Modernen uns schon von Gesundheit im alten Sinn entfernt haben. So wäre es durchaus zu empfehlen, schnuppernd auf die Suche nach neuen individuellen Wegen in der Ernährung zu gehen und sich nicht nur auf Gaumenfreuden einzustellen, sondern auch auf solche für die Nase, die ähnlich wichtig für den Geschmack ist wie die entsprechenden Knospen auf Zunge und Gaumen. Wer je einen Schnupfen hatte, kennt das Phänomen, wenn man etwas weder riecht noch schmeckt.

Die Zubereitung des Essens

So naturbelassen wie möglich, so zubereitet wie notwendig

Die meisten, die sich intensiv mit Ernährungsfragen beschäftigen, kommen zu dem Schluss, dass es am besten wäre, die Speisen so wenig wie möglich zu verändern, das heißt möglichst natürlich zu belassen und sie so schonend wie möglich zuzubereiten. Einige gehen im Extrem so weit wie die Anhänger der Instinctotherapie des Franzosen Burger, der von jeder Zubereitung abrät. Bei dem Gedanken an gänzlich rohes Fleisch dürfte es aber selbst eingefleischten und hartgesottenen Fleischessern anders werden, auch wenn sie ansonsten ihr Steak blutig bevorzugen. Andererseits bestehen Gerichte wie Carpaccio, Sushi (Fisch) und Beef Tatare natürlich auch aus rohem Fleisch und sind beliebt.

Am Beispiel Rohkost

So gesehen müsste man annehmen, dass die Rohkost den eindeutigen Vorzug hätte, lässt sie doch alles, wie es ist, und bemüht sich lediglich um frische Lebensmittel. Tatsächlich bewahrt diese »Zubereitungsform« Vitamine und Spurenelemente mit Abstand am besten. Die Frage ist nur, inwieweit all diese wertvollen Stoffe zu guter Letzt nach dem Verzehr auch dem Stoffwechsel des jeweiligen Essers zur Verfügung stehen. Hier sieht es leider nicht so günstig aus, beziehungsweise es muss zwischen den verschiedenen Ernährungstypen – wie geschehen – differenziert werden.

Die coolen Typen tun sich in der Regel mit Rohkost, die ihrem Wesen nach kühlend ist, schwer. Sie können sich also eine Zubereitung kaum ersparen, wenn sie gesund essen wollen. Zu unserem Glück vertragen aber auch viele von ihnen den Löffel »Take me«-Rohkost am Morgen trotzdem.

Andererseits ist Zubereitung auch eine Form von Kultur. Es kommt jedenfalls nicht nur darauf an, dass es schmeckt, sondern auch darauf, dass es der Gesundheit dient.

Und selbst in sehr naturnahen Situationen zu Beginn der Menschheitsgeschichte werden die Mütter ihren Kleinkindern zumindest vorgekaut haben, was ja auch eine, wenn auch sehr archaische Form der Nahrungsvorbereitung ist. So ist die Geschichte der Zubereitung schon sehr alt.

Letztlich ist auch die Herstellung von Butter und Käse eine Zubereitungsform von Milch. Rohkost kann im Großen und Ganzen gesehen heute nur eine Sonderform für eine Gruppe besonders bewusster und engagierter Esser sein. Die Gefahr liegt bei ihnen manchmal darin, dem Essensbereich zu viel Lebensenergie zu geben, die dann leicht in anderen Bereichen wie Beruf und Partnerschaft fehlt.

Wenn wir schon zubereiten müssen, wäre zu untersuchen, welche Verfahren am schonendsten sind und am besten ermöglichen, die meisten Vitalstoffe zu erhalten.

Moderne Verfahren oder: Weniger ist mehr

Das weiter unten näher erläuterte Haus der Zukunft eröffnet mit seiner vollautomatischen Küche von den Fertiggerichten bis zur Mikrowelle eine ausgesprochen ungesunde Perspektive. Die verwendete Nahrung sieht zwar akzeptabel aus, ist aber in vieler Hinsicht heruntergekommen und dann wieder aufgebessert. Zuerst alles ruinieren, um es danach wieder zu schönen, könnte man geradezu als modernen (Irr-)Weg bezeichnen. Zu Tode Raffiniertes soll anschließend wieder mit Leben angereichert werden, indem man Leben spendende Vitamine zusetzt oder diese hinterher in Gestalt von Nahrungsergänzungsmitteln schluckt.

So kann man natürlich auch versuchen, in der Mikrowelle fertiggemachte Gerichte, die nur noch Müllcharakter haben, durch zusätzliche Präparate aus dem Reich der Pharmazie aufzubessern.

Zur artgerechten Ernährung mit vollwertigen Lebensmitteln gehört stattdessen die entsprechende möglichst naturnahe Zubereitung. Schonen statt schönen wäre die notwendige Devise. Für gesunde Ernährung wäre das Gegenteil der US-amerikanischen Lösung gefragt, auch wenn diese bereits erfolgreich die alte Welt erobert: frische Lebensmittel, die auf möglichst kurzem Weg auf den Teller gelangen, nachdem sie frisch zubereitet und nicht etwa aufgewärmt wurden. Insofern ist auch der frühe Versuch, in der Küche Zeit zu sparen, das altbekannte beliebte Vorkochen, wenig empfehlenswert. Außer bei (Rot-)Kraut schadet es auch dem Geschmack der Lebensmittel.

Frische aus der Region

Was unappetitlich aussieht, schmeckt oder riecht, gehört nicht auf den Tisch und erst recht nicht in den Magen. All das spricht für viel frische Lebensmittel aus der jeweiligen Region und Saison. Eine dezentrale Versorgung hat enorme Vorteile gegenüber exotischen Produkten, nicht nur, was die Frische angeht, sondern auch im Hinblick auf die thermische Wirkung und darüber hinaus in ökologischer Hinsicht. Was in der Nähe wächst, wird in der Regel auch zu den hier lebenden Lebewesen passen. Frei und damit natürlich lebende Tiere können sich selbstverständlich nur so ernähren und sind uns auch deshalb in puncto Gesundheit weit voraus – gerade weil sie so »zurückgeblieben« sind. In dieser Hinsicht ist der Fortschritt mit Siebenmeilenstiefeln von den Menschen und ihren Bedürfnissen fortgeschritten. Würden die Tiere nicht ebenso wie wir unter der Umweltverschmutzung leiden, wären sie in gesundheitlicher Hinsicht noch viel überlegener.

Möglichst kurze Wege und Garzeiten

Was die Zubereitung angeht, sind sich die westlichen Ernährungspäpste einig: Weniger ist mehr. Kurze Behandlungszeiten sind von Vorteil. Das bedeutet, nichts länger im Wasser liegen lassen als nötig, weil das auslaugt und wichtige Bestandteile ins Wasser übergehen und dann meist verloren sind. Hier erweisen sich Dampf-druck-Kochtöpfe als vorteilhaft, weil sie durch die Senkung des Siedepunktes die Garzeiten drastisch verkürzen und so die Nahrung schonen. Alles, was Transport-wege und Zubereitungszeiten verkürzt, ist von Vorteil für die Gesundheit, ebenso alle Methoden, die die Behandlungstemperaturen senken und den Verbrauch an Konservierungsstoffen minimieren. Andererseits sind Verfahren zur Erhöhung der Haltbarkeit im wahrsten Sinne des Wortes mit Vorsicht zu genießen.

Der Gegenpol lauert immer und überall

Aber sogar zu so selbstverständlich klingenden Hinweisen gibt es einen Gegen-pol. Denn aus Sicht der TCM sind bei Vorliegen von Kälte und Trockenheit lange Kochzeiten von Vorteil. Sie erhöhen nach diesen Erfahrungen den Yang-Anteil in der Nahrung und machen sie dadurch für die Betroffenen verträglicher. Hier hilft in erster Instanz wohl nur, mit wachen Sinnen auszuprobieren, um sich in zweiter Instanz seines individuellen Typs immer bewusster zu werden und mit der Zeit die innere Stimme zu entwickeln.

Alchemie und Kochkunst

Der Körper der Pflanzen

Unter einem alchemistischen Gesichtspunkt sind Pflanzen derselben Dreiteilung in Körper, Seele und Geist unterworfen, die wir auch bei uns kennen. Verbrennt man eine Pflanze, wird sie zuerst schwarz und dann allmählich grau. Weiter erhitzt, wird die Asche immer heller, bis ganz zum Schluss weißes Salz übrig bleibt, der rei-ne Körper der Pflanze. Auf diesem Weg fallen in Müllverbrennungsanlagen Berge von weißem Salz an.

Die Seele

Bereitet man dagegen unter Zufuhr von Wärme einen Auszug aus der Pflanze, kann man ihr ätherisches Öl gewinnen. Das würde die Alchemie als Seele oder Sulfur bezeichnen. Bei der Schafgarbe fördert dieser Prozess beispielsweise ein hellblaues Öl zutage, das dem Wesen der Pflanze entspricht. Die Seele ist der individuelle Aspekt jeder Pflanze.

Der Geist

Schließlich kann man Pflanzen auch zur Gärung ansetzen und erhält so ihren Geist, den Alkohol. Der Geist des Weines ist also nicht nur in einem speziellen Weinbrand enthalten, sondern in jeder Form von Alkohol. Da Alkohol und Salz für alle Pflanzen gleich sind, bleibt als eigentlich Individuelles nur das typische und spezifische ätherische Öl, das es bei sinnvollen Zubereitungsvorgängen zu erhalten gilt. Da der Körper oder das Salz und der Alkohol oder Geist bei allen Pflanzen gleich und also überindividuell sind, ist es erstaunlich, dass so auf Individualität versessene Menschen wie wir ausgerechnet beim Kochen und Essen so viel Wert auf den Körper in Gestalt des servierten Gemüses und den Geist in Form von geistlichen oder eben alkoholischen Getränken legen. Dagegen lassen wir die individuelle Seele in Gestalt der ätherischen Kräfte beim Zubereiten entweichen oder entsorgen sie sogar mutwillig, etwa wenn wir das Kochwasser wegschütten.

Das Wesen der Lebensmittel bewahren

Ähnlich wie bei der Fleischzubereitung daraus die Soße entsteht, könnte auch beim Herrichten von Gemüse verfahren werden, indem das Kochwasser als Soßenfond dient, beim Risotto oder in der Suppe weitere Verwendung findet.
Der Ausflug in die Alchemie mag klargemacht haben, dass sich unsere moderne Küche fast nur noch um den Körper der Pflanzen kümmert, was bei einer so

materiell bestimmten Zeit auch nicht weiter verwunderlich ist. Dem Geschmack der Pflanzen ist das aber abträglich, denn er wird von deren Seelenqualität geprägt.

Moderne Zubereitung spiegelt das moderne materielle Leben

Obst und Gemüse wären von daher besonders schonend im Hinblick auf die Seele der jeweiligen Pflanzen zu behandeln.

Lange Zeiten im Seelenelement Wasser laugen die Pflanzen aus beziehungsweise lassen ihre Seele ins Wasser übertreten, was möglichst kurze Wasch- und Behandlungszeiten im wässrigen Element nahelegt. Andererseits wird durch diese Überlegung deutlich, dass das Kochwasser wertvoll ist und weitere Verwendung finden könnte, wie etwa für die Zubereitung von Gemüsesud.

Das alchemistische Geheimnis der »Fasten-Gemüsesuppe«

Die häufig beim Fasten gegebene Gemüsesuppe ist nichts anderes als dieser Sud und enthält mit dem Seelenwasser der Pflanzen deren wertvollsten Teil. Der ausgelaugte Körper der Pflanzen wird dabei weggeworfen, was bei Fastenseminaren zu regelmäßigen Trauerbekundungen führt. Auch das ist typisch, wir versammeln uns ja auch bei Beerdigungen feierlich um den Körper der Dahingegangenen, während sich kaum noch jemand um die Seele kümmert.

Von der Fleischküche lernen

Lediglich bei der Gemüsesuppe zum Fastenwandern kommt das Gemüse mit Körper und Seele zum Tragen und erfreut sich regen Zuspruchs. Dies ist den meisten Köchen und Köchinnen, die im Rahmen der Fleischzubereitung Brühen, Soßen und Suppen herstellen, vertraut. Wenn Knochen ausgekocht werden, geht es gerade darum, die Seelenqualität aus dem Mark herauszubekommen, weil der Körper, eben der Knochen, ungenießbar ist. Fleisch lässt man am besten im eigenen Saft schmoren, der später zur Soße wird. Dazu ist im Übrigen der Römertopf besonders geeignet, weil er sehr wenig Fett braucht. Aus all dem Gesagten folgt weiterhin, dass Obst, Gemüse und Getreide möglichst mit Schale gekocht und erst danach geschält werden sollten. Öl ist besser erst hinterher darüberzuträufeln, wie es in der mediterranen Küche üblich ist, weil es so geschont wird und das Essen obendrein besser schmeckt und rutscht.

Die Seelenqualitäten der Öle

Öl ist ja eben nichts anderes als die Seele, die nicht nur bei uns Menschen, sondern auch bei den Pflanzen möglichst schonend zu behandeln wäre. Es ist – hier wie dort – die Seele, die individuell, besonders und einzigartig macht.

Die richtige Zusammenstellung

Wer passt zu wem?

Zubereitung ist immer der Versuch, Nahrung besser bekömmlich, das heißt leichter verdaulich zu machen. Insofern gäbe es noch eine alte, heute ganz zu Unrecht ins Abseits geratene Kunst wiederzubeleben. Gemeint ist die Beachtung der alten Regeln der Zusammenstellung, wonach Kartoffeln zum Beispiel Petersilie brauchen, während tendenziell blähende Gemüse wie Kraut und Kohl zu ihrer Ergänzung Kümmel erfordern oder Sauerkraut ein paar Wacholderbeeren.
So können Weintrauben mittels ihrer Fruchtsäure schwere Fleischgerichte und üppige Käseplatten besser verdaulich machen. Hier lägen große Vorteile, denn Bekömmlichkeit und Geschmack würden eine mehr als sinnvolle Ehe eingehen. Dieses Wissen haben wir nur noch in Resten bewahrt. Es lebt in besseren Küchen fort, etwa auch, wenn wir zum Fisch (lieber) Weißwein wählen.

Kleine Küchenkräuter- und Gewürzkunde –
Verwendung und Wirkung

Gewürze sind wertvoll und machen kostbar

Der hohe Wert von Kräutern und Gewürzen ist nicht allein auf Geschmack und Aroma zurückzuführen, sondern auch auf ihre medizinischen Wirkungen. Ob verdauungsfördernd, beruhigend, blutbildend, herzstärkend, entwässernd oder aphrodisisch – so wie gegen alle Übel ist auch für fast alle Bedürfnisse ein Kraut gewachsen. Das Wissen um die Heilkraft von Pflanzen und ihr Einsatz in der Medizin sind uralt. Es gab Zeiten, in denen Kräuter und Gewürze ähnlich wertvoll und begehrt waren wie Gold, Silber und Edelsteine. Für Gewürze wurden die Weltmeere bereist, und um die Vormachtstellung im Gewürzhandel wurde erbittert gekämpft. Im alten Rom konnte man sich für Pfeffer die Bürgerrechte kaufen, in Germanien für ein paar Safranfäden ein gutes Pferd bekommen. Gewürze galten als ein Zeichen von Reichtum und wurden als Luxusgüter nicht selten mit hohen Steuern belegt. Fürsten und reiche Kaufleute, auch »Pfeffersäcke« genannt, konnten zeigen, wer sie waren und was sie hatten, indem sie mit Gewürzen protzten. Bei der Hochzeit Karls von Burgund Mitte des 15. Jahrhunderts verbrauchten die Köche 190 kg Pfeffer! Erst Katharina von Medici beendete diesen Trend vom französischen Hof aus, indem sie verlangte, dass der Eigengeschmack der Speisen nicht mehr von den Gewürzen überdeckt würde – und begründete damit die »Haute Cuisine«. Heute erweist es sich allerdings als Nachteil, wenn wir die Gewürze so gering achten.

Der gesundheitliche Wert von Kräutern und Gewürzen wurde schon früh berücksichtigt, wie viele alte Rezepte verraten. So wurde die blähende Wirkung von Kraut und Kohl mit Kümmel gedämpft oder fette Speisen wie Lachs, Schweinebraten und Würste mit der verdauungsfördernden Schärfe von Meerrettich gemildert. Im letzten Jahrhundert erst geriet dieses Wissen in Vergessenheit und sollte nun in einer auf Gesundheit ausgerichteten Ernährung wieder mehr Beachtung finden. Wer sich gesund und bewusst ernähren will, kommt an Kräutern und Gewürzen nicht vorbei.

Die meisten Gewürze werden unter verschiedenen Bedingungen auch verschieden schmecken und sind von daher empfindliche Zutaten. Eine wichtige Regel lautet daher: Je frischer, desto besser – das heißt frisch gepflückt, geschnitten oder gemahlen!

Weniger ist mehr

Bei aller neuen Begeisterung ist aber nie zu vergessen: Es kommt immer auf die richtige Dosis an, und weniger ist oft mehr! Gewürze sollen den Eigengeschmack der Speisen hervorheben, nicht überdecken!

Nouvelle Cuisine oder die Kunst auf dem Teller

Beschreibungen wie »Dialog des Lachses mit der Flugentenbrust auf dem Spinatbett an Dillsoße« sorgten in der Nouvelle Cuisine für Heiterkeit und forderten Witze heraus, die sich auf die künstlichen Kreationen ebenso bezogen wie auf die geringen Mengen, die serviert wurden. »Wie fanden Sie das Steak?« fragte der Kellner. – »Rein zufällig unter einem kleineren Salatblatt«, antwortete der Gast. Auf der anderen Seite sensibilisierte diese Richtung der Kochkunst für Ästhetik wie kein anderer Küchentrend.

Individualisierung mittels Gewürzen

Gewürze sind nicht nur in der guten Küche unverzichtbar, wo sie schon während des Kochens den Speisen ihren besonderen individuellen Geschmack schenken und Dinge miteinander versöhnen, die sich ansonsten in ihrem Zusammensein schwerer tun würden. Sie passen auch gut auf jeden Esstisch, um noch nachträglich wirklich individuelle Gerichte zu zaubern und die Speisen dem eigenen Typ anzupassen. In der feinen Küche, wie sie sich etwa in der Nouvelle Cuisine offenbarte, gab es die blumigsten und zündendsten Namen für die Gerichte, aber die wirklichen Blumen spielten doch nur eine untergeordnete Rolle, was mehr als schade ist, denn auch sie bieten wundervolle Ergänzungen und geschmackliche Vertiefungen.

Gewürze sind aromatisch oder scharf schmeckende getrocknete Teile von vor allem tropischen Pflanzen, Küchenkräuter dagegen frische oder getrocknete aromatische Teile von meist einheimischen Pflanzen. Für den charakteristischen Geruch und Geschmack sind ätherische Öle, Bitter- und Scharfstoffe verantwortlich, die den Appetit anregen.

Gewürze als Helfer beim Verdauungsprozess

Die allermeisten Gewürze sind von ihrer thermischen Wirkung her wärmend oder sogar erhitzend – »hot and spicy«. Sie machen dadurch die Speisen leichter verdaulich und ermöglichen es andererseits dem Organismus durch die Anregung des Stoffwechsels, besser mit der Integration der Gerichte fertig zu werden. Immerhin ist ja jedes Essen erst einmal fremd für den Körper und muss dessen Kriterien angepasst werden. Das ist ein Vorgang, der einige Energie verbraucht und sogar die Kampfbereitschaft des Organismus fordert. Letzteres spiegelt sich in der mit dem Essen einhergehenden sogenannten Leukozytose, der Zunahme der Abwehrzellen in Gestalt der weißen Blutkörperchen. Zuerst einmal reagiert der Körper also mit Abwehr gegen das Neue. Heiße Gewürze helfen ihm, Fremdes zu integrieren und zur eigenen Energiegewinnung nutzbar zu machen, unter anderem, indem sie selbst Abwehreigenschaften haben und desinfizierend wirken.

Bohnenkraut gegen Abgasentwicklung

Bohnenkraut beeinflusst durch sein ätherisches Öl sowie seine Gerb- und Bitterstoffe den Magen- und Darmtrakt günstig. Außerdem wirkt es appetitanregend und belebend. Besonders bei Hülsenfrüchten – daher wohl der Name – und Kohl wird seine blähungswidrige Potenz geschätzt. Es wirkt sozusagen dem Sprichwort »Jedem Böhnchen sein Tönchen« entgegen.

Die Kurkräuter Kerbel und Kresse

Kerbel mobilisiert den Stoffwechsel, wirkt blutreinigend und wassertreibend und somit entschlackend und ist von daher gut für Frühjahrskuren geeignet. Ebenso wie die erfrischende Kresse, die trotz ihres frischen Wesens vor Erkältungen schützt. Bei Erschöpfung wirkt sie aufbauend, und sogar vor Lungenkrebs soll sie bewahren.

Majoran und Oregano zur Fettverdauung

Die ätherischen Öle sowie Gerb- und Bitterstoffe von Majoran und Oregano unterstützen den Fettabbau, regen den Appetit an und beruhigen gereizte Magenschleimhäute. Insofern sind beide ideale Begleiter schwer verdaulicher Speisen wie fetten Fleisches, aber auch von Hülsenfrüchten und bunt gemischten Eintopfgerichten. Oregano gilt als das Gewürz der italienischen Küche, die getrockneten Blättchen schmecken würzig.

Petersilie als natürlicher Geschmacksverbesserer

Petersilie ist ganz nebenbei eine Vitamin- und Mineralstoffbombe. Sie hat einen höheren Vitamin-C-Gehalt als die Zitrone und verbessert den Gesundheitswert aller Gerichte, über die sie gestreut wird, und wie bei Kartoffeln oft auch den Geschmack. Blattpetersilie ist aromatischer, Krauspetersilie dient eher als Dekoration.

Rosmarin regt den Kreislauf an

Rosmarin, übersetzt »Meertau«, gilt seit der Antike als Symbol der Liebe und ist ein typisches mediterranes Gewürz, das auf der Grundlage seiner ätherischen Öle, Harze, Gerb- und Bitterstoffe den ganzen Kreislauf anregt. Obendrein verfügt er über eine magenkrampflösende Wirkung, was sich die Kräuterküche vor allem bei Geflügel, Lamm und kräftigen Gemüsegerichten, aber auch bei Bratkartoffeln zunutze macht.

Salbei wirkt keimtötend und gewährleistet eine problemlose Verdauung, außerdem mildert er Magenbeschwerden. Die frühen Ärzte der Schule von Salerno prägten den Ausspruch: »Wieso stirbt ein Mensch, in dessen Garten Salbei wächst?« Beliebt ist Salbei bei Kalbs- und Lammgerichten, außerdem in Suppen und Eintöpfen. In Butter gebratene Blättchen schmecken köstlich als »Chips« zu Fisch. Salbeiblüten verfeinern auch Salate. Salbei ist unter all den warmen bis heißen Kräutern eine Ausnahme mit seiner kühlenden Wirkung.

Thymian macht Schweres leicht (verdaulich)

Thymian enthält ebenfalls ein spürbar keimtötendes ätherisches Öl, das Thymol. Weil er die Fettverdauung unterstützt, passt er zu allen schweren Gerichten. Zitronenthymian ist besonders gut zu Fischgerichten.

Knoblauch zwischen den Welten

Beim Knoblauch handelt es sich um ein Gewürzgemüse mit durchdringend scharfem Geschmack, das ideal zu fettem Schweine- und Lammfleisch passt, zu mediterranem Gemüse und allen möglichen Dressings. An ihm scheiden sich die Geister. Während viele Gesundheitsbewusste auf ihn schwören, weil er auch die Durchblutung fördert, lehnen die meisten spirituellen Lehrer, wie auch Hildegard von Bingen ihn konsequent ab wegen seiner starken Eigenschwingung, die alles andere überlagert.

Anis und Fenchel

Anis und Fenchel sind (neben) wegen ihrer hustenlindernden Potenz in vielen entsprechenden Bonbons. Darüber hinaus wirken sie schleim- und krampflösend sowie magensäureneutralisierend, blähungswidrig und verdauungsfördernd. Insofern eignen sie sich vorzüglich für Backwaren in Gestalt von Aniskeksen, aber auch für Fisch- und Kohlgerichte kommen sie infrage. So enthalten über 60 handelsübliche Teemischungen gegen Verdauungsbeschwerden Fenchelsamen.

Ingwer als Wärmequelle

Ingwer ist in seiner Wirkung extrem wärmend und belebt den Kreislauf, stärkt aber auch den Magen und reguliert die Verdauung – sowohl bei Durchfall als auch bei Verstopfung. Auch Erbrechen hält Ingwer hintan. Die Wurzel eignet sich zur Unterstützung bei Lebensmittel- und besonders bei Fischvergiftungen und hilft gegen Reisekrankheit.

Kurkuma als Leberhilfe

Kurkuma, die Gelbwurzel, ist fester Bestandteil der – ebenfalls gelben – Curry-gewürzmischung und der Worcestersoße. In Indien gilt die Wurzel als Heilmittel bei Leberleiden, denn sie fördert den Gallenfluss und regt auch zur Ausscheidung anderer Verdauungssäfte an. Man gibt sie gern in Soßen, in Geflügelgerichte und an Eier. Kurkuma gilt auch als Wundermittel gegen Demenz.

Lorbeer gibt sich die Ehre, auch Speisen zu veredeln

Lorbeer gereicht nicht nur verdienten Menschen, sondern auch vielen Speisen zur Ehre. Er macht sie bekömmlicher und wirkt allgemein appetitanregend. Traditionell kommt er an Marinaden, eingelegte Gurken, Sauerkraut, Kohl und zu Wild.

Die Schärfe des Meerrettichs entschärft Fettes

Meerrettich wirkt – wie in seiner Schärfe schon fast spürbar – antibakteriell und fördert die Verdauung. Er passt zu allen besonders fetten Speisen wie Räucherlachs und -forelle und als Kren zu Wurzelgemüse, Rote Bete und Schweinebraten.

Safran wirkt appetitanregend und wird in Indien bei Harn- und Verdauungsproblemen angewandt, in China zur Stärkung des Herzens. Er würzt so ziemlich alle Reisgerichte, ist also unerlässlich für Paella, aber auch für Bouillabaisse. Safranfäden sollen mitgekocht werden, Safranpulver gibt man erst zum Schluss dazu. Achtung: Safran sollte auf keinen Fall während der Schwangerschaft verzehrt werden! Es ist das teuerste Gewürz der Welt und enthält vor allem Riboflavin, das die Energieproduktion aus Fetten und Kohlenhydraten anregt. Ca. 160 000 Blüten von dieser Krokusart sind notwendig, um die entsprechenden Fäden für 1 kg Safran zu gewinnen. Der Preis reicht von 580 bis 870 Euro pro kg. Bei den billigeren Angeboten in Urlaubsländern handelt es sich meist nicht um Safran oder jedenfalls nicht um reinen.

Wacholder regt die Nieren an

Der appetitanregende Wacholder ist zugleich entzündungshemmend und wassertreibend. In der Küche gesellt er sich gut zu schwer verdaulichen Speisen, Wildgerichten und Sauerkraut. Der berühmte Wasserpfarrer Kneipp schätzte die entschlackende Wirkung des Wacholders und empfahl folgende dreiwöchige Kur:

Wacholderkur nach Kneipp

Am ersten Tag vier Beeren gründlich kauen und schlucken, am zweiten Tag fünf Beeren und dann bis zum zwölften Tag je eine Beere mehr nehmen, sodass schließlich 15 Beeren zusammenkommen. Dann wiederum jeden Tag eine weniger, bis man am 23. Tag wieder bei vier Beeren angekommen ist.

Pfeffer schließlich ist der König unter den Gewürzen und als natürlicher Geschmacksverstärker ebenso unerlässlich wie Salz, weshalb er auch im Duett mit Letzterem auf praktisch jedem Esstisch steht. Er wirkt durchblutungs- und verdauungsfördernd und tötet nebenbei noch Bakterien im Essen ab.

Blumen auf Tisch und Teller

Erstaunlich viele Blüten haben verborgene Talente und schenken nicht nur ästhetischen, sondern auch kulinarischen Genuss.

Essbare Blüten – vergessene Delikatessen

Nicht selten fördern sie die Gesundheit und heilen manchmal sogar. Tees aus Blüten sind allgemein bekannt und bei vielen auch geschätzt wie Holunder- und Lindenblüten-, aber auch Malven- und Kamillentee. Bei genauerer Betrachtung sind auch manche Gemüse als Blüten zu betrachten wie etwa Brokkoli, Artischocken und Blumenkohl. Der Volksmund weiß von jeher, dass die Augen mitessen, und so waren Blüten über ihre Geschmackskomponenten hinaus über lange Zeiten sehr beliebt und könnten es heute ohne Weiteres wieder werden.

Vergessene Blumenpracht auf dem Teller

Rosen und Veilchen wurden schon im alten Rom in der Küche verwendet. Zusammen mit der Königskerze standen sie später in den Klostergärten bei den heilkräftigen Pflanzen. Rosengelee und Königskerzensuppe sind heute aus der Mode, kamen aber bis ins 19. Jahrhundert häufig auf den Tisch.

In frühen Zeiten wusste man noch um die Wichtigkeit des Erntezeitpunktes, etwa sonnige Tage, kurz nachdem der Tau getrocknet ist, wenn Aroma und Duft am besten herauskommen.

Frühlingsblüten für den Esstisch

Wenn nach langen Wintern Wildpflanzen wie Bärlauch, Löwenzahn, Brennnessel und Sauerampfer auf den Tisch kommen, könnten sich auch Gänseblümchen, Veilchen und Schlüsselblumen dazugesellen und etwas später die Holunderblüten.

Gänseblümchen

Poetisch wird das Gänseblümchen auch Maßliebchen oder Tausendschönchen genannt. Seine Blüten öffnen sich nur bei Sonnenschein, sind dafür aber das ganze Jahr zu sehen, selbst bei leichtem Schnee. Die appetit- und stoffwechselanregende Wirkung von Blättern und Blüten sorgt für eine gesunde Garnierung. In der Homöopathie ist Bellis perennis eine bewährte Indikation bei Prellungen und schlecht verheilenden Wunden. Im Mittelalter war es hoch geschätzt und sollte die Leber kühlen und innere Hitze löschen.

Heute landen die frisch aufgeblühten Tausendschönchen noch hin und wieder auf Butterbroten, die nun hoffentlich – nachdem die Butter wissenschaftlich rehabilitiert wurde – wieder zu Ehren kommen. Manchmal werden die Knospen über Suppen gestreut oder in den Wildkräutersalat gegeben, oder sie dekorieren Mozzarella und leisten den Tomaten Gesellschaft.

Veilchen

Das wohlriechende Märzveilchen mit seinen duftenden samtenen Blüten ist umgeben von herzförmigen Blättern. Als Symbol der Hingabe und Bescheidenheit war es immer und auf allen Ebenen beliebt. Griechen und Römer tranken Veilchenwein und legten sich nach allzu üppigen Gelagen Veilchenkränze um die Stirn, um Kopfschmerzen zu verhindern. Die Blüten aß man gebraten und kandiert.

Schon immer wurde Viola odorata als Tee bei Husten, Kopfschmerzen und Schlaf-losigkeit verwendet. Heute dient Veilchensirup zum Aromatisieren von Desserts und Kuchen. Veilchenessig und über Frühlingssalate gestreute Blüten sind fein duf-tende Köstlichkeiten.

Schlüsselblume – Himmelsschlüssel mit alter Tradition

Die Himmelsschlüssel stehen unter Naturschutz, das heißt, sie dürfen nicht mit der Wurzel ausgegraben werden. Bei Erkältungskrankheiten, Husten, Bronchitis und Asthma wurden sie früher wegen ihrer schleimlösenden und lindernden Eigen-schaften geschätzt. Aus ihnen zubereiteter Tee wirkt beruhigend, schmerzstillend und schlaffördernd. Schlüsselblumenwein galt als besonderes Beruhigungsmittel. Hildegard von Bingen empfahl die echte, duftende Schlüsselblume gegen Me-lancholie, Kopfschmerzen und zur Nervenberuhigung. Die jungen, zarten Blätter passen gut in jeden Frühlingssalat, aber auch in Kräuter- und Kartoffelsuppen.

Löwenzahn – Frühlingsboten auf dem Tisch

Taraxacum officinale, wie der Löwenzahn in der Medizin heißt, eignet sich ideal für eine Frühjahrskur, denn sein hoher Gehalt an Bitterstoffen und enzymatisch wirkenden Substanzen regt den gesamten Stoffwechsel an. Außerdem ist sein Vit-amin-A- und Vitamin-C-Gehalt beachtlich. Hinzu kommt eine Fülle von heil-kräftigen Inhaltsstoffen, die Gicht und rheumatische Beschwerden lindern. Die harntreibende Wirkung führte in Frankreich zum Namen »pissenlit« – wörtlich übersetzt bedeutet das »pissinsbett«. Die noch geschlossenen Blüten des Löwen-zahns schmecken – zum Beispiel leicht mit Zwiebeln angedünstet – nach zartem Fleisch.

Wohlschmeckend sind nur die zarten, jungen Blätter, bevor sie zu bitter werden. Die leicht nach Honig duftenden, karotinhaltigen Blüten wurden früher als Löwenzahnwein angesetzt. Löwenzahnhonig ist bis heute eine beliebte Süßigkeit. In schlechten Zeiten wurden die Wurzeln getrocknet, gemahlen und als Kaffee-Ersatz verwendet.

 ## Rezept für Löwenzahnhonig

200 g Löwenzahnblüten
1 l Wasser
1 kg Zucker
1 Zitrone

Blüten vom grünen Kelch befreien, mit dem Wasser aufkochen und 30 Minuten ziehen lassen. Abseihen und mit Zucker und Zitronensaft unter Rühren sirupartig eindicken. Heiß in kleine Gläser füllen.

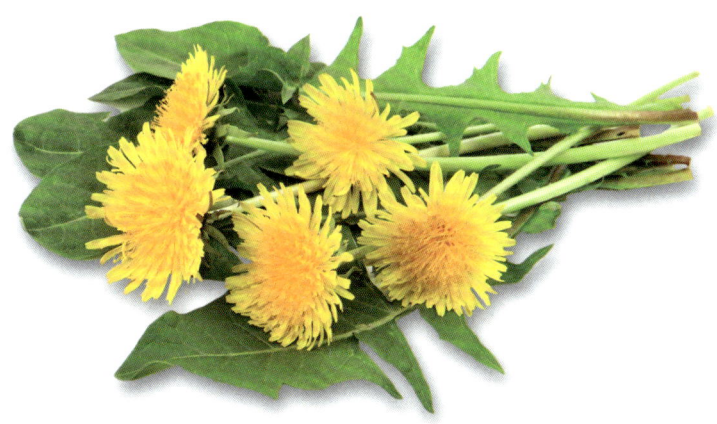

Obstblüten des Frühlings

Unsere Obstbäume gehören ausnahmslos zu den Rosengewächsen und sind so vielfältig wie die Rose selbst. Da die Obstblüten die Vorstufen all unserer Früchte sind, mag es direkt schade anmuten, sie zu essen, aber es hat natürlich seinen eigenen Reiz.

Der Blütenreigen des Frühlings

Den Auftakt des Blütenreigens machen die zarten, frostempfindlichen rosafarbenen Blüten der Aprikose oder Marille, denen die Blüten der Pflaumen, Birnen, Kirschen und die des Apfels folgen, welche als eine der schönsten gelten. Am Boden blüht noch die Walderdbeere, die ebenfalls zu den Rosengewächsen zählt und deren Blüten Teemischungen bereichern. Die »südlich« duftenden Blüten von Orangen- und Zitronenbaum können eine »Entenbrust à l'orange« krönen. Wunderschön lässt sich auch Erdbeereis mit Erdbeerpüree und rosa Apfelblüten garnieren. Noch einen großen Vorteil bringt die zarte Blütenpracht mit sich: Mit Blüten garnierte Gerichte können wegen ihrer Schönheit und Leichtigkeit kaum verschlungen werden.

Holunder

Im Mai schmückt sich der Holunderstrauch mit üppigen, süß duftenden, cremefarbenen Blütendolden. Im Herbst biegen sich die Holunderzweige unter schweren Dolden violett-schwarzer Beeren, die die Vögel überallhin verschleppen, weshalb der Holunder oder Holler, wie er in Süddeutschland und Österreich genannt wird, praktisch überall wächst. Er war schon immer Hausapotheke und Nahrungsmittel zugleich. Im Mittelalter galt er sogar als Abwehrmittel gegen Hexen. Zweimal im Jahr ist Erntezeit: Die Blütendolden des späten Frühjahrs werden von alters her als schweißtreibender Grippetee genutzt. Die in den Blüten enthaltene Apfel-, Baldrian- und Weinsäure ist für den erfrischenden Geschmack der Holunderlimonade verantwortlich. Holunderblütensirup ist nicht nur mit Wasser, sondern auch mit Sekt oder Wein ein köstliches Getränk. Die sogenannten Hollerküchlein – in Fett ausgebackene Blüten – sind vielerorts beliebt. Aus den Beeren lässt sich Saft gewinnen, sie können aber auch als Likör angesetzt oder als Hollerkoch oder Fliedersuppe gereicht werden. Roh sind sie allerdings ungenießbar und wirken als rabiates Roborans oder Abhärtungsmittel. Wer es übersteht, wächst daran!

Sommerblüten

Rose

Mit Fortschreiten des Sommers wächst die Lust auf leichtes Essen und erfrischende Getränke. Jetzt blühen Rosen, Ringelblumen, Kapuzinerkresse und viele Kräuter. Minzeblättchen und -blüten und Zitronenmelisse schmücken Desserts und aromatisieren Leitungswasser in der Karaffe, kalte Kräutertees löschen den Durst. Rosa, die Rose, ist als Königin unter den Blüten dem Westen, was dem Osten der Lotos ist. In vielen Kulturen als Symbol der Schönheit und Vollkommenheit angesehen, ist sie auch Sinnbild des Unendlichen und Vollendeten, wie es sich etwa im Symbol des Rosenkreuzes ausdrückt. Unsere heimische Rose ist die zartrosa blühende Heckenrose, die Gartenrosen stammen dagegen aus dem Mittelmeerraum. Die Römer wollten nicht auf sie verzichten und brachten sie wie Lavendel, Rosmarin und Wein nach Germanien mit. Sie hatten einen enorm hohen Bedarf an Rosen für ihre üppigen Feste und legten richtiggehende Plantagen an. Rosenblätter würzten den Wein und dienten als Girlanden und Blütenteppiche der Dekoration, Rosenöl und Rosenwasser verbreiteten sinnlichen Duft. Seit alters ist Rosenwasser unverzichtbar in Marzipan und Rosenöl und ein wichtiger Bestandteil in Parfums. Die Blütenblätter lassen sich gut zu Gelee und Sirup verarbeiten, eignen sich aber auch für Salate, Bowle und kandiert für Desserts.

Kapuzinerkresse

Auch Indianerkresse genannt, kommt Tropaeolum majus, die Kapuzinerkresse, ursprünglich aus Peru und wächst in ihren leuchtend gelben, orange und roten Farben an Zäunen, in Gärten und Töpfen und weckt das Interesse der modernen Wissenschaft, denn sie wirkt antibiotisch und steigert zugleich die Abwehrkraft. Ihre Blüten und Blätter haben einen frischen, leicht pfeffrigen Geschmack, der an den normaler Kresse und ein wenig auch an Meerrettich erinnert. Die Blüten sind reich an Vitamin C und passen gut zu Salaten und Eierspeisen, aufs Butterbrot, zu Fisch, in Suppen und auch in Essig. Die Knospen können auch als falsche Kapern eingelegt werden. Medizinisch wird der Presssaft aus Blättern, Blüten und Samen bei Bronchitis und Harnwegsentzündungen verwendet.

Kräuterblüten

Schon zu Zeiten Karls des Großen wuchsen in den Klostergärten mediterrane Kräuter wie Rosmarin, Thymian, Salbei und Lavendel in schönster Eintracht mit einheimischem Schnittlauch, Minze und Petersilie. Die Blüten vieler Kräuter würzen mild, regen den Appetit an und wirken zum Teil antibakteriell. So bereichert die Thymianblüte südliche Gemüsegerichte oder – in Begleitung von Salbei- und Rosmarinblüten – jeden knackigen Blattsalat. Bohnenkraut- und Majoranblüten machen herzhafte Eintöpfe noch schmackhafter, und Lavendel gehört nicht nur in den Wäscheschrank, sondern auch zu Geflügel und Fisch – die Franzosen mischen ihn in die berühmten »Herbes de Provence«. Dillblüten gehören traditionell zum Einlegen von Gewürzgurken. Zartlila Minzeblüten schmücken Getränke und Salate, die Blättchen begleiten die Erdbeeren zum Dessert. Die kugelige rosa Schnittlauchblüte schmeckt auf Butterbrot und im Salat, die blitzblaue Borretschblüte würzt mit ihrem leichten Gurkenaroma Salate und ziert Suppen, Desserts sowie – in Eiswürfel eingefroren – auch erfrischende Drinks.

Im Herbst wird das Essen wieder herzhafter, warme Suppen, kräftige Gemüse und Wild kommen auf den Tisch. Rosen, Kapuzinerkresse und Ringelblumen begleiten uns bis zum ersten Frost, Dahlien und Chrysanthemen leuchten jetzt in ihren vom Sommer satten Farben. Calendula officinalis, wie die Ringelblume medizinisch heißt, stammt aus dem Mittelmeerraum und Asien und ist eine traditionsreiche Heilpflanze, die bis heute in kaum einem Bauerngarten fehlt. In der Heilkunde gilt sie als blutreinigend, galletreibend und krampflösend und findet in Salben Verwendung bei Verletzungen. Im Altertum galt die Ringelblume als heilige Blume der Buddhisten. In Mischkultur mit Gemüse wachsend, fördert sie strahlend gelb und orange blühend die Gesundheit der Gemüsepflanzen. Früher wurde sie als Färbemittel genutzt und deshalb auch als »Arme-Leut-Safran« bezeichnet. Man färbte nicht nur blonde Haare damit ein, sondern auch Butter, Reis und Kuchen. Ihre Blüten sorgen für Farbe und Aroma in Salat und Risotto.

 ## Ringelblumenbutter

100 g Butter
½ TL Curry
Steinsalz
2 Ringelblumenblüten
Die weiche Butter mit Salz und Curry würzen, eine Blüte klein schneiden und untermengen – mit der zweiten Blüte anrichten.

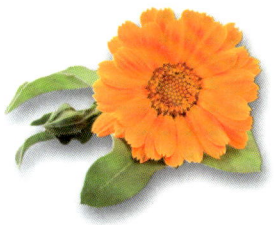

Chrysanthemen

Die Chrysanthemen gehören zu den letzten Blütenfreuden des Jahres und stammen aus dem asiatischen Raum, wie der Name Chrysanthemum indicum verrät. In China wird diese Blume seit 2000 Jahren gezüchtet, in Japan wird sie sogar im kaiserlichen Wappen geführt. In der asiatischen Medizin dient sie zur Behandlung von hohem Blutdruck, Hautkrankheiten und Entzündungen. Tee aus Chrysanthemen ist in China ein beliebtes Hausmittel gegen Kopfschmerzen und schlechten Atem. Chrysanthemen haben einen angenehmen, leicht bitteren Geschmack und kühlende Eigenschaften. Außerdem sollen sie den Körper entgiften. Verwendet werden die Triebspitzen und jungen Blätter aus der Zeit vor dem Aufblühen roh oder gedünstet als Salat oder Gemüse, die Blüten zum Garnieren oder im Teig herausgebacken.

Dahlie

Die Dahlie ist eine Mexikanerin, die aus dem Reich der Azteken stammt. Schon im sagenhaften Reich Montezumas war sie bekannt und geehrt. Erst vor 200 Jahren wurde sie an den spanischen Hof geholt und durfte nur in königlichen Gärten blühen. Heute ist der Korbblütler eine typische Bauerngartenpflanze, blüht in so ziemlich allen Farben außer Blau und ist in seinen Spielarten so vielfältig wie die Rose. In der Medizin findet er ausnahmsweise keine Verwendung, dafür aber in der Küche umso mehr. Die kleineren Blüten schmecken würzig-säuerlich und bereichern jeden bunten Salat.

Winterblüten

In der Zeit für gemütliche Teestunden und festliche Essen im Kreise der Familie und mit Freunden kommen konservierte Sommerdüfte besonders zum Tragen und bilden eine wunderschöne Ergänzung zu den winterlichen Gewürzen.

Löwenzahnhonig, Veilchen- und Rosensirup verfeinern Tees und Obstsalate und aromatisieren Weihnachtskekse. Der im Rosengelee eingefangene Blütenduft bringt Erinnerungen an warme Sommertage zurück, getrocknete Ringelblumen würzen Risottos, und wärmende Blütentees trösten über die lichtarme Zeit hinweg. Und vielleicht finden sich auch noch ein paar Tausendschönchen oder Gänseblümchen, die der Kälte trotzen und zur Zierde für den Wintersalat werden. Essbare Blüten kann man inzwischen schon bei engagierten Gemüsehändlern kaufen, wenn Sie sie selbst pflücken, achten Sie darauf, dass sie ungespritzt sind!

Besondere Zubereitungsstrategien

Küche und Kunst

Alles Künstliche ist besonders in der Gesundlebe- und Naturkostszene in Verruf geraten. Aber oft zu Unrecht, denn immerhin steckt »Kunst« darin, und um die Kunst des schonenden Kochens soll es jetzt gehen. Gänzlich unbehandelte Naturkost hat natürlich ihre Vorteile, weil sie die meisten Vitamine und Nährstoffe enthält.

Rohkost setzt Verdauungsfeuer voraus

Allerdings heißt das eben noch nicht, dass am Ende nach abgeschlossenem Verdauungsprozess auch jeder mehr davon hat. Denn Rohkost verbraucht viel Energie und braucht schon deshalb ein wirklich einwandfrei funktionierendes Verdauungssystem, und sie ist eine Geschmackssache. Wer einen Zivilisationsdarm mit den typischen Vorschäden oder typbedingt wenig Verdauungsfeuer hat, ist mit roher Kost schlecht bedient. Ihm bekommt vorverdaute Nahrung, also Gedämpftes, Gekochtes oder Gebratenes, meist viel besser.

Wie sollte man am besten vorverdauen, um die Nahrung bei bestem Vitamin- und Nährstofferhalt optimal verdaubar zu machen? Wie und womit sollte man kochen, braten, backen? Gas geht bekanntlich schneller als Strom, aber das muss kein Vorteil sein, am besten schmeckt tatsächlich Essen vom alten Herd, der noch geschürt werden muss. Wer Lust hat, kann das sehr einfach mit einem modern und einem althergebracht zubereiteten Porridge, einem Kaiserschmarren oder Rührei ausprobieren. Dem schnellen Zeitgeist aber kann diese alte Methode natürlich nicht genügen. Heute ist der Induktionsherd der absolute Rolls-Royce unter den Herden. Er entwickelt sogar noch rascher Hitze als der Gasherd, aber ob das auch wirklich besser für die Speisen ist, muss dahingestellt bleiben. Es gibt inzwischen schon Hinweise, dass hier weniger Aufwand deutlich mehr bringt. Einige Studien sprechen sehr gegen Induktionsherde.

Zum Glück sind wir inzwischen geschmacklich mehrheitlich so weit, dass wir Gemüse mit Biss und die Nudeln al dente bevorzugen, also nicht mehr völlig verkocht wie früher.

Der chinesische Wok

Aktuell ist – im Rahmen der Globalisierung auch der Sitten und Gebräuche – der chinesische Wok, eine Art Kochschale aus Metall, die Vorteile bietet, weil hier mit wenig Fett und kurzer Garzeit gearbeitet wird. Allerdings muss vorher alles gut vorbereitet sein, denn das Kochen ist so rasch vorbei. Klein geschnittenes Gemüse ist in Minuten gar. Auszehrendes Verkochen wird unmöglich, weil die kleinen Stücke nicht im Wasser schwimmen und so auch ihre Seele nicht vorzeitig aushauchen. Es handelt sich um eine Art »Rührbraten«, bei dem sich in kürzester Zeit köstliche Röststoffe bilden und Gemüse wunderbar knackig bleibt und dabei sowohl Aroma wie Vitamine bewahrt. Allerdings erfordert das Kochen im Wok viel Geschick, weil alles so rasch geht und die Zutaten in der genau richtigen Reihenfolge in die Rührpfanne gegeben werden müssen. Was die längste Garzeit hat, muss natürlich zuerst hinein, damit alles gleichzeitig fertig wird.

Auf dem heißen Stein – eine sehr archaische Zubereitungsmethode – können nur ganze Stücke gegart werden. Die Ähnlichkeit zum alten Grill ist unübersehbar, wobei die Gefahr des Verbrennens geringer ist. Naturgemäß können auch hier keine Soßen zubereitet werden. Da – wie beim Wok – wenig Fett vonnöten ist, erfreut sich auch der heiße Stein zurzeit besonderer Beliebtheit.

Dampfgarer aus China – Dampfdruck-Kochtöpfe aus dem alten Europa

Dampfgarer dämpfen das Essen, wie es die Chinesen beim Dim Sum mit Bambuskörbchen über Dampf machen, und gehören heute schon zur Standardausrüstung moderner mitteleuropäischer Küchen. Aus der eigenen Tradition lässt der unverwüstliche Dampfdruck-Kochtopf, auch als Kelomat bekannt, grüßen. Seine Domäne sind Zutaten, die lange brauchen, wie Kartoffeln, denn er verkürzt die Garzeit um mehr als die Hälfte, indem er die Nahrung nicht nur unter Hitze, sondern auch unter Druck setzt. So wird erheblich Energie gespart und zugleich das Aus- und Verkochen verhindert, wodurch wiederum die Energie der Speisen besser erhalten bleibt.

Römertopf – oder Schmoren im eigenen Saft

Der Römertopf ist, wie der Name schon sagt, uralt und war früher aus Ton. Heute ist er oft teflonbeschichtet und rundum modernisiert. Was in ihm geschmort wird, bleibt saftig, und so eignet er sich ideal für Eintöpfe und Braten, die im eigenen Saft schmoren sollen.

Gegrillt wird besser im Rohr als im Garten

Auch das Grillen im Rohr ist noch zu empfehlen, denn die Hitze kommt hier von oben, was bei Aufläufen und Gerichten, die großer Hitze bedürfen, zwingend ist. Grillen im Garten hat zwar einen hohen Spaßfaktor und in Ländern wie Südafrika enormen Freizeitwert, ist aber gesundheitlich nicht zu empfehlen. Sobald die Nahrung mit offener Flamme in Berührung kommt, verkohlt sie, wobei sich kanzerogene Stoffe bilden. Besonders dramatisch entwickelt sich diese Situation, wenn auch noch ständig Fett in die Flammen tropft. Auf alle Fälle müsste eine Alufolie oder etwas Ähnliches untergelegt werden, um den Kontakt zum offenen Feuer zu vermeiden. Andererseits zeigen neuere Untersuchungen, dass alle dunkel, aber nicht schwarz gegarten Nahrungsbestandteile durchaus auch ihren gesundheitlichen Wert haben.

Weniger empfehlenswerte Zubereitungsstrategien

Panierend und frittierend in die Fettorgie

Das so beliebte Panieren, ohne das ein Wiener Schnitzel keines wäre, ist letztlich eine Fettorgie, die – im professionellen Bereich – obendrein oft mit minderwertigem, das heißt künstlich gehärtetem Fett zelebriert wird. Aber selbst wo gutes Fett zum Einsatz kommt, wird es durch die große Hitze weitgehend entwertet. Kleine und große Kinder lieben jedoch Paniertes, ohne Rücksicht auf dessen Fettanteil. Die Steigerung wäre noch das Frittieren, das am besten zu unterlassen ist, weil damit jedes Nahrungsmittel zu einer Fettdiät verkommt, wie das weltweit erfolgreiche Modell der Pommes frites zeigt. Allerdings gibt es heute auch bereits – von der Industrie erdachte und entwickelte – Pommes-Varianten, die fast ganz auf Fett verzichten. Ähnlich bemitleidenswert sind im Fett schwimmende gebackene Fischstäbchen und natürlich auch ihre Esser.

Das Salz des Lebens kann auch das Leben versalzen

Salzen, von der Schulmedizin lange für verschiedene Krankheitsbilder wie den Herzinfarkt für mitverantwortlich gehalten, ist inzwischen weitgehend rehabilitiert und in der Gesundlebeszene sogar zu einem Höhenflug in der Wertschätzung angetreten. Wenn man dazu die Protagonistin dieser Entwicklung, Frau Dr. Hendel, hört, geht es hier eindeutig mehr um die Qualität als die Quantität. Jedenfalls sollte man bei der Nahrungszubereitung auch mit gutem Kristallsalz sparsam umgehen und es erst ganz zum Schluss dazugeben, weil man dann nicht einmal die Hälfte braucht.

Spezielle Ernährungsformen in der Einzelkritik

Keine Chance, über den Darm heil(ig) zu werden

Diäten haben den Nachteil, dass sie einschränken und damit auch immer etwas wegnehmen. Die eigentliche Aufgabe des Lebens ist aber Integration von möglichst vielem. Ein weiterer Nachteil vieler Diäten liegt in ihrem Alleinvertretungsanspruch, mit dem fast jede ihr einzigartiges und allein selig machendes Ernährungsregime vertritt. Es sollte doch auffallen, dass es bisher einfach noch niemandem gelungen ist, über Ernährung Erleuchtung zu erreichen und heilig zu werden. Man kann also wohl davon ausgehen, dass diese Option außer in den Köpfen der Diätapostel gar nicht existiert.

Nichts gilt immer und für alle

Immer wenn alle Menschen über einen Kamm geschoren werden, kann grundsätzlich etwas nicht stimmen. Nichts, aber auch gar nichts ist für alle Menschen gleichermaßen gültig. Dazu sind wir viel zu individuell. In der Welt der Diäten gibt es aber nichts, was nicht irgendwo verboten und anderswo zwingend erforderlich ist. Diese Kritik gilt auch für all die Ernährungsleitlinien und Lebensregeln, die glauben, für alle Menschen gleichermaßen Seligmachendes anbieten zu können. Niemals ist etwas im Ernährungsbereich immer richtig. Irgendwann merken es auch die meisten, aber es wäre besser, sich derlei gleich von Anfang an klarzumachen.

Abraham Lincoln hat den Zusammenhang sehr schön ausgedrückt, als er sagte: »Man kann alle Leute eine Zeit lang und einige Leute für immer, aber man kann nicht alle Leute für immer an der Nase herumführen.« Die meisten Diäten sind zum Abnehmen gedacht, was sie – wie eingangs schon erwähnt – grundsätzlich nicht auf Dauer leisten können. Fast alle sind sie auch mit Verzicht assoziiert, was noch nicht schlecht wäre, wenn es denn im Hinblick auf eine dauerhafte Gewichtsentlastung etwas brächte. Anderenfalls bleibt es ein sinnloses, das Leben einschränkendes Unterfangen. Könnte eine der Diäten in Bezug auf bleibende Gewichtsreduktion etwas bewegen, wären all die anderen überflüssig. Da es sie aber in großer Zahl gibt, ist dies geradezu ein Beleg dafür, dass sie, gemessen an ihren Versprechungen, allesamt nicht funktionieren. Das Wort Versprechen hat nicht umsonst seine Doppelbedeutung. Hier soll es nun um jene Diäten gehen, die nicht vorrangig Abnehmen, sondern ein gesundes Leben im Auge haben, wovon einige wiederum geradezu mit Heilsanspruch hervortreten.

Die hohe Schule des Fanatismus

Hehre Absichten und hohe Ansprüche

Hehre Absichten, häufig verbunden mit einem Alleinvertretungsanspruch, der sich zugleich allein selig machend gibt, sind eine auffallende Eigentümlichkeit vieler Ernährungsapostel. Selbst über politische Themen lässt sich nicht annähernd so streiten wie über Ernährungsfragen. Wahrscheinlich hat das damit zu tun, dass sich hier der materiellste Aspekt der spirituellen Thematik mit dem einfachsten Bereich der Gesundheitsszene verbindet. Die Gesundheitsapostel stürzen sich wohl auch deshalb mit Vorliebe auf das Thema, weil es so leicht und genussvoll umzusetzen ist. Fast alle Menschen essen gern gut. Wobei außerordentlich unterschiedlich ist, was sie darunter verstehen.

Über die Jahrmillionen der Evolution haben wir gelernt, dass so ziemlich jeder Zustand mit Essen zu bessern ist, was in einer Zeit des Mangels selbstverständlich ist.

Uralte Hintergründe modernen Diätwahnsinns

Außerdem sitzt uns allen die Erfahrung unserer Vorfahren in den Knochen, dass es sehr schwer sein kann, die richtigen Dinge in ausreichender Fülle zu bekommen. Von daher ist es naheliegend, Ernährungsfragen sehr wichtig zu nehmen und sie sogar überzubewerten. Über so lange Strecken hing so viel davon ab, dass sich das unauslöschlich eingeprägt hat. Hinzu kam wohl, dass sich in frühen Zeiten auch die Gewohnheit eingeschlichen hat, jenen Anführern am willigsten zu folgen, die zu den besten Nahrungsquellen führen konnten. Da aber schnell alle möglichen Männer auch beste Anführer sein wollen und um diesen Posten heftige Konkurrenz besteht, ist es nicht verwunderlich, dass sich bis heute viele des Ernährungsthemas bedienen, um über diesen inzwischen etwas überlebt wirkenden Weg Führungspositionen zu erkämpfen. So mag es dazu kommen, dass Ernährungsapostel schnell das Gefühl entwickeln, mit ihrer Ernährungsvariante die gesamte Menschheit retten zu können und auch zu müssen. Immerhin fällt auf, dass in einem Bereich, in dem ansonsten fast nur Frauen zu Hause sind, die Führungspositionen so überaus häufig von Männern mit ausgesprochen fanatischem Anspruch okkupiert sind.

Blutgruppendiät

Vier Ernährungstypen für die ganze Erde?

Diese Diätform hat auf den ersten Blick den Vorteil der Individualität, auf den zweiten allerdings ist diese auf vier Menschengruppen analog den vier Blutgruppen beschränkt, und darin liegen auch bereits ihre Beschränkungen. Denn tatsächlich kann und darf man Blutgruppen untereinander – mit ganz wenigen definierten Ausnahmen – keinesfalls mischen, ohne die Betroffenen in Lebensgefahr zu bringen. Es ist aber nicht denkbar, dass es nur vier verschiedene Ernährungsformen für alle Menschen gibt. Bereits eine einfache Überlegung zeigt die Schwachpunkte dieser Diät, denn nach ihr müsste ein Zulu in Südafrika bei sehr hohen Durchschnittstemperaturen aufgrund der gleichen Blutgruppe ganz ähnlich essen wie ein Same in Nordnorwegen bei sehr niedrigen Temperaturen. Das kann aber allein schon auf der Basis der thermischen Wirkung der Nahrungsmittel nicht sein.

Ein richtiger und wichtiger Grundgedanke

Richtig ist dagegen sicher, dass es ganz verschiedene Grundtypen unter den Menschen gibt, was man oft auch in Familien erleben kann. Während bei uns alle vier Kinder das gleiche gutbürgerliche Essen angeboten bekamen, hatte meine jüngste Schwester doch schnell den Spitznamen einer fleischfressenden Pflanze weg, weil sie sich am liebsten von Schnitzeln ernährte. Wir anderen drei mochten durchaus auch Obst und Gemüse oder bevorzugten es sogar. Rückwirkend betrachtet ging das zwar nicht auf die Blutgruppeneinteilung nach Peter D'Adamo zurück, war aber doch auffällig. Ob nun die alten Jäger- und Sammlergene in der Ernährungsfrage wirklich so durchschlagen, wie es von den Vertretern dieser Kostform propagiert wird, erscheint mir fraglich, aber immerhin möglich.

Nur eigene Erfahrungen können entscheiden helfen

Sicher haben Blutgruppen Auswirkungen, die ja auch in anderen Bereichen der Medizin anerkannt sind, dass sie allerdings in so deutlicher Weise zum Ernährungswegweiser werden sollten, bezweifle ich aus obigen Überlegungen und persönlichen Erfahrungen. Für mich und einige mir sehr vertraute Menschen stimmen die empfohlenen Einschränkungen sicher nicht, während andere damit gute Erfahrungen gemacht haben.

Die eifrigsten Anhänger der Blutgruppendiät sind – nach meinen bisherigen Erfahrungen – relativ leicht zu verstehen. Wer als Mann aufgrund des hohen Ernährungsbewusstseins seiner Ehefrau mit liebevoll sanftem Druck zum Vegetarier umgebogen wurde, wird unter Umständen die Blutgruppendiät mit Kusshand zum Anlass nehmen, wieder zu seinen alten Gelüsten zurückzukehren. Wenn er zufällig die richtige Blutgruppe hat, bekommt er so ein richtig gutes Argument an die Hand.

Fit for Life

Von einer Einseitigkeit zur anderen

Die Diät der Diamonds, der Autoren von »Fit for Life«, sprach vielen aus dem Herzen beziehungsweise Bauch, die mit alter Ernährungsweisheit nach dem Motto »Morgens wie ein Kaiser, mittags wie ein Bürger, abends wie ein Bettelmann« gequält worden waren. Dieser Satz hat etwas für sich, denn tatsächlich ist schweres Essen abends weniger bekömmlich, was auch mit der Organuhr der Chinesen übereinstimmt. Danach ist die Magenzeit morgens zwischen 7 und 9 Uhr, also in der Frühstückszeit, abends herrscht dagegen eher »Yin-Zeit«, die weniger günstig für Verdauungsprozesse ist. Trotzdem widerspricht diese alte Weisheit vielen individuellen Anlagen und Vorlieben. All die Menschen, die morgens chronisch wenig Appetit haben und von gut meinenden Müttern in bester Absicht vor der Schule vollgestopft wurden, waren heilfroh, als die Diamonds den Spieß umdrehten und den Vormittag zur Tabuzone bezüglich Essen erklärten. Außer ein wenig Obst sollte nun gar nichts mehr angemessen sein. Dieses Ernährungsregime ist in letzter Konsequenz genauso einseitig wie der alte Grundsatz. Beide werden nur einem Teil der Menschen gerecht. Ein Bauer etwa, der im Sommer um sechs Uhr morgens zu arbeiten beginnt, wird sich schwertun, wenn er erst zu Mittag die erste Mahlzeit bekommt.

Insofern wäre die Lösung eigentlich leicht: Jeder müsste sich nur aus der Vielzahl der Angebote seinen eigenen Weg heraussuchen. Deren Problem ist allerdings, dass sie oft mit einem solchen Alleinvertretungsanspruch auftreten, dass sich immer wieder Menschen – zumeist von gut meinenden Partnern und Müttern – in ein Regime pressen lassen, das ihnen nicht entspricht. Man kann nicht oft genug wiederholen: Nichts ist für jeden zu jeder Zeit richtig. Es gibt aber auch nichts, was nicht für irgendwen zu irgendeiner Zeit einmal richtig ist. Selbst eine stehen gebliebene Uhr hat zweimal am Tag recht. Für all jene anderen mit ähnlich apodiktischer Sicherheit vorgetragenen Ernährungsregeln gilt Ähnliches.

Trennkost

Alles zu seiner Zeit?

Ihr Gedanke ist einfach und überzeugend und geht auf Hay zurück, weshalb diese Richtung ursprünglich Hay'sche Trennkost hieß. Man bietet dem Organismus die verschiedenen Nahrungskomponenten getrennt an, um ihm die Arbeit beziehungsweise das Verdauen zu erleichtern. In der Analogie ist das leicht verständlich. Werden einer Fabrik alle benötigten Komponenten durcheinander angeliefert, wird viel Energie mit Sortierungsarbeiten verbraucht, weil die Systeme nur immer einen Arbeitsgang auf einmal bewältigen können.

Schonen und schönen oder fordern und fördern?

So ähnlich dachte Hay und forderte, die Kohlenhydrate getrennt vom Eiweiß zu sich zu nehmen. Es ist aber eine grundsätzliche Frage, ob man dem Organismus das Leben immer erleichtern oder ihn im Gegenteil lieber richtig fordern und zur Arbeit anregen soll. Natürlich fühlt sich ein entlasteter Verdauungstrakt erst einmal besser, und das Leben erscheint schöner, wenn es keine Schwierigkeiten zu meistern gibt. Aber fördern wir so wirklich das Leben? In anderen Bereichen hat es sich überhaupt nicht bewährt, die Körpersysteme ständig zu entlasten.

Schonen oder herausfordern?

Wer seinem Organismus über lange Zeit alle Bewegung erspart, wird sicher bald degenerierte Muskeln haben. Ähnliches gilt für den Darm. Wer die beim Fasten unabdingbare Darmreinigung mittels Einlauf nach der Fastenzeit beibehält, wird den Darm träge machen. Der wartet dann mit seiner Entleerung auf den praktischen Einlauf, an den er sich gewöhnt hat. Kommt dieser dann aber nicht, reagiert der Darm mit Verstopfung. Diese grundsätzliche Auseinandersetzung zieht sich durch die ganze Medizin. Es gibt wirklich Orthopäden, die zur Gelenkschonung tendieren und von anstrengenden Beanspruchungen abraten. Die Analogie zum Gehirn kann in dieser Grundsatzfrage helfen. Lebenslange Schonung des Gehirns durch wenig und sparsames Denken trägt offensichtlich nicht zur Erhaltung der Hirnfunktion bei, sondern fördert im Gegenteil ihren Verfall. Die Analogie der Gehirnschonung kann auf viele Bereiche der Medizin und Gesundheit übertragen werden und sicher auch auf den Verdauungstrakt.

Use it or loose it – (be)nutzen oder verlieren

Auch in der Pädagogik hat sich nirgends Verwöhnung bewährt, sondern im Gegenteil kommen alle Methoden über kurz oder lang wieder zum System der leichten Überforderung zurück. Mit »Use it or loose it« drücken die Angelsachsen ganz ähnliche Erfahrungen aus. Wir müssen all unsere Systeme benutzen und fordern, wenn wir sie erhalten wollen. Das gilt für den ganzen Organismus. Folglich könnte man sich klarmachen, dass ein normales Verdauungssystem durchaus in der Lage ist, die verschiedenen Nahrungsbestandteile auch dann zu verdauen, wenn sie völlig durcheinandergemischt anfallen. Alles andere wie die Vorsortierung mittels Trennkost birgt die Gefahr in sich, den Verdauungstrakt zu verwöhnen und über diese Verweichlichung zu schwächen.

Im Übrigen ist leicht zu durchschauen, dass eine wirkliche Trennung, wie sie den Trennkostvertretern vorschwebt, gar nicht möglich ist, denn jedes Getreidekorn enthält natürlich eine Mischung aus Kohlenhydraten, Fett und Eiweiß. Diese auseinanderzudividieren, ist praktisch gar nicht möglich. Insofern geht es bei der Trennkost in Wirklichkeit immer nur darum, dem Ideal nahezukommen, ohne je eine wirkliche Trennung zu schaffen.

Vorteile in schwierigen Situationen

In besonderen Situationen wie bei starkem Übergewicht oder Darmproblemen ist die Entlastung des Organismus, wie sie auf dem Trennkostweg zu erreichen ist, sicher von Vorteil. Auf die Dauer ist diese Ernährungsstrategie aber – wie die meisten Diäten – durchaus geeignet, die strengen Anhänger sozial zu isolieren, weil sie nie mitessen und sich so auch ihres Lebens weniger freuen können. Wo aber (Lebens-) Genuss auf der Strecke bleibt, hat Gesundheit keine Chance.

Eiweißmast-Diäten

Bequem abnehmen und Diabetes Typ II vermeiden?

Diese Kostformen sind vor allem aus zwei Gründen entstanden. Zum einen, um Übergewicht auf bequeme, um nicht zu sagen faule Art loszuwerden, zum zweiten als Reaktion auf die Normalernährung mit hohen Kohlenhydratanteilen, die durch die Kombination von Bewegungsmangel und raffinierten Kohlenhydraten zu Krankheitsbildern wie Typ-II-Diabetes und Fettsucht führt. Insofern ergibt sich hier die schon beklagte Wahl zwischen Pest und Cholera.

Die positive Seite ist, dass die Überladung des Organismus mit Eiweiß tatsächlich zur Gewichtsabnahme führt. Diäten wie früher die Manager- oder Köhnlechner-Diät, die mit einem Überangebot an Steaks und Salat relativ rasch relativ viel Gewicht abbauten, machten das deutlich. Das hat damit zu tun, dass der Organismus ein Überangebot an Protein nicht verarbeiten kann und das meiste ausscheidet, einen kleineren Teil aber ablagert und nur den Rest verbrennt.

Arterioskleroseförderung von Atkins bis South-Beach

Das Problem ist der Teil, der abgelagert wird. Da dies zum Beispiel mit Vorliebe in den Blutgefäßen und hier besonders in den Arterien geschieht, wird auf diese Weise die bei unserer Lebensweise sowieso ständig drohende Arteriosklerose massiv gefördert. Das ist der entscheidende Nachteil all dieser immer wieder unter neuen Namen auftauchenden Diätformen von der alten Atkins-Diät bis zur modernen South-Beach-Variante. Um Übergewicht und Typ-II-Diabetes zu entgehen, nimmt man bei diesen Diäten verstärkte Arteriosklerose, Rheuma und Gicht in Kauf. Der beim Rheuma von den Schulmedizinern so gesuchte Rheumafaktor ist nicht zufällig ein Eiweißkörper, der bei Rheuma oft, aber durchaus nicht immer im Blut zu finden ist. Natürlich haben solche Krankheitsbilder auch vor allem mit dem entsprechenden seelischen Hintergrund zu tun, wie er in »Krankheit als Symbol« beschrieben ist. Mit der Eiweißmast wird aber die körperliche Grundlage für diese Probleme gelegt. Medizinisch sind diese Diäten deshalb abzulehnen. Den Teufel mit dem Beelzebub auszutreiben, hat sich noch nirgendwo bewährt, und wenn man den Konsequenzen massiver Arteriosklerose nachgeht, erweisen sie sich als ähnlich furchtbar wie die des zu Recht gefürchteten Übergewichts und des Typ-II-Diabetes.

Vegetarismus und Veganertum

Freiwilliger Verzicht setzt immer Bewusstheit voraus

Als Gegenpol zu den Anhängern der Eiweißmast-Diäten, denen es vor allem um die eigene Figur geht und die schon bei der eigenen Gesundheit Abstriche in Kauf nehmen, sind diejenigen zu nennen, die aus Bewusstseinsgründen auf tierisches Fleisch (Vegetarier) oder sogar alle tierischen Produkte (Veganer) verzichten. Sie kümmern sich über die eigene Gesundheit hinaus noch um die der Mitgeschöpfe und sind in der Regel auch in anderen Lebensbereichen sehr viel bewusster als die durchschnittliche Bevölkerung. Das macht auch gesundheitliche Vergleiche mit anderen Zeitgenossen schwierig, weil es kaum gelingt, eine ähnlich bewusste Kontrollgruppe zu finden.

Ideologie und Gesundheitsbewusstsein

Der Verzicht auf Fleisch und damit auf das Töten von Tieren ist in der Regel weniger gesundheitlich als ideologisch begründet. Man bezieht sich eher auf die Vorbildfunktion eines Franz von Assisi oder die Achtsamkeit und den Respekt vor dem Leben im buddhistischen Sinn als auf Gesundheitsstatistiken. Dass man dadurch der eigentlich für Menschen vorgesehenen Lebensweise näher kommt als durch Eiweißmast-Diäten, dürfte der Grund für das weitaus bessere Abschneiden bei vergleichenden Untersuchungen sein. Obwohl wir eingangs schon gesehen haben, dass diejenigen gesundheitlich am allerbesten abschneiden, die mit einer bezüglich Fleischverzehr drastisch reduzierten Mischkost leben und Fleisch durch Fisch ersetzen.

Allerdings spielt immer auch das Lebensgefühl mit und »verfälscht« die Ergebnisse. Naturgemäß fühlen sich daher Vegetarier, die einen positiv begründeten Verzicht leisten und durchhalten, dabei gut und auf der besseren Seite. Allerdings können sie, was die Lebensstimmung angeht, schwere Einbußen erleiden, weil die entscheidenden stimmungsfördernden Stoffe im Organismus aus Aminosäuren und damit

Eiweißbausteinen stammen. Betroffene sollten sich also das Kapitel über Serotonin besonders zu Gemüte führen.

Verzicht als stärkende Ideologie

Die zweite seelische Gefahr liegt in der Verachtung der anderen, die dergleichen Disziplin weder schaffen noch oft überhaupt anstreben. Jedes Sich-Erheben über andere vermeintlich Unbewusste führt zwar zur Arroganz, aber auch die wird sich noch subjektiv gut anfühlen. Man isst etwas Besseres und ist damit – in der eigenen Sicht – auch etwas Besseres und sogar etwas ganz Besonderes. Selbst wenn die eigene Ernährungsform offensiv eifernd vorgetragen und dabei massiv und sogar aggressiv missioniert wird, fühlt sich das innerhalb der Gruppe Gleichgesinnter immer noch gut an.

Darin dürften mehr stabilisierende Faktoren liegen als in der regelmäßig angeführten gesundheitlichen Argumentation. Wissenschaftliche Untersuchungen haben in letzter Zeit ergeben, dass ein gutes und selbst ein übersteigertes Selbstbewusstsein die Abwehrkraft erhöht.

Die Eiweißsituation bei Vegetariern

Solange noch Milchprodukte und Eier akzeptiert werden, ist jedenfalls kaum ein Mangeleffekt bei dieser Ernährungsform zu befürchten, denn eine ausreichende Eiweißversorgung bleibt gesichert. Auch die immer wieder behauptete Vitaminmangelsituation bezüglich B_{12} habe ich nur sehr selten erlebt. Immerhin leben in Indien Hunderte von Millionen Menschen seit langen Zeiten vegetarisch, ohne dabei Schaden zu nehmen. Meine eigene Erfahrung geht auch in diese Richtung. Selbst während Jahrzehnten strenger vegetarischer Ernährung hatte ich doch nie das Gefühl, irgendeinen Mangel zu leiden. Allerdings hab ich immer besonderes Augenmerk auf die Glücks-Botenstoffe gelegt und darauf geschaut, genug von ihnen zu bekommen.

Die Veganer

Sie sind eine in sich sehr heterogene Gruppe. Neben äußerst bewussten Menschen, deren Ehrfurcht vor der Schöpfung ihr Leben bis in Ernährungsfragen hinein bestimmt, gibt es unter ihnen auch eine wesentlich von Ideologie geprägte Gruppe, die es sehr genau mit sich und meist auch mit den anderen nimmt. Neben ihnen ist es in der Regel kaum mehr möglich, mit Genuss ein Steak zu essen, weil sie sich dadurch provoziert fühlen. Diese Ernährungsform ist dann wie auch ihre speziellen Anhänger mit einer gewissen Vorsicht zu genießen, denn einige wenig Kompromissbereite erscheinen ausgesprochen ungenießbar. Besonders deutlich wird das, wenn die Ernährungs- zur Lebensform wird. Manchmal wird dann sogar die Nutzung von Leder etwa für Schuhe abgelehnt und schon Lederschuhbesitzer erfahren geballte Verachtung.

Veganer müssen besonders darauf achten, nicht in die Soja-Falle zu tappen und sich mit hohen Östrogenspiegeln in die falsche Lebensrichtung zu begeben. Außerdem behindert Soja, wie sich jüngst zeigte, auch die Serotonin-Synthese, und so wäre hier der morgendliche Rohkostlöffel besonders wichtig, um die Lebensstimmung zu retten.

Ernährung bestimmt das Leben

Bei dieser Ernährungssituation wird es – ohne Milchprodukte – auch schwieriger, für ausreichend Eiweiß zu sorgen, und so dreht sich bei vielen Veganern alles um ihre ausgefallene Ernährungsform. Für Kinder ist diese jedenfalls ungeeignet, wenn nicht sehr bewusst auf ausreichend Eiweißzufuhr geachtet wird. Der Organismus muss sich vor allem aus Eiweißstrukturen aufbauen, weil sie alle Grenzflächen bilden. Man müsste bei dieser Kostform ständig daran denken, genug Protein zu bekommen. Dessen Sicherstellung nur über Pflanzen ist mühsam und obendrein eintönig, denn die Hauptquellen in Gestalt von Hülsenfrüchten, Lupinen, Hirse und Soja wird man relativ rasch überhaben. Kinder von ideologischen Veganern, die zu dieser Ernährungsform gezwungen werden, sind nach meinen Erfahrungen ständig auf der Suche nach anderen Nahrungsquellen, was ebenso deutlich wie peinlich ist.

Über Extrawürste in den Mittelpunkt

Erschwerend kommt hinzu, dass man praktisch nirgends mehr mitessen, kaum noch irgendwo zum Essen gehen kann und ständig mit seinen Sonderwünschen im Mittelpunkt landet. Und obwohl man alles so ernst und ehrlich meint, ergibt sich über die Hintertür dann doch oft eine ziemliche Extrawurstbraterei, auch wenn man Würste natürlich strikt ablehnt. Möglicherweise schleicht sich über den Schatten hier ein ansonsten nicht eingestandenes und auch gar nicht gewagtes Mittelpunktsbedürfnis durch die Hintertür ins Leben. Wer mit einem Veganer zusammenleben will, muss sich in der Regel dessen extremem Regime anpassen und wird ständig mit der Schwierigkeit der Essensbeschaffung konfrontiert. Für Menschen ohne Eigensinn und missionarische Berufung kann das ausgesprochen energieintensiv und lästig werden. Das heißt aber auch, Veganer machen es anderen sehr schwer, zu ihnen Zugang zu finden, und schließen sich indirekt vom großen »Partnermarkt« weitestgehend aus. Es kommen in der Regel nur noch ganz wenige, ganz ähnlich Lebende in Frage.

Ausschließlichkeit schließt aus

Daran aber lässt sich ermessen, wie sehr hier das Essen andere, noch wichtigere Lebensbereiche tangiert und somit überwertig wird. Wir sollten essen, um zu leben, nicht leben, um (richtig) zu essen.

Aber auch hierzu gibt es einen Gegenpol in Gestalt jener vegetarischen/veganen Restaurants, die sich zunehmend diesem Thema widmen und, wie etwa das »Vegetasia« in Wien oder das »Gasthaus Schillinger« bei Stockerau[*] im österreichischen Weinviertel, eine ganz normale Karte bieten, wobei Huhn, Scampi, Steaks und

---

[*] Gasthaus Schillinger, A–2002 Großmugl, Hauptstraße 46, Tel. & Fax: 0043-02268-6672

Fisch jedoch aus Gertreideprodukten, Soja und anderen rein pflanzlichen Zutaten bestehen. Persönlich konnte ich mich vom ausgezeichneten Geschmack dieser Menüs überzeugen. Eine gute Alternative, sofern man die Konsistenz und das Aussehen von Fleisch überhaupt noch möchte. Allerdings sei nochmals an die Gefahr durch zu viel Soja erinnert.

Sonnenkost

Unschuldslämmer bei Tisch

Die Sonnenköstler bevorzugen wild wachsende, sonnengereifte Körner und Samen, denen zu keiner Zeit Gewalt angetan werden muss, weil sie uns praktisch reif und freiwillig in den Schoß beziehungsweise Mund fallen. Sie gehen mit den Einschränkungen also noch einen Schritt weiter als die Veganer, denen sie im strengen Sinn zuzurechnen wären. Allerdings haben sie es nicht so einfach mit der völlig unbefleckten Unschuld.

Die schönsten Ideologien gehen nicht auf

Selbst diese sonnengereiften Samen zu essen, ließe sich immer noch als Vergehen begreifen, denn die Samen wollen ja nicht in Menschenmägen landen, sondern im Boden, um neue Pflanzen zu werden. Sonnenköstler wollen nichts und niemandem Gewalt antun, was natürlich zuerst einmal ein wunderschöner Gedanke ist. Einigen unter ihnen macht sogar noch der Verdacht zu schaffen, dass sich möglicherweise selbst ein Samenkorn noch vergewaltigt fühle, weil es durch das Verspeisen die in ihm angelegte Möglichkeit, ein Baum oder Strauch zu werden, verliert. Was uns zeigen könnte, dass es kaum eine Möglichkeit gibt, wirklich völlig auf der sogenannten guten Seite zu bleiben.

Innerhalb der Welt der Gegensätze werden wir immer der Ganzheit irgendetwas schuldig bleiben. Das berücksichtigend, könnten wir milder werden mit uns und allen anderen. Um uns am Leben zu halten, müssen wir immer andere Wesen, ob Pflanzen oder Tiere, in ihren Lebensrechten beschneiden. Es ist immer nur ein gradueller Unterschied, inwieweit wir uns das zugestehen.

Die Sonnenkost ist als extrem einschränkende Diät mit einem Rucksack voll Schwierigkeiten im Ernährungsalltag verbunden, obwohl sie – nicht so streng angewandt – auch eine Fülle von netten Seiten hat. Wer mit einem von ihren Anhängern spazieren geht, erlebt staunend, was sich so alles aus Gottes großer Natur verspeisen lässt. Und da die Sonnenköstler von so vielem immer nur so wenig bekommen, sind sie ständig auf der Suche. Darin erinnern sie an die frühen Sammler.

Rohkost

Diese Ernährungsform wurde schon mehrfach erwähnt. Sie hat den großen Vorteil der besten Versorgung mit Vitaminen und Spurenelementen und den Nachteil, dass viele sie gar nicht (mehr) gut vertragen. All die von der thermischen Einteilung her coolen Typen fahren mit reiner Rohkost sehr schlecht – ganz besonders im Winter. Es ist eher eine Ernährungsform für den Sommer und für verdauungsmäßig robuste Typen. Wenn sie nicht vertragen wird, führt sie zu Blähungsorgien. Wo aber anstelle von Verdauung Vergasung eintritt, wird aus einer ursprünglich und vom Gedanken her gesunden Ernährung eine eher ungesunde Kostform. Wer diese Erfahrung mit der Rohkost macht, sollte sie vorerst aufgeben und im Kapitel über die thermischen Typen erst einmal feststellen, zu welchem Verdauungstyp er gehört. Die TCM geht davon aus, dass ausschließliche Rohkost auf Dauer immer auch schwächend wirkt.

Wer dagegen Rohkost gut verträgt und mag, findet in ihr eine wundervolle und extrem einfache Ernährungsform. Er spart sich Geld, Arbeit und bekommt obendrein eine optimale Versorgung mit Vitaminen und Spurenelementen. In den meisten Restaurants und an fast allen Büffets kann man sich von Salat- zu Salatplatte retten. Obwohl es natürlich am leichtesten und sinnvollsten wäre, wenn man sich auch hin und wieder aus sozialen Gründen Ausnahmen gönnen und damit auch gleich den Bedenken der alten Chinesen Rechnung tragen würde.

Instinctotherapie nach Burger

Zurück zu den Urahnen

Bei dieser Diät geht es – wie der Name schon sagt – einfach darum, seinen Urinstinkten zu folgen und wieder zu essen, was unsere frühen Vorfahren in jenen Zeiten zu sich nahmen, als das Feuer noch nicht domestiziert war. Das heißt, man kann praktisch alles essen, nur immer roh und frisch, so, wie es die Natur bietet. Insofern handelt es sich um eine extreme Form der Rohkost. Allerdings geht es bei der Rohkost nur darum, Gemüse, Körner und Obst roh zu essen, während es hier im wahrsten Sinne um alles geht. Es käme durchaus auch Fleisch in Frage, das roh zu verzehren wäre. Natürlich ist es eine Geschmacksfrage, ob man so in die Vor- und Frühzeit zurückkehren will.

Heilende Diät?

Allerdings haben die Anhänger der Methode viele Heilungsgeschichten auf ihrer Seite und nennen diese Kostform ja auch nicht etwa Diät, sondern Therapie. Von der Regression, die damit verbunden ist, ließe sich auch die heilsame Wirkung ableiten. Ein Krankheitsbild bedeutet immer, dass die Betroffenen mit einem in ihrem Leben anstehenden Thema nicht fertig geworden sind. Gehen sie in die Regression, also in der Zeit weit zurück auf eine frühere Entwicklungsstufe, so können sie dort Kraft und Energie schöpfen und der anstehenden Aufgabe unter Umständen besser gerecht werden. Darin mag die Erklärung für die beobachteten Heilungsphänomene liegen.

Makrobiotik

Die Mitte essend finden

Hier handelt es sich um eine Ernährungsform, die das Heil ihrer Anhänger mit dem wundervollen Gedanken der Ausgewogenheit verknüpft. Man versucht, die Nahrung nach Yin- und Yang-Kriterien in Einklang zu bringen. So sollen die archetypisch weiblichen Nahrungsbestandteile durch entsprechende archetypisch männliche Anteile aufgewogen werden. Das ist ein sehr schöner Gedanke einer Ernährung, der ebenfalls heilende Wirkungen nachgesagt werden.

Die Yin-Yang-Falle

Allerdings ist es auch ein fehleranfälliger Ansatz, der immer wieder zu einer ganzen Menge unnötiger Leiden führt. Wer seine Nahrung nur nach den beiden Kriterien Yin und Yang auswählt und zusammenstellt, kann eine Bauchlandung erleben. Das wäre dann ein noch eingeschränkteres Auswahlprogramm als die Blutgruppendiät, die immerhin noch vier Typen kennt. Wer also nur auf den Yin-Yang-Ausgleich setzt, wird grundsätzlich anfällig für den eingangs schon geschilderten Fehler, wo fast der ganze Yang-Anteil durch Salz aufgebracht wurde und sich der Betroffene selbst beinahe das Leben endgültig versalzen hätte.

Wer aus dem wundervollen Versuch der Ausgewogenheit und Mitte den absurden Schluss zieht, Trinken sei unwichtig, geht gewaltig in die Irre und läuft längerfristig Gefahr, lange vor der Zeit zu vertrocknen. Die Buschmänner wurden in ihrer angestammten Heimat, der wasserärmsten Steppe der Welt, der Kalahari, kaum über 40 Jahre alt. Heute mit ausreichend Wasser versorgt, erreichen sie ein fast doppelt so hohes Alter.

Montignac, Glyx-Diät und Co

Diese Art von Diäten haben den Vorteil – besonders in der Variante nach Montignac –, dass sie den Genussaspekt mit im Auge behalten und über ein Stufensystem ihre Anhänger langsam wieder aus der Selbstbeschränkung befreien.

Gekonnter Umgang mit der Insulinfalle

Das Neue daran ist die alte Erkenntnis, dass Kohlenhydrate nicht gleich Kohlenhydrate sind. Das wusste man allerdings schon lange und empfahl aus Ernährungskreisen einstimmig die vollwertigen Kohlenhydrate. Die angesprochenen Diäten differenzieren hier jedoch noch viel stärker. Durch das verschieden starke Ansteigen des Glucose- oder Blutzuckerspiegels, das Kohlenhydrate im Blut hervorrufen, haben sie einen ganz unterschiedlichen Effekt auf den Insulinmechanismus des Organismus und von daher auf die Tendenz zur Gewichtszunahme.

Bei diesem Gedanken liegt der Ursprung von Diäten wie der Glyx-Diät und all den Diätvarianten, die darauf bauen, den Anstieg der Blutglucose möglichst gering zu halten, um auf diesem Weg die sogenannte Insulinresistenz gar nicht erst aufkommen zu lassen und den Körper aus der schon erwähnten Evolutionsfalle herauszuhalten. Der Effekt solcher Ansätze ist durchaus spürbar, und vor allem bringt er – im Gegensatz zu den Eiweißmast-Varianten – keinerlei gesundheitliche Nachteile mit sich. Im Gegenteil ist es für den Organismus sehr entlastend, wenn er aus der Insulinfalle herausgehalten wird.

Das zugrunde liegende Thema ist einfach. Der Organismus hat über Jahrmillionen niemals raffinierte Kohlenhydrate bekommen und so auch nicht gelernt, sich darauf einzustellen. Das höchste der Gefühle war ein wenig Honig, der aber natürlich nicht geschleudert war und von daher mit wertvollen Ballaststoffen »verunreinigt« blieb. Wenn wir heute raffinierte Kohlenhydrate zu uns nehmen, denkt der Organismus, durch den raschen Andrang dieser Stoffe ins Blut fehlgeleitet, eine enorm große Kohlenhydratmenge falle an, und entsprechend hoch ist seine Insulinausschüttung. Dieser schnelle Blutzuckeranstieg kommt zustande, weil raffinierte Kohlenhydrate nicht erst vom Verdauungssystem aufgeschlossen werden müssen. All diese Arbeit hat der Raffinierungsprozess dem Körper bereits abgenommen. Die als Reaktion auf den großen Anstieg ausgeschüttete Insulinmenge sorgt dafür, dass der Blutzucker in Rekordtempo in die Zellen aufgenommen wird.

Anschließend aber bleibt noch eine große Insulinmenge übrig, die den Organismus langfristig überfordert. Denn dieser Insulinüberfluss senkt nun den Blutzucker unter den überhaupt sinnvollen Wert, und diese Unterzuckerung geht mit Empfindungen wie Reizbarkeit, Konzentrationsmangel, Heißhunger und dergleichen einher. Um diesen schlechten Zustand zu beheben, werden die Betroffenen sehr rasch wieder etwas essen wollen.

Sich selbst erhaltender Teufelskreis

Mit der Zeit finden sie heraus, dass am besten – weil am schnellsten – hilft, sogleich wieder raffinierte Kohlenhydrate zu sich zu nehmen. Diese beheben das entstandene Blutzuckerdefizit am raschesten. Der sich ergebende Teufelskreis entspricht dem jeder beliebigen Sucht.

Auf diese Weise kann man, ständig im Hungergefühl bleibend, nicht nur beträchtlich zunehmen, sondern auch seine Bauchspeicheldrüse überfordern und die Gefahr des Typ-II-Diabetes heraufbeschwören. Diese Art der Zuckerkrankheit hieß bis vor kurzem Altersdiabetes, weil die Erschöpfung der Bauchspeicheldrüse in der Regel erst im fortgeschrittenen Alter auftrat. Heute erleben viel zu viele diese Situation mittels der beschriebenen Fehlernährung schon in jüngeren Jahren. Wenn wir so weitermachen, wird die Situation des Typ-II-Diabetes immer normaler. Bei den Pima-Indianern Nordamerikas leidet bereits die Hälfte der Gesamtbevölkerung unter dieser Form der Zuckerkrankheit, und fast alle sind ausgesprochen fett.

Das tägliche Elend zwischen Hunger und Insulinfalle

Der morgendliche Start in die Glucoseorgie

Das typische Essensszenario sieht so aus, dass schon das morgendliche Frühstück gegen 7 oder 8 Uhr eine Orgie an raffinierten Kohlenhydraten von den Semmeln bis zur Marmelade mit sich bringt. Der erreichte Unterzuckereffekt macht sich bereits gegen 9 Uhr bemerkbar und erzwingt das zweite Frühstück der Deutschen, die österreichische Jause, beziehungsweise das Gabelfrühstück oder das Z´nüni der Schweizer. Die Namen wechseln, aber der Unterzuckereffekt bleibt und ist international. In alemannischen Gegenden wird er übers »süße Stückle« erreicht, das ein ähnliches Schicksal wie das Frühstück hat – trotz bescheiden daherkommendem Namen läuft es dann meist doch auf mehrere frühe Stücke aus hochraffinierten Kohlenhydraten hinaus.

Die mittägliche Fortsetzung

Schon vor 11 Uhr meldet sich der Heißhunger zurück, gegessen werden kann aber erst um 12 Uhr, sodass man sich nun wirklich sehr hungrig zu Tisch begibt und richtig »reinhaut«, wie der Volksmund so ehrlich sagt. Die dabei gegessenen Kohlenhydrate werden wieder raffiniert sein mit dem schon bekannten Kurzzeiteffekt neben der Eiweißbombe in Gestalt entsprechend großer »Fleischlappen«. Diese werden immerhin den Hunger auf ihre allerdings belastende und beschwerliche Art und Weise stillen.

Kaffee trinken bedeutet längst Kuchen essen

Schon vor der Kaffeepause wird sich der Hunger zurückmelden. Auf die raffinierten Kohlenhydrate ist in dieser Hinsicht Verlass. Zum Kaffee gibt es natürlich vor allem oder ausschließlich Kuchen und damit neuerlich raffinierte Kohlenhydrate, die wiederum dafür sorgen, dass der Hunger lange vor dem Abendessen zurückkehrt. Die ganze sogenannte Zuckerbäckerei ist – wie ihr Name schon andeutet – eine Zuckerorgie, die, einmal als Belohnung und Ausnahme gedacht, inzwischen längst zum Standard geworden ist. Wenn man die unter dem Aspekt von Seminarpauschalen in besseren Hotels aufgetischten Kalorien addiert, könnte man damit Schwerarbeiter durch einen schweißtreibenden Arbeitstag bringen, und selbst die würden unter dieser Diät wahrscheinlich auch noch zunehmen.

Für Seminarteilnehmer, die oft den ganzen Tag nur sitzen und zuhören, wird das Zuckerdrama noch unerträglicher. Seminarpauschalangebote sind fast ausnahmslos Ausdruck einer vollkommen an den eigentlichen menschlichen Bedürfnissen vorbeigehenden Fressorgie.

Die Zuckerhypothek erreicht den abendlichen Höhepunkt

Dass diese Unsitte auch Krankenhäuser und Altenheime erfasst, macht die Sache nicht besser. Kreuzfahrten sind berüchtigt für solchen Schwachsinn, wobei sie natürlich auch gesund möglich sind, wie unsere Varianten seit Jahren demonstrieren. Die Art beschriebener Zuckerpausen belastet wiederum das Abendessen schon im Voraus, denn Ausgehungerte essen natürlich mehr und gerne auch etwas schwerer, will heißen, die hoch raffinierten Kohlenhydrate bekommen nun wieder Konkurrenz von einer fleischlichen Eiweißbombe, die immerhin für einige Zeit sättigt.

Nach dem entsprechend voluminösen Dinner schafft man es dann gerade noch bis in den Fernsehsessel, in dem man schon bald – fernsehend – versinkt und den neuerlich auftretenden Unterzucker mit reichlich Salzgebäck oder Süßigkeiten erfolgreich bekämpft. Um diesen Erfolg zu stabilisieren, muss man allerdings ständig nachlegen. Solch ein Programm halten unsere Bauchspeicheldrüsen nicht allzu lange durch. Sie resignieren in Form des Typ-II-Diabetes.

Auswege aus der Glucosefalle

Aus dieser Falle können Diäten wie die von Montignac einen sogar noch schmackhaften Ausweg bieten, denn sie trainieren ihre Anhänger darauf, nur noch Kohlenhydrate auszuwählen, die einen langsamen Glucoseanstieg mit sich bringen, um so die Insulinfalle zu vermeiden. Wo sie dann noch eine allmähliche Rückkehr zu vollem Lebensgenuss gewährleisten, sind sie sehr zu begrüßen. Im Montignac-System wird das dadurch erreicht, dass man sich von der Verzichtebene stufenweise zu ungeschmälertem Genuss zurückbewegt. Bereits im Kapitel zur ersten Säule der Ernährung ist die entsprechende Tabelle mit den Angaben der glykämischen Potenz der Lebensmittel zur leichteren Orientierung auf dem Weg aus der glykämischen Falle zu finden. Hier wäre noch einiges zu verbessern, wenn die sogenannte »glykämische Last« beachtet würde, die den entsprechenden Index, aber auch die Menge der Kohlenhydrate im Nahrungsmittel berücksichtigt.

Öl-Eiweißkost nach Johanna Budwig

Der Zauber des Leinsamens

Die deutsche Fett-Spezialistin Johanna Budwig hat schon vor einigen Jahrzehnten – besonders für Krebspatienten – eine Diätform vorgeschlagen, die sich auch in vielerlei anderer Hinsicht bewährt hat. Einen besonderen Stellenwert bekommt dabei der Leinsamen, der allmählich auch von offizieller wissenschaftlicher Seite wegen seines verblüffend hohen Omega-3-Fettsäuren-Anteils entdeckt wird. Bei dieser Diät geht es darum, sehr weitgehend auf alle anderen Fette zu verzichten und sich auf Leinsamen vor allem in Gestalt von Leinöl zu konzentrieren. Die entschlackenden Wirkungen dieser Vorgehensweise sind eindrucksvoll und haben zum Beispiel auch vielen Rheumatikern gut geholfen. Morgens und abends nimmt man eine süße oder auch pikante Quark-Leinöl-Mischung zu sich, die in Richtung Müsli oder »Mayonnaise« beliebig abgeändert und verfeinert werden kann. Ansonsten verzichtet man auf andere Fette, wobei eine Art Schmalz namens »Diäsan« erlaubt ist, das aber nie große Beliebtheit erreicht hat. Natürlich hatte auch diese Diät als alleinige Therapie ihre Grenzen, aber es traten doch erstauliche Verbesserungen auf, die bis zur Erfahrung besserer Sonnenverträglichkeit bei schnellerer Bräunung reichten. Bis heute verwenden wir bei unseren Seminaren im Thermalbad Montegrotto die sogenannte »Topfencreme« nach Budwig als Morgenmischung, deren Rezept im Anhang zu finden ist. Mit frischem Obst wird daraus ein kühlendes Müsli, das sich aber mit Zimt wieder etwas erwärmen lässt. Mit warmem gekochtem Obst lässt sich dieser Effekt noch verstärken.

Positiver Nachgeschmack

Nach all den Jahren, hat für mich persönlich die Budwig-Kost noch immer einen positiven Nachgeschmack, zumal sie wie keine andere Kostform das Verhältnis zwischen Omega-3- und Omega-6-Fettsäuren verbessert. Leinsamen hat einen Anteil von 53% Omega-3- bei nur 14% Omega-6-Fettsäure. Rapsöl hat zwar auch noch einen Anteil von 10% Omega-3-, aber schon 21% Omega-6-Fettsäure. Bei Weizenkeimöl beträgt der Anteil der Omega-3-Fettsäure nur noch 5% gegenüber 57% Omega-6-Fettsäure. Leinöl wirkt damit dem heute eingetretenen Fehlverhältnis am besten entgegen. Was den realen Nachgeschmack des Leinöls angeht, ist es sehr wichtig, es frisch zu nehmen, am besten direkt aus einer Reformölmühle. In dieser Verfassung hat es kaum Eigengeschmack und wird sehr gut vertragen.
Unter www.dr-johanna-budwig.de findet sich eine Bestelladresse für gutes Leinöl.

Fit-for-Fun-Diät

Gesunde Kost ist mehr als Diät

Hierbei handelt es sich um eine sehr empfehlenswerte Kostform, bei der eigentlich nur der Name Diät zum Problem wird, denn im Prinzip handelt es sich einfach um eine vernünftige Ernährung, die weitgehend den hier gegebenen Empfehlungen folgt. Bei einem hohen Anteil an Kohlenhydraten aus Frischkost werden Protein und Fett auf das richtige Maß zurückgestutzt, und dazu wird viel Bewegung empfohlen. Dabei stellt sich eigentlich nur die Frage, ob man das überhaupt Diät nennen sollte. Aber wir sind inzwischen schon so weit, dass das Gesunde und Natürliche von einer großen Mehrheit längst nicht mehr als normal erachtet wird und sich so als Diät durchschlagen muss.

Wo der Wahnsinn regiert, wird das Selbstverständliche zur Sensation

Mit Selbstverständlichkeiten kann man inzwischen schon Furore machen. Der Erfolg der Geburtsvorbereitung von Leboyer ist eigentlich ein Phänomen, denn er empfiehlt nur, einen neuen Erdenbürger auf anständige Weise in Empfang zu nehmen, ihn also weder sinnlos zu quälen noch unnötigen Strapazen auszusetzen. Dass dieses Programm ein solcher Welterfolg wurde, liegt an der extremen Verirrung, in die sich die Geburtshilfe davor begeben hatte.

Das Plausible wird dort, wo das Absurde die Herrschaft übernommen hat, zur Revolution

Ähnlich ergeht es mir mit der Krankheitsbilder-Deutung im Sinne von »Krankheit als Symbol«. Da es nichts auf der Welt gibt, was Form und Gestalt hat und dabei weder Sinn noch Bedeutung, ist es völlig unwahrscheinlich, dass das ausgerechnet bei Tumoren oder Magengeschwüren der Fall sein sollte. Tumore sind meist blumenkohlartige Gewächse, Magengeschwüre bilden Krater in der Magenwand. Beide haben also Form und Gestalt und folglich auch Sinn und Bedeutung. Lediglich die absurde Tatsache, dass die Schulmedizin sich für diese Selbstverständlichkeit über Jahrzehnte taub (lat.: surdus = taub) gestellt hat, machte Bücher wie »Krankheit als Weg« und »Krankheit als Symbol« zu Welterfolgen. In diesem Sinn muss sich eine art- beziehungsweise menschengerechte Ernährung heute schon als Diät anbiedern.

Fitness und Lebensfreude essend steigern

Bringt man zur Fit-for-Fun-Diät noch den Gedanken konsequenter Vollwerternährung und den des typgerechten Essens hinzu, so ergibt sich eine Ernährungsform, die – nomen est omen – fit erhält und Freude macht.

Ernährung und orthomolekulare Medizin

Teure Folgen des Billigfutters

Wenn jemand weiterisst, obwohl er kalorisch schon weit über seinen Bedarf hinaus ist, liegt der Verdacht nahe, er könne nicht wirklich satt und befriedigt sein. Das liegt heute an Nahrungsmitteln, die nicht mehr die Nährstoffe enthalten, die wir brauchen. Da die Mehrheit das von der Industrie angebotene Billigfutter in übergroßen Mengen verspeist und wenig Wert auf echte Lebensmittel legt, wäre es erstaunlich, wenn die Produzenten von sich aus dieses gut funktionierende System ändern würden. Tatsächlich sind viele nicht nur mit Billignahrung zufrieden, sondern genießen sie sogar schon. Eine große Anzahl künstlicher Aromastoffe lässt die von der Industrie »designte« Nahrung genau so schmecken wie gewünscht. Amerikanische Collegestudenten ziehen längst künstliche Aromen echten Früchten vor, wie Versuche eindrucksvoll ergeben haben. Insofern erscheint die Essenswelt der Mehrheit durchaus heil, wären da nicht zunehmendes Übergewicht und einige andere unerfreuliche Krankheitssymptome.

Zwickmühlen im Kampf gegen den Mangel

Bei Kindern wurde beobachtet, wie sie eigenartigste Dinge aßen, nur um an einen fehlenden Stoff zu kommen. Als amerikanische Kids die Lippenstifte ihrer Mütter verspeisten, fanden Forscher bei ihnen einen Mangel an einem bestimmten Spurenelement. Dieses war im Lippenstift enthalten, wenn auch dessen restliche Zusammensetzung alles andere als bekömmlich war. Wie die Kinder, die eine Menge Farb- und Giftstoffe zu sich nahmen, weil ihr Organismus Mangel an einem Stoff hatte, reagieren wohl auch die Körper vieler Menschen, wenn sie den schwer zu durchschauenden Cocktail an ungenießbaren Farb-, Konservierungs- und Aromastoffen zu sich nehmen, in der Hoffnung, darunter auch noch ein paar wesentliche Stoffe zu ergattern. Diese Situation bringt heute viele Menschen und ihre Körper in eine Zwickmühle. Um auf der einen Seite einen Mangel zu beheben, werden auf der anderen Seite neue gravierende Probleme geschaffen.

Mangel und Hunger

Insgesamt wird die mit Industriefutter abgespeiste Mehrheit immer mehr solcher Mangelerscheinungen hervorbringen, einfach weil die Grundstoffe, aus denen Fertiggerichte hergestellt werden, für unsere Gesundheit wesentliche Spurenelemente gar nicht mehr enthalten. Folglich wird der Organismus so lange Hunger produzieren, wie er noch Mangel an ihnen hat. Das heißt aber, solch ein Esser wird kaum noch satt, so viel er auch von seiner Mangelnahrung verschlingt. Wer sich den Bauch bis zum Völlegefühl vollschlägt, ist nicht einmal zwingend satt, sondern eben nur voll. Ginge noch etwas in den Magen, würde er weiteressen, in der unbewussten Hoffnung, vielleicht doch noch zu bekommen, was er braucht.

Jodmangelkropf als Lehrstück

Ein anschauliches Beispiel für diesen Mechanismus kennt die Medizin seit langem. Wenn in einer Gegend die Nahrung und vor allem das Salz kaum Jod enthält, wird

der Organismus krampfhaft versuchen, jede Spur von Jod zu ergattern. Die Schild-
drüse, die das Jod verarbeitet, wird wachsen, damit sie auch jedes Quäntchen Jod
aufspüren und verwerten kann. Das Ergebnis ist der Jodmangelkropf, der sehr leicht
zu besiegen ist, indem man für ausreichend Jod in der Nahrung sorgt.

Was hier auf ein einzelnes Organ zutrifft, kann sich, wo viele Spurenelemente fehlen, auf den ganzen Organismus auswirken. Der Vorgang ist in der Analogie leicht
zu durchschauen, und so ist es eigentlich verwunderlich, wie wenig Beachtung er
in der heutigen Medizin findet.

Von einem Extrem ins andere

Allerdings folgen aus dem Verständnis solcher Zusammenhänge immer die gleichen Fehler. Heute haben wir durch die Zwangsmedikation mit Jod längst viel
mehr Schaden als Nutzen. Wer das homöopathische Mittelbild von Jod(um) im
Hinterkopf hat, sieht die Zunahme der gesellschaftlichen Hektik und Hyperakti-
vität mit mehr Verständnis. Ähnliches gilt für die moderne Nahrungsergänzungs-
mittel-Orgie. »Gut gemeint« wirkt sich – ohne Verständnis der Polarität – oft
fürchterlich aus. Aber natürlich gibt es auch dazu wieder einen Gegenpol. Wo
etwas wirklich fehlt, sollte es (möglichst) natürlich integriert werden.

Kopf-in-den-Sandsteck-Methoden

Den zweifachen Weg in den Mangel habe ich weiter oben schon beschrieben, zum
einen über die Auslaugung der Böden und zum anderen über die Raffinierung
der Grundnahrungsmittel. Nun gibt es verschiedene Strategien, mit dem Dilemma umzugehen, das die große Mehrheit einfach ignoriert. Sie wacht nur jeweils
kurzfristig auf, wenn wieder einer der regelmäßigen Skandale durch die Presse
geistert. Wenn gerade BSE-Berichte den Blätterwald beherrschen, wechselt man
auf Schweinefleisch, und wenn die Schweinepest im medialen Vordergrund steht,
auf Geflügel; wenn dessen Salmonellenreichtum öffentlich diskutiert wird, kann
man ja wieder mit Rind beginnen. Im Übrigen verfolgt man die mediale Suche

nach Schuldigen, freut sich an dem entsprechenden Projektionswahn, wenn ein vermeintlich schuldiger Einzeltäter gestellt wird, und futtert sich unterdessen geradezu munter weiter ins oft recht frühe Grab.

Deutliche Tierversuche

Füttert man Versuchstiere reichlich mit einer Kost, wie sie der durchschnittliche Nordamerikaner bevorzugt, reduziert man ihre Lebenserwartung um durchschnittlich 30%. Ernährt man dieselben Tierarten andererseits sparsam mit einer artgerechten vollwertigen Nahrung, erhöht sich die Lebenserwartung um 25%. Diese Ergebnisse lassen sich ausnahmsweise gut auf Menschen übertragen, die sich in ihrem Erbgut und den Organen nur wenig von Affen unterscheiden. Das aber heißt, dass wir recht sorglos mit Jahrzehnten unseres Lebens spielen. Aber nicht nur die Quantität der Jahre steht auf dem Spiel, sondern vor allem auch deren Qualität. Artgerecht, vollwertig ernährte Tiere erfreuten sich einer beeindruckenden Vitalität, während ihre reichlich mit Zivilisationskost versorgten Artgenossen ähnlich kläglich in Folge von Zivilisationssyndromen verendeten wie die Mehrheit der Menschen moderner Industriegesellschaften. In dem sehenswerten Film »Am Anfang war das Licht« von P.A. Straubinger werden zwei Affen nebeneinander gezeigt, die auf diese gegensätzliche Weise ernährt wurden. Der eine ist entsprechend vital und lebensfroh und der andere – der modern und fehl ernährte – hängt verfettet und mit Diabetes Typ II nur noch mühsam in den Seilen.

Auswege

Eine kleinere Gruppe von Menschen erkennt das moderne Nahrungsdilemma und will gegensteuern. Wer zum Beispiel noch etwas Körperbewusstsein bewahrt hat, wird erleben, wie mit dem Mangel auch die Lebensenergie nachlässt. Wenn man sich nur an Fabrikfutter hält, ist es lediglich eine Frage der Zeit, dass Krankheitssymptome auftreten. Wer obiger Logik folgt, kann versuchen, die fehlenden Spurenelemente, (Co-)Enzyme, Vitamine usw. zusätzlich zur minderwertigen Mangelnahrung zu essen beziehungsweise sie in Pillenform zu schlucken. Das ist im Wesentlichen der Ansatz der orthomolekularen Medizin.

Gefährliche Irrwege

Tatsächlich ist es heute schwer, so viel vollwertiges Obst und Gemüse zu sich zu nehmen, dass die Vitaminspeicher auf diesem Weg gefüllt werden. Dazu wären mehrere Obst- und Gemüsemahlzeiten pro Tag notwendig. Einige Nahrungsspezialisten gehen sogar noch einen Schritt weiter und suchen das Heil (ihrer Patienten) in unphysiologisch und damit auch unnatürlich hohen Dosen an Vitaminen. So logisch dieser Weg, was der Ersatz der fehlenden Stoffe angeht, erscheinen mag, hat er doch leider einige gravierende Nachteile und Denkfehler.

Natürliche Ergänzung

Unnatürlich hohe Dosen an Nahrungsergänzungsstoffen wie etwa Vitaminen sind in ihren Konsequenzen heute noch gar nicht abzuschätzen. Immerhin mehren sich die Zeichen, dass hohe Vitamin-E-Dosen durchaus gefährlich sein können. Von Vitamin A wissen wir das längst. Gegen sehr hohe Dosen spricht aus meiner Sicht auch, dass die Darreichungsformen oft gänzlich unnatürlich sind. Wenn man die letzten Jahrhunderte der Medizin überblickt, hat es sich rückwirkend nie besonders bewährt, wenn Menschen glaubten, die Natur verbessern zu müssen. Ihrer eigenen Natur auf die Sprünge zu helfen und ihre Selbstheilungskräfte anzuregen hat sich dagegen immer als sinnvoll erwiesen. Insofern wäre es besser, sich – wenn schon – mit natürlichen Ergänzungsstoffen zu versorgen. Statt unkontrolliert schachtelweise Selen zu schlucken, das auf selenarmen deutschen Böden zur Mangelware wird, ist es sicher gesünder, auf natürlichen Wegen in Algen angereichertes Selen zu sich zu nehmen. Solche Wege beschreiten Firmen wie »Life light« und »Vollkraft Naturnahrung«.

Kostspieliger Ersatz

Der Weg der sogenannten Substitution des Fehlenden klingt logisch. Er ist allerdings auf die Dauer ziemlich teuer. Die verabreichten Spurenelemente werden in der Regel wieder industriell hergestellt, jedenfalls in den USA, wo das Geschäft mit der Zusatznahrung zur Bekämpfung der Schäden aus der allgemeinen Mangelernährung besonders boomt. Die Industrie ist dieser Entwicklung durchaus dankbar. Zuerst ruiniert sie die ursprünglichen Lebensmittel, und dann verdient sie wieder an der Reparatur der Schäden. Auch wenn dieses System aus dem schulmedizinischen Bereich ziemlich vertraut erscheinen mag, bleibt es doch beklagenswert.

Billige Geschäftemacherei oder: Das Spiel mit der Angst

Wenn man alle heute schon entdeckten Spurenelemente zusetzen wollte, würde das jedenfalls für ein ziemliches Budgetproblem in vielen Familien sorgen. Inzwischen gibt es Spezialisten, die nur ihren eigenen Cocktail empfehlen, der nicht alle und schon gar nicht die teureren Stoffe enthält und eben gerade noch erschwinglich erscheint. Wer bedenkt, dass sich der Betrag von 50 Euro im Monat dann doch auf 600 im Jahr und auf ein Leben hochgerechnet auf 40 000 bis 50 000 Euro beläuft, kann zumindest ermessen, um was für Summen es da für die Anbieter geht, die sich oft noch als selbstlose Retter der Menschheit aufspielen. Der von Energiemangel oder Herzinfarktangst umgetriebene Verbraucher wird sich die monatliche Summe leisten, wenn er genug Angst hat, zumal in der einschlägigen Werbung faustdick aufgetragen und mit dem frühen Tod gedroht wird, falls man nicht mitschluckt.

Zum Ausmaß des Mangels

Die im US-amerikanischen Stil und mit großem Werbeaufwand propagierten Spezial- und Wundermischungen gegen Herzinfarkte und so ziemlich alle anderen großen Übel der Zeit sollen auf Verdacht und nach der Schrotschussmethode eingenommen werden. Da der Einzelne kaum weiß, was ihm überhaupt fehlt, soll er auf jeden Fall den ganzen – meist noch überteuerten – Cocktail schlucken. Die

Frage, ob das nicht auch schaden könne, bleibt unbeantwortet. Aber selbst wenn man davon ausgeht, zu viel sei ungefährlich, wird man ein weiteres Problem nicht los: Wir kennen nach Aussage von Fachleuten gerade erst einen kleinen Teil der Spurenelemente und Koenzyme. Experten gehen aber von über 30 000 solcher Stoffe aus. Abgesehen davon, dass es da langsam auch für Finanzstarke eng wird, bleibt der Mangel offenbar über lange Zeiten nicht behebbar, schlicht weil wir noch gar nicht wissen, was uns alles fehlt. Insofern liegt in einer Medizin, die versucht, mit Patentrezepten von einigen gängigen Vitaminen und Fettsäuren Wunder zu wirken, keine Lösung. Das ist allerdings für die Verbraucher schwer zu durchschauen, denn versprochen wird ja meist nur, dass sie durch solche Nahrungszusätze niemals einen Herzinfarkt bekommen werden. Wenn der dann doch eintritt, war dem Hersteller bereits ausreichend gedient. Auch wenn solche Patentmittel den Gutgläubigen nicht direkt geschadet haben mögen, tun sie es doch indirekt.

Gefahren von Heilversprechen

Die Gefahr solcher im Übrigen verbotenen Heilsversprechungen liegt darin, dass sich empfängliche Menschen – und Ängstliche sind auffallend leicht suggestibel – mit solchen Wunderrezepten sicher genug fühlen, um auf wirklich wichtige Gesundheitsmaßnahmen zu verzichten. Wer weiter Industriefutter zu sich nimmt, sich zu wenig bewegt und seine seelischen Bedürfnisse ignoriert, sollte sich von Nahrungszusätzen nicht viel erwarten. Natürlich wäre es schön, weil so einfach, wenn man Gesundheit und ewige Jugend in Pillenform schlucken könnte, aber leider gibt es bisher keine Anzeichen dafür.

Logische Salti mortali

Die Argumente der Vertreter entsprechender Präparate sind denn auch oft absurd. Aus der Tatsache, dass Tiere keinen Herzinfarkt bekommen, zu schließen, es liege daran, dass sie Vitamin C synthetisieren könnten, ist schlicht naiv. Tiere regen sich normalerweise nicht so auf wie Menschen, vielleicht bekommen sie auch deswegen keine Infarkte. Im Übrigen bekommen einige Haustiere, die sich aufgrund ihrer Lebensbedingungen trotzdem aufregen, dann prompt doch Herzinfarkte, wie bedauernswerte Hausschweine immer wieder belegen. Haifische bekommen auch keinen Krebs, aber deshalb zeitlebens pulverisierte Haifischknorpel zu futtern ist eine Geschmacks- und Intelligenzfrage und jedenfalls kaum logischer, als an getrockneten Robbenpenissen zu lutschen, um die Potenz zu erhöhen. Wer der Logik solch abstruser »Argumente« folgt, könnte sich bei Finanzschwierigkeiten auch in Krokodilleder hüllen, weil Krokodile nachweislich nie Geldprobleme haben.

Hilfe aus dem Bienenstock

All das heißt aber nicht, dass es vor lauter Falschgeld kein echtes gäbe. Wir können Nahrungsergänzungsstoffe ruhig prüfen, allerdings immer gepaart mit einer Portion gesunden Menschenverstandes. Es gibt in diesem Zusammenhang noch vieles zu erforschen. Bis dahin würde ich raten, im echten Bedarfsfall auf natürliche Stoffe wie die Selen speichernden Algen zurückzugreifen und sich an physiologische Dosen zu halten. Schon heute wissen wir um einige wertvolle Möglichkeiten der Nahrungsaufwertung, die in bestimmten Lebenssituationen wie Krankheitsphasen oder während Regenerationskuren viel Sinn machen und durchaus hilfreich sein können. So haben sich bei uns während der 14-tägigen Fastenperioden im Rahmen der vierwöchigen Krankheitsbilder-Therapie begleitende Kuren mit den Stoffen aus dem Bienenstock bewährt. Gelée royale, Propolis und vor allem aufgeschlossene Pollen, wie sie sich etwa in der »Viabolkur«[*] finden, können helfen, leichter und vitaler durch Krisen zu gehen.

Sinnvolle Nahrungsergänzung

Wichtig wird Nahrungsergänzung immer dort, wo echter Mangel festgestellt wurde. Da wir einen ziemlich generellen Folsäuremangel haben, sollten Schwangere gleich von vornherein dieses Vitamin einnehmen. Generell neigen ca. 50 Millionen Europäer nach Angaben der Zeitschrift GEO zu viel zu viel Homocystein in ihrem

---

[*]   Siehe www.heilkundeinstitut.at

Blut, einer Aminosäure, die u.a. das Herz bedroht. Sie müssten zusätzlich Folsäure zu sich nehmen. Das ginge über die Nahrung, etwa in Form reichlicher Portionen Feldsalat, dessen Blätter die Blatt- oder Folsäure enthalten. In jedem Fall wäre die Basis einer sinnvollen Orthomolekularmedizin eine ausführliche Nahrungsanalyse, aus der allein sich eine vernünftige Substitution fehlender Stoffe ergeben kann.

Vollwertig statt minderwertig

Der einfachste Ausweg aus dem Dilemma liegt in reichlich frischer Vollwertkost, der alle bisherigen Erfahrungen recht geben. Wer sich vollwertig mit einer Tendenz zum Vegetarismus ernährt, lebt wesentlich artgerechter als jemand, der auf Fleischmast und Industriefutter setzt. Er ist auch offensichtlich und nachweislich gesünder, leistungsfähiger und langlebiger, wie Studien zeigen. Als man jüngst herausfand, dass Allergien bei Waldorfschülern deutlich seltener vorkommen, sprachen selbst die untersuchenden Schulmediziner den Verdacht aus, dahinter stecke am ehesten die bewusstere Ernährung. Solche Studien sind aber immer problematisch, weil die Gruppen nicht wirklich vergleichbar sind. Denn wer sich tatsächlich bewusst ernährt, wird auf die Dauer nicht dabei stehen bleiben, sondern im umfassenden Sinn bewusster mit sich, seiner Nahrung, aber auch seiner Umwelt und vor allem seiner Seele umgehen.

Eins kommt zum anderen

Viele versuchen auch, beide Ansätze zu verbinden. Zur Vollwerternährung nehmen sie noch Zusatzstoffe nach dem Motto »Doppelt hält besser«. Das ist sicher oft übertrieben, aber als Übergangsstadium eine ganz gute Möglichkeit, schließlich doch zum Wesentlichen zu finden. Der entscheidende Durchbruch in Richtung Gesundheit wird aber erst gelingen, wenn noch weitere Säulen der Gesundheit[*] hinzukommen und wenn vor allem die Seele auf dem Entwicklungsweg bewusst

---

[*] Ruediger Dahlke »Aller guten Dinge sind drei – Bewegung, Ernährung, Entspannung«, Südwest Verlag

mit eingeschlossen wird. Immerhin verdauen wir die Nahrung in ziemlicher Analogie zu der Art, wie wir unser Leben mit all seinen Aufgaben verdauen.

Essen ist mehr als sich ernähren

Inder sprechen sogar von *Bhoga*, »Welt essen«, und gehen davon aus, dass wir all die sogenannten Karmafrüchte, die Ergebnisse unserer früheren Erfahrungen, *verzehren* und *verdauen* müssen.

Lebensmittel in der Einzelkritik

Genfood

Ungewisse Bedrohung aus dem Erbgut

Die aus den USA kommende Strömung des Genfood bedroht uns in neuartiger Weise, die wir noch nicht wirklich verstehen und folglich auch nicht durchschauen. Die genetisch veränderten Feldfrüchte folgen einem modernen Trend, den man überall beobachten kann. Alles muss möglichst effizient, billig zu produzieren und von außen ansehnlich sein. Quantität rangiert vor Qualität, und gesundheitliche Aspekte spielen keine Rolle, solange es keinen Volksaufstand gibt. Aber selbst wenn es den gibt, wie in Gestalt des Volksbegehrens in Österreich, in dem sich über zwei Drittel der Bevölkerung gegen die Verwendung von Gentechnologie aussprachen, hatte das keine Konsequenzen.

Die Industrie versteht leider vor allem die Sprache des Drucks. Wenn die Verbraucher entsprechende Produkte und vor allem Firmen, die sie herstellen, boykottieren würden, hätte es rasch Konsequenzen. Das ist aber kaum zu erwarten, weil die Politiker, von den entsprechenden Lobbyisten präpariert, darauf achten, dass es keine wirksame Kennzeichnung der Inhaltsstoffe auf den Verpackungen gibt. Selbst grüne Politiker in Regierungen sind erstaunlich »flexibel« und wenig durchsetzungsstark. Insofern können Verbraucher sich nur schlecht wehren. Hinzu kommt, dass sie auch gar nicht so recht wissen, wovor sie sich fürchten sollten.

Industrie sieht naturgemäß keine Gefahr

Die Schäden, die die genetische Veränderung von Nahrungspflanzen beim Menschen anrichten, sind noch weitgehend undurchschaubar. Die in dieser traurigen Branche führenden Industriekonzerne wiegeln in bekannter Weise ab, so, wie sie das immer machen, wenn es um ihre Geschäfte geht. In der Regel halten sie daran fest, bis es zu spät ist, wie Beispiele, etwa die Contergan-Affäre, zur Genüge zeigten. Bis dahin werden sie aber bereits Fakten geschaffen haben, die nicht mehr umkehrbar sind. Der US-Konzern Monsato hat Schadensersatzprozesse gegen Farmer geführt, die auf ihren Feldern normales Saatgut ausgebracht, aber durch Auswilderung genveränderter Pflanzen aus der Umgebung auch viele solch pflanzlicher Industriechimären auf ihren Feldern hatten. Das belegt neben der skrupellosen juristischen Unverschämtheit solcher Konzerne, wie gentechnologisch veränderte Pflanzen nicht auf bestimmten Feldern zu isolieren sind.

Artenverarmung

Inzwischen gibt es Hinweise darauf, dass Insekten, die solche Pflanzen bestäuben, ihrerseits Veränderungen durchmachen. Was das für unser menschliches Erbgut bedeutet, ist noch nicht einmal im Ansatz abzusehen. Ein sicherer Effekt dieser Technologie ist die Artenverarmung, die sich einerseits durch bewusste Bevorzugung bestimmter effizienter Sorten ergibt und sich andererseits durch Gentransfer der oben beschriebenen Art und Weise automatisch einstellt. Diese Tendenz zeichnet sich schon überall dort ab, wo Technokraten die Landwirtschaft reglementieren, wie wohl am deutlichsten in der EU. Wenn Äpfel und Birnen nicht so sind, wie es die EU-Norm verlangt, geht die Vielfalt – politisch verordnet – zugrunde. Bei den gentechnisch veränderten Pflanzen kommt hinzu, dass sie wohl oft robuster sind als die natürlichen und sich so noch besser gegen diese behaupten können. Denn es werden auf diesem Weg nicht nur Tomaten gezüchtet, die nicht mehr faulen, sondern auch gegen Schädlinge resistente Arten. Diese aber haben dann bessere Überlebenschancen. Der raffinierteste Trick der Industrie ist die Zucht von Pflanzen, die auch gegen rabiateste Pestizide und Herbizide resistent sind. Über Feldern, die mit diesen Pflanzen bestückt sind, kann man dann die gefährlichsten Insektengifte oder Pflanzen»schutz«mittel ausbringen, um alles andere umzubringen – das Unkraut sowie die Pflanzen der Konkurrenz und die biologische Vielfalt gleich mit. Im Augenblick können wir noch gar nicht absehen, wo das hinführen wird.

Horrorszenario oder übertriebene Angst

Im schlimmsten Fall könnte sich das Ende aller biologischen Landwirtschaft anbahnen, wenn sich nämlich die gentechnisch veränderten Pflanzen gegen die natürlichen Arten in der freien Natur durchsetzen, wofür es eben leider schon Anzeichen gibt. Dann gäbe es über kurz oder lang auch keine Vollwerternährung im eigentlichen Sinn mehr, mit all den Konsequenzen für unsere Gesundheit. Möglicherweise ist aber auch Mutter Natur einfach stärker und die auf Gentechnik setzende Landwirtschaft bleibt mit ihren Pflanzen auf der Strecke und der gesunde Menschenverstand setzt sich durch.

Wasser, Salz und Brot

Salz

Das Salz dieser Erde und das in der Suppe

Die wesentlichsten Lebensmittel verdienen ein eigenes Kapitel, wobei wir das nicht zufällig an erster Stelle stehende Wasser auf den Getränkebereich verschieben. Ohne Salz wäre unser Leben nicht denkbar, weil es im Stoffwechsel eine entscheidende Rolle spielt. Das wussten die Menschen schon sehr früh, weswegen sie das Salz bis ins letzte Jahrhundert in hohen Ehren hielten. Das Gehalt wurde als Salär ausgezahlt, man sprach vom »weißen Gold«. Viele Städte wurden nach ihm benannt wie zum Beispiel Salzburg und Salzgitter, auch Flüsse wie die Salzach tragen seinen Namen, und im Lauf der Geschichte wurden Kriege um den Besitz seiner Lagerstätten geführt wie heute um Ölfelder.

Das Salz, der Mensch und sein Heil

Der Ausdruck »das Salz der Erde« bezieht sich in der Bibel auf die Christen (Matthäus 5,13: »Ihr seid das Salz der Erde . . .«), die offenbar die entscheidende Würze in Gottes Schöpfung bringen sollen. »Eure Worte seien immer freundlich, doch mit Salz gewürzt«, heißt es im Kolosserbrief 4,6. Allerdings müssen wir modernen Christen aufpassen, dass wir nicht die ganze Suppe versalzen. Salz hat, was seine Wahrnehmung und seine Bedeutung betrifft, im Lauf der Zeiten einige Veränderungen durchgemacht. Auch hat die Geschichte der Menschheit einen Verlauf genommen, in dem es nicht nur aus dem Mittelpunkt des Interesses verbannt, sondern sogar aus gesundheitlichen Gründen in eine problematische Ecke befördert wurde. Als Gewürz steht es aber immer noch unangefochten an erster Stelle und ist auf jedem Restaurant- und Wirtshaustisch zu finden.

Zu Tode raffiniert

Dass das Salz im letzten Jahrhundert in der Medizin in Verruf kam, hat vor allem zwei Gründe. Zum einen war es durch raffinierte industrialisierte Produktionsmethoden viel billiger geworden, zum anderen durch denselben Prozess selbst so lange raffiniert worden, bis nur noch sein Hauptbestandteil Natriumchlorid übrig blieb, während die vielen Spurenelemente, die gutes Steinsalz ausmachen, auf der Strecke blieben. Dadurch wurde Salz im Organismus zum Mineralien- und Wasserräuber, während sein natürlicher Urahn, Stein- und Kristallsalz, diese Probleme nicht oder nicht annähernd in diesem Ausmaß verursachten.

Salzschäden

Salzschäden gibt es leider nicht nur an Autos nach langen Wintern auf gesalzten Straßen, sondern auch schon zunehmend in unseren Körpern. Wenn die Schulmedizin das Salz als Garant für hohen Blutdruck ausmacht, meint sie natürlich das raffinierte Salz, das sie mit sogenannten Saluretika wieder auszuschwemmen sucht. Grundsätzlich ist es richtig, dass Salz bei einem allerdings kleineren Teil der Menschen Bluthochdruck begünstigt, und man müsste heute – bei der in alternativen Kreisen herrschenden Kristallsalzeuphorie – an diesen möglichen schädlichen Effekt denken.

Auf der sicheren Seite ist, wer von der Salzwelle nur den positiven Effekt mitnimmt und sich mit Kristallsalz versorgt, das ruhig auch aus den Alpen kommen darf, aber natürlich ebenso aus dem Himalaya.

Wie stark salzen ohne alles zu versalzen?

Auf alle Fälle wäre noch das Steinsalz, das auf die Straßen gestreut wird, von seinem Gehalt an Mineralien besser als das raffinierte reine NaCl, das in Geschäften für den menschlichen Verzehr angeboten wird, dafür aber tatsächlich gänzlich ungeeignet ist. Steinsalz sieht man seine innere Vielfalt schon an der rosigen Farbe an, während das raffinierte Industrieprodukt durch makelloses Weiß imponiert. Aufgrund seiner energetischen Eigenschaften noch besser als einfaches Steinsalz ist Kristallsalz. Davon jedenfalls geht Dr. Barbara Hendel aus, die Autorin des Bestsellers über Wasser und Salz, der die Salz-Renaissance in der Gesundlebeszene ausgelöst hat. Allerdings würde ich auch davon nicht mehr nehmen, als man sonst schon immer verwendet hat. Eine Sole-Kur kann äußerlich für die Haut wundervolle Wirkungen haben, innerlich wäre sie auf alle Fälle nur mit minimalen Dosen sinnvoll. Das Leben ist schneller versalzen, als man denkt!

Brot

Unser täglich Brot

»Unser täglich Brot gib uns heute«, heißt schon die erste Bitte im Vaterunser, und Brot steht ganz oben als Erstes unter den Nahrungsmitteln, wenn auch Milch zeitlich noch davor rangiert. Brot wird aus Getreide gebacken, das unsere Grundnahrung darstellen sollte. Ob es aus ganzen Körnern oder aus dem vollen Mehl gebacken wird, ist weniger wichtig als die Vollwertigkeit des Korns, also seine Herkunft aus biologischem Anbau. Ist diese gegeben, handelt es sich um Vollwertbrot. Dunkle Farbe ist dagegen kein sicheres Kriterium für gutes Brot, denn Bäcker, die dieses Vorurteil natürlich kennen, helfen hier oft mit Malz färbend nach. Vollkornbrot, das mehr oder weniger komplette, also ungemahlene Körner enthält, unterscheidet sich von normalem Brot vor allem dadurch, dass es extrem gut gekaut werden muss.

Wir haben beim Korn nicht die Wahl, ob wir es mahlen, sondern lediglich, wo wir es mahlen, beim Müller oder im eigenen Mund mit den eigenen Mühlenzähnen. Wer Vollkornbrot nicht genügend mahlt beziehungsweise kaut, wird das mit Blähungen und anderen Verdauungsproblemen bezahlen.

Milch

Nahrung oder Getränk?

Es mag auf den ersten Blick erstaunen, wenn Milch statt unter Getränken unter Lebensmitteln abgehandelt wird. Tatsächlich gehört sie hierher. Lediglich am Anfang des Lebens ist sie in Gestalt der Muttermilch beides. Der Säugling lebt in jeder Hinsicht von der Milch der eigenen Mutter. Und auch wenn er sie trinkt, bleibt sie doch vor allem seine erste Nahrung, aus der er nicht nur die notwendigen Stoffe zum Aufbau seines Körperhauses und die Kalorien bezieht, sondern auch seine Abwehrkraft in Gestalt ausgeliehener mütterlicher Antikörper. Insofern ist sie unersetzbar als Start ins Leben, danach aber wird Milch als Ersatz in Form von Kuhmilch nicht nur überflüssig, sondern für viele auch schädlich, für alle aber eine erhebliche Fettbelastung.

Die fette Wahrheit in der Milch

Auf der Milchflasche oder dem entsprechenden Karton liest der Verbraucher vom beruhigend geringen Fettanteil und fühlt sich sicher. Aber trotzdem besteht der überwiegende Kalorienanteil aus Fett, weil das Wasser, das der Milch ihr großes Volumen gibt, kalorisch nicht zu Buche schlägt. Insofern ist normale Vollmilch immer Fettnahrung. Das ist zumindest wissenswert, denn das viele Fett ist für einen Großteil unserer modernen Übergewichts- und Ernährungsprobleme verantwortlich.

Unverträglichkeit der Milch

Wie bereits erwähnt, ist Kuhmilch vor allem aber für die Hälfte der Menschheit gar nicht verdaulich, weil das entsprechende Ferment fehlt. Für diese Hälfte der Menschen ist sie damit sogar schädlich, weil sie zu Blähungen und anderen unangenehmen Verdauungsproblemen führt. Der Grund ist, dass sich eben erst die Hälfte der Menschheit in den rund 12000 Jahren seit Beginn der Hochkulturen und der Milchwirtschaft auf diese zusätzliche Nahrungsquelle einstellen konnte.

Vorverdaute Milch ist bekömmlicher

Bei der Milch sollten wir die Vorarbeit anderen überlassen, wie Joghurtbakterien und anderen Kleinlebewesen, die die Laktose auf dem Weg zu Käse, Quark, Rahm oder Kefir für uns abbauen. Solcherart vorverdaut, sind Milchprodukte für die allermeisten Menschen verdaulich, aber deswegen immer noch nicht unbedingt bekömmlich, denn bei vielen wirken sie verschleimend, was leicht auszuprobieren ist. Für diejenigen, die sie vertragen und mögen, sind Milchprodukte ein gutes und zum Beispiel sehr kalziumreiches Lebensmittel. Wer nicht auf seinen Cappuccino verzichten möchte, könnte ihn gut mit Mandelmilch aus dem Reformhaus zubereiten, die – wegen der Östrogenproblematik – Sojamilch vorzuziehen wäre.

Zucker und Süßigkeiten

Süße des Lebens auf der falschen Ebene

Dass Zucker und Süßigkeiten nicht gerade gesund sind, steht heute außer Zweifel, da wäre dunkle Schokolade empfehlenswerter. Andererseits ist Süße etwas Unverzichtbares für ein erfülltes Leben. Natürlich wäre es besser, sie über andere sinnliche Wege zu bekommen als über die modernen Industrie-Süßigkeiten. Deren überbordendes Angebot zeigt, wie stark in diesem Bereich kompensiert wird. Statt echter Erfüllung setzen immer mehr Menschen wenigstens auf Fülle, die dann in Gestalt der bekannten Polster sichtbar wird.

Zucker als Feind der Gesundheit

Zucker besteht aus reiner Glucose, treibt den Blutzucker hoch und wird von den allermeisten Ernährungspäpsten als Mineralräuber ausgemacht, weil er in seiner weißen hochraffinierten Erscheinungsform praktisch keine Spurenelemente mehr enthält und diese folglich dem Organismus entzieht. Er liefert reine Kalorien, das also, was wir zu allerletzt brauchen. Allerdings ist seine weniger verfeinerte braune Form auch nicht viel besser. Selbst geschleuderter Honig ist noch ein recht reiner Energieträger und von daher gar nicht so gesund und gut wie sein Ruf. Wie beim Zucker wird vor allem die Dosis zum Problem. Im Jahr 1850 lag der Pro-Kopf-Verbrauch in Deutschland noch bei zwei, heute pro Jahr dagegen bei 35 kg. Wobei Österreicher es mit 39 kg noch etwas süßer mögen und die Schweizer mit 43 kg den Rekord im deutschsprachigen Bereich halten. Gegen so viel Süße im Leben spricht natürlich nichts, nur die Ebene wird hier zum Problem.

Die Nachteilsammlung des Süßkrams

Süßigkeiten bringen – vom gesundheitlichen Standpunkt – eigentlich nur Nachteile mit sich, haben sie doch praktisch alle einen enorm hohen Glykämischen Index und versammeln in sich die Nachteile ihrer Bestandteile von der Milch über den Zucker bis zur Gelatine. Letztere ist eine geschmacklose Substanz, die aus ausgekochten Tierknochen und anderen Abfällen wie Knorpeln, Schwarten, Sehnen und Häuten von Rindern und anderen Schlachttieren besteht.

Rettung aus dem Pflanzenreich

Insofern ist auch das Verspeisen von Obsttorten mit Geleeüberzug eine Geschmackssache und nicht gerade vegetarisch. Aber auch bei Mousse au Chocolat, Panna Cotta und cremigen Süßspeisen und Torten ist mit Gelatine zu rechnen. Die Vorstellung, der über den verlockendsten Früchten glitzernde Tortenguss bestehe aus Rinderresten, mag auch Fleischessern den Appetit verderben. Zum Glück lässt sich Gelatine durch Agar-Agar ersetzen. So können Süßspeisen auch auf gesundem und vegetarischem Weg eingedickt und versteift werden. Es handelt sich dabei um ein aus Rot- und Braunalgen gewonnenes natürliches Geliermittel, dessen Gelierkraft fünfmal stärker ist als die der herkömmlichen, aus Fleischabfällen gewonnenen Gelatine. Agar-Agar ist in heißem Wasser löslich, hat einen neutralen Geschmack und kann mit Honig oder Beerensäften beliebig gesüßt werden.

Lockendes Fett

Vom hohen Fettgehalt abgesehen ist auch wenig gegen Rahm zu sagen, vorausgesetzt, seine Mengen halten sich in vertretbaren Grenzen. Ohne Rahm und Butter ist eine sinnliche und verführerische Küche schwer vorstellbar, ganz abgesehen von der alten Küchenweisheit, Butter sei der Liebe zuträglich. So spricht vieles dafür, sich solch gut schmeckendes Fett zu gönnen und dafür lieber die versteckten Fette in Fertignahrung zu meiden, von denen man ohnehin nichts hat.

Natürlich bietet reifes Obst eine ideale Süße, aber auch Birnen-, Apfel- und Agavendicksaft und Ahornsirup können Zucker oft, wenn auch nicht immer ersetzen. Ahornsirup wird tatsächlich von kanadischen Ahornbäumen gewonnen. Ein Baum gibt pro Jahr 40 Liter Saft, der zu einem Liter Ahornsirup eingekocht wird. Noch gesünder wäre Reismalz, weil es mehr langkettige Kohlenhydrate enthält.

Süße ohne Reue

Als reines Süßungsmittel wäre Stevia zu empfehlen. Ohne Kalorien zu enthalten, vermittelt es verblüffende Süße, ist dabei vollkommen natürlich und ganz zu Unrecht bei uns diskriminiert. Mittlerweile ist es leichter zu bekommen und inzwischen sogar als Pflanze bei uns zu erstehen. So ließe sich direkt vom Busch Süße naschen. Stevia könnte sogar gefahrlose Süße ins Leben von Diabetikern bringen.

Das Süßstoffelend

Hingegen sind Süßstoffe wie Aspartam, das wohl zu Recht in Verdacht steht, ungesund zu sein, überall zu finden und in den meisten zuckerfreien Süßigkeiten und Lightprodukten bis hin zu Getränken reichlich versteckt. Natürliche Süßstoffe wären selbstverständlich den künstlichen Produkten der Industrie vorzuziehen, allerdings geht modernes Conveniencefood, das unsere Welt erobert, den umgekehrten Weg. Billig und gerade noch nicht verboten reichen hier aus. Verkäuflich sind diese Dinge aufgrund des niedrigen Preises und Bewusstseins der Mehrheit. Um eine Ahnung vom herrschenden Elend zu vermitteln: In einem halben Liter Ketchup verstecken sich bis zu 48 Stück Würfelzucker. Glutamat, das viele asiatische Gerichte belastet, ist neben seiner Schädlichkeit auch noch hungerfördernd.

Nahrung für den Geist

Essen Sie sich schlau

Interessanterweise gibt es neben der Fülle von Hinweisen auf Aphrodisiaka nur wenige Ernährungstipps, die sich auf die Förderung geistiger Fähigkeiten beziehen. Im Meditationskreis um den indischen Yogi Maharishi zirkulierte aber bereits vor vielen Jahren ein Büchlein namens »Food for thought«, das zu einer aus heutiger Sicht geradezu modernen Ernährung anregte. Erst in jüngster Zeit ergeben sich auch aus den Forschungen der Wissenschaft einige Hinweise.

Allgemeine Denkhilfen aus der Speisekammer

Eigentlich ist es naheliegend, dass schlaue Köpfe das richtige Futter brauchen, denn immerhin beanspruchen die grauen Zellen des Gehirns 20 % des gesamten Energieumsatzes. Vollwertige vitaminreiche Kost ist nicht nur für die körperliche, sondern auch für die geistige Entfaltung und Fitness wichtig. Viel frisches Obst, vor allem Banane und Ananas, aber auch vitaminreiche Beeren und Früchte wie der tägliche Apfel wirken unterstützend. Allerdings bleibt auch hier – im Sinne der TCM – die Typfrage wichtig.

Fischiges Fett fürs Hirn

Eine ausreichende Versorgung mit Omega-3-Fettsäuren soll zum Beispiel das Gehirn zum Wachsen anregen. Diese Fettsäure findet sich besonders in frischem Wildfisch. So macht der Omega-3-Anteil, der allerdings – wie schon besprochen – immer in Relation zum Omega-6-Anteil zu sehen ist, bei Sardinen 40 % aus, bei Thunfisch 32 % und bei Lachs 29 %. Aber auch bei Heringen sind es noch 25 % und in Makrelen immerhin noch 22 %.

Nuts for thoughts – Nüsse für Gedanken

Die diesbezüglich viel gelobten Nüsse enthalten etwa in Gestalt der Walnüsse immerhin 13 % Omega-3-Fettsäuren.

Weitere Quellen für Omega-3-Fettsäuren

Dass die geöffnete Walnuss von ihrer Gestalt her verblüffend einem Gehirn in der Schädelschale ähnelt, hat die Menschen schon immer zu solchen Überlegungen angeregt, die jetzt sogar wissenschaftliche Bestätigung finden. Bei Mandeln beträgt der Anteil an Omega-3-Fettsäuren nur noch 1 %. Bei Rapsöl liegt er bei 10 %, bei Weizenkeimöl bei 5 %, Olivenöl enthält nur 1 %, hat aber andere Vorteile, Sonnenblumenöl und Traubenkernöl gar keine.

Leinsamen für schlaue Köpfe

Absoluter Weltmeister ist diesbezüglich aber der Leinsamen mit 53 % Omega-3-Fettsäuren-Anteil. Er hilft nicht nur der körperlichen Verdauung auf die Sprünge, sondern offenbar auch der geistigen. Insofern dürfte die schon erwähnte Budwig-Diät oder Öl-Eiweißkost ein wahres Lebenselixier für wache aktive Gehirne sein. Und immerhin besteht unser Gehirn zu mehr als 60 % aus Fett. Aber auch Sprossen und Keimlinge, Wildkräuter und Algen sind Omega-3-Fettsäure-Lieferanten, wenn auch auf viel geringerem Niveau.

Cholinhaltiger Treibstoff für schlaue Hirne

Sojaprodukte, Käse und Eier enthalten Cholin, einen Grundstoff des Acetylcholins, jenes überaus wichtigen körperlichen Botenstoffes, der unter anderem Gedächtnisleistung und Denkvermögen unterstützt. Sie liefern ebenfalls den Neurotransmitter Serotonin, auch bekannt als »Glückshormon«, das mit seiner Art Käseglockeneffekt das Gehirn gegen Reizüberflutungen abschirmt, sodass es sich auf die wirklich wichtigen und wesentlichen Dinge des Herzens konzentrieren kann. Konzentrationsförderung hilft natürlich auch dem Denken, das wesentlicher wird und sich jedenfalls auf Wesentlicheres richtet.

Hier zeigt sich, wie Liebe und Geist nicht zwangsläufig in Opposition zueinander stehen. Beide profitieren von ausreichend Serotonin.

Nahrung für die Liebe

Venus-Aphrodite und Genuss

Last but not least ist die Beziehung zwischen Essen und Liebe unser Thema. Aus Sicht der spirituellen Philosophie liegt alles schon im Anfang begründet, so wie der Samen bereits den ganzen Baum enthält. Am Anfang des Lebens aber nimmt die Liebe, die das Kind von seiner Mutter bekommt, ganz natürlich den Weg über Mund und Magen. Der warme, nährende Strom süßer Milch lässt den Einfluss des venusischen Prinzips im Leben erkennen: Das Baby trinkt an derselben Brust, an der auch andere Geliebte saugen, wenn sie Liebe möchten. Wo es dem Kind noch vor allem um die süße, warme Milch geht, kostet der Liebhaber die süße Liebe der Frau, die er begehrt. Saugen nimmt einen zentralen Platz im Liebesgeschehen ein, ist es doch ein Akt des Einverleibens und die früheste Form des Essens. Das Liebesspiel beginnt nicht selten mit Küssen ebenfalls am Mund und geht dann weiter mit Saugen und Lecken an den Körperöffnungen. Ersetzt das Essen – wie so häufig – später das Liebesspiel immer weitgehender, stellt sich statt der runden inneren Zufriedenheit der Sättigung eher eine rundliche und oft stattliche Kugelgestalt ein.

Runde Vollkommenheit als Ziel

Definitionen der Liebe und des Essens stehen sich nicht nur sprachlich nahe: Es geht um die Sehnsucht, sich zu öffnen, Begehrtes hereinzuholen und zum Eigenen zu machen. Hier spiegelt sich der Urwunsch der Menschen, zum Ursprung, zur Einheit des Paradieses, zurückzukehren, indem sie alles hereinholen und so zu allem werden. Auf der Ebene des Gleichnisses von den Kugelmenschen gelingt es ihnen für den Augenblick des Geschlechtsakts in der Tat, wieder zur vollkommenen runden Ganzheit zurückzukehren, was im Orgasmus auf der übertragenen Ebene sowieso immer Ziel war und bleibt.

Das Gleichnis von den Kugelmenschen erzählt, wie die Menschen ursprünglich in Kugelgestalt die Erde bevölkerten und so rund und vollkommen waren mit ihren zwei Köpfen und vier Armen und Beinen, dass sie die Eifersucht der Götter herausforderten. Der Gott Apoll hieb sie schließlich mit seinem Schwert entzwei und teilte sie so in die beiden polaren Hälften. Von jetzt an bestand ihre Aufgabe darin, ihre andere, verloren gegangene Hälfte wiederzufinden, um sich mit ihr neuerlich zu vereinen. Das Einheitsgefühl beim Orgasmus belebt für einen – meist kurzen – Moment die runde Vollkommenheit des ursprünglichen Paradieszustandes wieder und verhindert so nebenbei sehr erfolgreich das Aussterben der Menschheit.

Verbotene Früchte

Im christlichen Mythos wird die paradiesische Einheit mit dem Essen der verbotenen Frucht, meist als (Liebes-)Apfel dargestellt, verspielt. In Festen der Liebe wird sie wenigstens für Augenblicke zurückgewonnen. Von den – meist verbotenen – Früchten der Liebe spricht man auch im Hinblick auf die Kirschen in Nachbars Garten, die – wie alle Kirschen – in so verräterisch eindeutiger Signatur zu zweit an ihren Zweigen hängen. Und auch der wilde Erdbeermund bei François Villon spielt auf die Früchte der Liebe an. Spricht man von einem »Früchtchen«, so geht es meist weniger um ein botanisches als um ein menschliches Geschöpf. Symbolisch stellen körperliche Liebe und Essen einander entsprechende Vorgänge des Einverleibens und Integrierens von Fremdem dar. Allerdings gibt es im seelischen Bereich Lösungsmöglichkeiten, die auf der körperlichen Ebene geradezu gefährlich anmuten.

Denn während seelische Liebe alle Grenzen und jeden zu engen Rahmen sprengt, ja sich beliebig ausdehnen und so wahrhaftig zum Spiel ohne Grenzen werden kann, braucht der kulinarische Genuss Grenzen und deren Respektierung. Über die normalen Grenzen hinaus zu essen führt zu all den problematischen Nebenwirkungen von kurzfristigem Völlegefühl bis zu langfristigem Übergewicht. Auch körperliches Überschreiten aller Grenzen in der Liebe kann rasch in die Katastrophen des Aids- und Hepatitiszeitalters führen. Ersteres Krankheitsbild zeichnet sich gerade durch den Zusammenbruch aller körperlichen Abwehrschranken aus. Dagegen führen seelische Liebe und seelisches Essen im Sinne des christlichen Abendmahles oder des indischen Weltessens (Bhoga) zur Lösung. Sie lassen uns wieder rund und gesund beziehungsweise heil wie im Paradies werden.

Mütterliches Schlaraffenland

Nuckeln von Milch und Liebe an der mütterlichen Brust müssen dem Kind als ein noch recht paradiesnaher Zustand erscheinen, fast wie im Schlaraffenland, wo bekanntlich Milch und Honig fließen, ohne dass man sich darum besonders bemühen müsste. Es dauert einige Zeit, bis sich zumindest das männliche Kind wieder Zugang zu jenem paradiesischen Platz am Busen verschaffen kann. Schon das Abstillen ist von daher keine leichte Sache: Das Kind wird den Luxusplatz am Herzen der Mutter, wo es so himmlisch gesäugt, gewärmt und beschützt wird, nur selten ganz freiwillig räumen. Es ahnt wohl noch nicht, dass es später zurückkehren darf, wenn auch unter anderen Vorzeichen, aber zum selben Zweck, um Lust zu erleben und zu schenken. Ist ein kleines Geschwisterchen schon in der Warteschleife, entzündet sich an der säugenden Brust nicht selten das erste Eifersuchtsdrama. Es unterscheidet sich nicht wesentlich von allen späteren, geht es doch schon um Liebe, wenn auch deren essbarer Aspekt noch sehr im Vordergrund steht.

Nach dem Abstillen brauchen und suchen Mutter und Kind in der Regel Ersatz für diese sinnliche Befriedigung. Bei der Frau kommt der Partner wieder mehr zum Zuge, das Kind hilft sich mit dem eigenen Daumen oder bekommt einen Schnuller. Beide sind allerdings nicht annähernd so weich und erst recht nicht so ergiebig wie die Mama. Die meisten Kinder merken recht bald, dass durch den eigenen Daumen oder einen Plastikersatz, der tatsächlich eine Art Brustknopsenplastik darstellt, weder Milch noch Liebe fließen. Daher lassen sich nicht alle auf diese leichte Art abspeisen. Die Milchflasche, die ja auch einen Schnuller hat und zudem warme Milch spendet, wird viel besser angenommen.

Frühe Liebesfallen

Sie liefert aber auch schon die Grundlage für den später häufig zum Problem werdenden Ersatz von Liebe durch Ernährung. Die frühe Lust des Kindes auf Zuwendung, Liebe und Geborgenheit wird über Ernährung befriedigt. Kein Zweifel also, dass die Liebe von Anfang an durch den Magen geht. Da an der Brust der Mutter mehr zu haben ist als Milch, ist verständlich, dass sie meist nur ungern gegen ein recht beliebiges Fläschchen eingetauscht wird. Kleinkinder sind noch wenig materiell eingestellt und dürften den Kalorienanteil der Milch geringer schätzen als das Sinnenfest am mütterlichen Busen.

Liebe als Nahrung des Lebens

Heute ist erwiesen, dass Kinder zum Gedeihen neben Atemluft und Nahrung auch Liebe brauchen. Jene berüchtigten mittelalterlichen Experimente hatten es gezeigt. Um die Ursprache der Menschen zu finden, isolierte ein Herrscher Neugeborene, an die niemand ein Wort richten durfte, die aber materiell gut versorgt wurden.

Während der Herrscher vergeblich auf die ersten Worte in der »Ursprache« wartete, kümmerten die Kinder vor sich hin und starben schließlich. Spätere Beobachtungen an Heimkindern, denen es an Liebe mangelte, bestätigten des Rätsels Lösung. Kinder gehen an Liebesmangel zugrunde, während Erwachsene nur verkümmern. Ohne Zweifel sind Essen und Liebe also von allem Anfang an eng miteinander verbunden.

Liebe geht durch den Magen

Liebe, die von Anbeginn durch den Magen geht, kann auch später diesen Weg nehmen. Wenn sie allerdings gar keine anderen Kanäle findet, wird diese Mund-Magen-Verbindung leicht zur Einbahnstraße. Spätestens wenn sich ein Geschwisterchen ankündigt, muss das Kind von der Brust als Milch- und Lustquelle lassen. Offensichtlich soll es schon in solch zartem Alter reifere Formen der Lustbefriedigung finden.

Die Beziehung zwischen Schmausen und Schmusen liegt auf der Zunge

Häufig bleibt es aber auf ernährungsabhängigen Genuss angewiesen, und die Zeit der Süßigkeiten und Schleckereien beginnt. Die süßen Sachen enthüllen ihren Charakter als Liebesersatz sehr deutlich. Kaum erlebt das Kind etwas Schmerzliches, was früher zum »stillenden« Anlegen an die Brust geführt hätte, bekommt es jetzt Bonbons oder einen Lutscher zum Stillen der Tränen. »Süße Mädchen«, die zum »Vernaschen« reizen, »Zuckerpuppen« und »Schokimäuse« verraten die sprachliche Nähe zwischen Zuckerwerk und Liebe.

Die Zeit der Süßigkeiten müsste – aus Gesundheitsgründen rasch wieder enden oder dürfte besser noch gar nicht erst beginnen. Sie stellen höchstens eine Übergangslösung dar wie dann später noch einmal, wenn die süße Kindheit mit dem ersten Schultag endet und eine mit Süßigkeiten vollgestopfte Schultüte den Übergang ins schulische Elend überbrücken soll. Das Ausmaß der sogenannten Schleckphase ist meist umgekehrt proportional zur erhaltenen Liebe und Zärtlichkeit.

Empfänglich für Süßigkeiten bleiben aber fast alle auch noch so großen Kinder und hier besonders die Damen, die mit Pralinen, Konfekt und Bonbonnieren beschenkt und oft sogar beglückt werden. Süße Huldigung und Hinweis an ihre verführerische Süße sind in zuckersüßer Form heute mehr denn je zu haben. Natürlich sind diesbezüglich unterversorgte Menschen besonders empfänglich für derlei süße Komplimente und lassen sich mit deren Hilfe leichter verführen, ja »vernaschen«. Erwachsene Naschkatzen gibt es wie Sand am Meer. Sie werden von einer eigenen Industrie versorgt, während sie die Industrie naschend erhalten. Dass sie letztlich auf der Suche nach Glück sind, unbewusst Serotonin suchen, haben wir bei der fünften Säule und dem Glücks-Essen gehört.

Aber auch beim Austeilen der Speisen gibt es mitunter verblüffende Verführungsversuche der Hausfrau, die sich auf dieser Ebene im Beisein ihres Mannes Dinge zu tun traut, die auf der anderen Venusebene wahrscheinlich völlig tabu wären. Übergriffe sind im Venusland naheliegend und gehen immer mit der entsprechenden Ambivalenz einher. Fast alle Menschen werden gern verführt, scheuen aber die Folgen, von denen die einen dick, die anderen dicke Luft machen.

Die Vorliebe für Süßigkeiten beziehungsweise die verzehrende Sehnsucht nach ihnen zeigt die Doppelbödigkeit des Terrains ebenso wie der Ausdruck »es satt haben«, der sich ja durchaus nicht nur im Ernährungsbereich anwenden lässt.

Venusfallen und Auswege daraus

Die Pubertät brächte eine ideale Gelegenheit, die Genussbefriedigung von der Ernährung unabhängiger zu leben, in Gestalt von sinnlicher Liebe, die, vom Herzen ausgehend, sich auf den weiten Hautpartien austobt und alle Köperöffnungen einbezieht und dabei den Magen schont. Wo er aber im Mittelpunkt bleibt und man auf dieser Stufe hängen und damit im wahrsten Sinne des Wortes an Süßigkeiten kleben bleibt, sind die Weichen unübersehbar auf Ersatzliebe gestellt, und Fülle tritt an die Stelle von Erfüllung.

Natürlich gibt es auch später jede Menge Gelegenheiten – sich verliebend – den Sprung auf reifere Ebenen erotischer Liebe zu schaffen, allerdings muss nun ein eingefahrenes und oft schon festgefügtes altes Muster aufgegeben werden. Wo es bereits zur sprichwörtlichen zweiten Natur geworden und – wie die Sprache weiß – in Fleisch und Blut übergegangen ist, wird die Lösung schwer. Tatsächlich geht auf der körperlichen wie auf der übertragenen Ebene kaum etwas so schnell in Fleisch und Blut über wie Süßigkeiten, denn ihr glykämischer Index ist so hoch. Das heißt, ihr leicht löslicher, hoch raffinierter Zucker- beziehungsweise Glucoseanteil ist nach kürzester Zeit im Blut, und die Betroffenen setzen über den beschriebenen Insulinmechanismus besonders schnell »Fleisch« an.

So halten Süßigkeiten obendrein den Hunger am Leben, anstatt ihn zu stillen. Diese Form des süßen Genusses macht also niemals satt, sondern füllig, was die Chancen im anderen Feld der Venus wiederum reduziert und so die ersehnte Erfüllung in weite Ferne rücken lässt.

Lebenslange Partnerschaft zwischen Lieben und Essen

Nach der Pubertät bleiben Essen und Liebe in vieler Hinsicht Partner. Beim »Bratkartoffelverhältnis« manches Studenten mit seiner Wirtin gehen ihre Liebes- und seine Ernährungsbedürftigkeit ein Verhältnis ein, das beiden garantiert, was sie aus dem Reich der Venus im Augenblick am dringendsten brauchen. Die Liebe ist hier sogar noch ein wenig enger an Tisch und Bett gebunden als sonst. Traditionell war diese Beziehung immer eng. In alten Zeiten galt der Herd als Zentrum des Hauses, so wie das Herz Zentrum unseres Körperhauses ist. Wie sich im alten Haus alles Leben um den Herd drehte, kreist in unserem Leben letztlich alles um die Liebe und heute auch vieles um Ernährung.

Mars als Gegenspieler der Liebe und des Genusses

Der Gegenpol zur Venus-Aphrodite, dem Liebesprinzip, ist Mars, das Prinzip des Kampfes und der Aggression. Es war schon in antiken Zeiten nach draußen verbannt und sollte sich auf den Schlachtfeldern austoben. Eros-Amor, der griechischrömische Liebesgott und beider Kind, nahm bei seinen beiden Eltern Anleihen, wenn er sein Anliegen, die Liebe, mit scharfen Pfeilen in die Herzen der Menschen schoss, eine Brandfackel in ihr Herz stieß oder die Liebe ganz konkret zuschlagen ließ. Der direkte Zugang zum Herzen aber war Mars verwehrt, und auch grimmigsten Kriegern galt das Herdfeuer als heilig.

Wenn wir heute beim Essen so auffällig weit in das Reich des Mars gerutscht sind und wie die Raubtiere schlingend unsere Beute hinunterwürgen, zeigt sich mit dem Kriegsgott hier ein erkennbarer Gegenpol zu Venus und damit auch zum Genuss.

Liebes- und Lebensmittel

Noch immer erwarten Männer von Frauen, dass sie sie »liebend umsorgen«, was vorrangig »bekochen« meint. Sie bereitet ihm das Mahl, wofür er ihr aus der Hand frisst, wie seinerzeit im Paradies, als die Welt gerade noch in Ordnung war. Die Liebe, die durch den Magen geht, hat Eva in der Regel fest unter Kontrolle. Erotische Liebe wäre wohl noch schmackhafter und viel bekömmlicher, aber da müsste er sich mit bemühen. So kommt es, dass der typische Feierabend eher mit einem Festgelage als mit einem Liebesfest gefeiert wird und kulinarische weit vor erotischen Gelagen rangieren, wobei wir dem Wort noch anhören, dass hier ursprünglich eher im Liegen gefeiert wurde. Das Erotische kommt, wie die Karikatur weiß, nur selten und bei besonderen Anlässen zum Zuge, wenn ein richtiger Feiertag ansteht und Adam besser bei Kräften ist.

Vom Essensgenuss zum Liebeskuss

Die Beziehung zwischen Essen und Liebe macht auch der klassische Weg des Flirtens deutlich, der sehr rituell geregelten Bahnen folgt. Man kann, sofern man aufeinander steht, noch im Stehen miteinander anstoßen. Anschließend wird die Dame zum Essen eingeladen, was schon auf Sitzen und damit auf eine tiefere Ebene abzielt. Das geschieht, weil der eigentliche Appetit weit darüber hinausgeht. Essend kann man sich beschnuppern und so alle weiteren venusischen Eventualitäten vortesten, ja vorkosten. Typischerweise werden solche Einladungen für das Abendessen ausgesprochen, wo das Abenteuer naheliegt – und die Nacht mit ihren weiter reichenden Eskalationsmöglichkeiten. Im Idealfall eskaliert »die Angelegenheit« in vorgezeichneten Bahnen und wird zur Affäre, die von Stufe zu Stufe und Sinnesorgan zu Sinnesorgan fortschreitet. Zwar konnten sie sich anfangs gar nicht satt sehen aneinander und mussten sich am Klang ihrer Stimmen berauschen, bei Tisch sitzend war es immerhin möglich, sich schon einmal satt zu essen und an verführerisch perlendem Schaumwein zu berauschen. So wurde der schaumgeborenen Liebesgöttin das Terrain bereitet. Bald will und darf dann auch der Tastsinn ins Spiel der Liebe kommen. Vom ungemütlichen Stehen längst zum vertrauteren Beisammensitzen gewechselt, ist es nicht weit zum noch entspannteren Liegen, und die Verbindung von Tisch und Bett wird ein weiteres Mal deutlich. Es geht im Konkreten wie im Übertragenen immer tiefer hinein ins Abenteuer der Venus. Vom genüsslichen Mahle mit beider Leib- und Lieblingsspeisen, weinselig und vielleicht schon liebestrunken, entwickelt sich entsprechender Tatendurst, und er trägt seine kostbare Eroberung ins Bett, wo sie wonnetrunken den tiefsten Genuss kosten, den Venus auf dieser Ebene bieten kann. In ihrer Leiblichkeit erleben sie höchste Lieblichkeit, und in einer köstlichen Nacht empfängt sie ihn und vielleicht mehr. Möglicherweise wird ihre Liebe eine »runde Sache« und trägt Früchte. Dann ist die Vermählung der nächstliegende Schritt, der wiederum auf der anderen Ebene ein Festmahl oder eben Hochzeitsmahl erfordert. Sie werden wie verschiedenes Korn zusammen gemahlen und sind nun untrennbar miteinander verbunden oder eben vermählt als Gemahlin und Gemahl. Genusszeiten sind immer Hochzeiten. Lediglich eine langfristige Trennung von Tisch und Bett kann solch eine Vermählung wieder auflösen.

Genussfreudigere Zeiten

Alte Zeiten machten die Beziehung zwischen den verschiedenen Ebenen der Aphrodite-Venus oft noch mutiger offensichtlich. Die sinnenfreudigen Römer lagen bereits zum Essen und ließen sich dabei alle möglichen Sinne zugleich verwöhnen. Aber alle Themen kamen aus Aphrodites Genussreich. Bis in unsere Zeit existiert das diskrete Chambre séparée, in dem die Liebe noch immer beim Magen beginnt, allerdings mit dem Versprechen, ein gutes Stück darüber hinauszugehen.

Liebesspeisen und -pillen

Aphrodisiaka haben heutzutage etwas von ihrer drallen und prallen Symbolkraft eingebüßt und wurden weitgehend Opfer des Trends zur Pille. Auch wenn sie viel von ihrer ursprünglichen Sinnlichkeit eingebüßt haben, konnten sie doch überleben – zum Teil in Gestalt von Gewürzen und Süßigkeiten, von denen wir heute kaum noch wissen, was ihr eigentlicher Einsatzbereich war. Andererseits werden sie aber bis heute genossen und geschluckt: von der Ginsengwurzel über Vitamin-E-Pillen bis zu Viagra, das hier sogar einen neuen Boom ausgelöst hat, wenn es auch wenig Genuss beim Einverleiben bereitet. Unsere Vorfahren waren diesbezüglich deutlich mutiger, um nicht zu sagen dreister, wenn wir nur an Giacomo Casanova denken, der die einschlägig beleumundeten glitschigen Austern seiner jeweiligen Geliebten von Mund zu Mund servierte. Das prickelnde Gefühl des Champagnertrinkens haben wir uns dagegen auch in seiner ursprünglichen Bedeutung fast uneingeschränkt bewahrt. Damit können wir noch immer anstoßen, ohne anstößig zu werden. Bis heute hat es für viele Menschen etwas sündhaft Teures und auch Leicht-sinniges an sich. Es hebt die Stimmung, bringt das Blut in Wallung und fördert die Lust am Venusischen. Sehr nahe liegt hier das Thema Verführung, und auch dabei finden wir wieder die beiden Themen Essen und Liebe beieinander.

Verführung im Venusreich

Süßigkeiten haben auf beiden Ebenen etwas Verführerisches. Süße, appetitliche Mädchen, die reizend und zum Anbeißen aussehen, sind ein gefundenes »Fressen« für die hungrigen Blicke männlicher Verführer. Bevor er sich ans Vernaschen macht, kann er über den Magen das Terrain mit »Ferrero-Küsschen« vorbereiten, sie könnte sich gegebenenfalls mit »Mon Chéri« revanchieren. Bei jeder Spielart der Sucht spielt die Verführung eine wichtige Rolle. Auf der Suche nach Liebe und letztlich runder Vollkommenheit werden Süßigkeiten und andere Leckereien leicht zu verführerischem Ersatz wie etwa das bekannte Dessert »Heiße Liebe«, das mit der Polarität der Gegensätze spielt und kaltes Vanilleeis mit heißen Himbeeren farb- und geschmacklich anmachend kombiniert.

Und weil Ersatz zwar füllt, aber letztlich nicht erfüllt, gerät die Suche rasch zur Sucht. Hunger und Sehnsucht bleiben ungestillt, und so wird weitergeschmaust statt geschmust, ohne dass bei Ersterem die Chance besteht, je satt zu werden. Die Regression auf die frühkindliche Stufe, wo so ziemlich jeder Unlust mit süßer Nahrung beizukommen ist, wird deutlich. Statt innerlich rund wird man äußerlich zur Kugel. Babyspeck, am Anfang ganz in Ordnung, wird zur Bedrohung der Figur. Schlimmstenfalls wird das Ergebnis ähnlich verpackt wie zu Beginn, in strampelhosenähnlichen, weit und geräumig geschnittenen Kleidern, die mehr verhüllen als zeigen. Jedoch bleibt unübersehbar deutlich, dass hier die Ebenen verwechselt wurden und die Suche nach Erfüllung in die Fülle geführt hat. Phasenweise nahm sich – nomen est omen – die Babydollmode der verunglückten Figuren an.

Hier zeigt sich also ein weiterer zentraler Grund neben den früher angeführten Ernährungsursachen für das rapide um sich greifende Übergewicht. Wo Essen Ersatz für die seelische Ebene wird, steht es schlecht um die Figuren. Insofern geraten wir von zwei Seiten in diese Falle.

Rückgriff zur Flasche

Als noch drastischere Regression erweist sich der Griff (zurück) zur Flasche, mit dem Alkoholiker ihre Sehnsucht nach seelischer Rundheit zu befriedigen suchen. Nach der frühen oralen Frustration des Abgestilltwerdens noch angemessener Ausweg, stellt die Flasche für den Erwachsenen eine in jeder Hinsicht unbefriedigende Flucht zurück in kindliche Gefühlswelten dar. Süße Milch wäre nun nicht mehr ausreichend, um der als zu hart empfundenen Realität zu entkommen, und so bedarf es der benebelnden Weichspülerwirkung des Alkohols als Schlüssel zur weichen Welt des Rausches.

Oft finden sich bei Süchtigen unreife Persönlichkeiten, die in frühen Entwicklungsphasen stecken geblieben sind und nicht selten in ihrer Kindheit erheblich verwöhnt wurden. So konnten sie nicht lernen, mit Frustrationen fertig zu werden und etwas zu wagen, um auf eigenen Beinen zu stehen. Besonders schwer haben es verwöhnte Söhne liebesbedürftiger Mütter, die in ihrem eigenen ungestillten Liebeshunger auch den der Söhne nicht wirklich stillen können, sie dafür aber mit allen möglichen Ersatzformen von Liebe überschütten und dadurch umso mehr an sich binden. Da sie nicht satt werden, saugen die Söhne immer weiter und wechseln mit einer kurzen Unterbrechung von der einen zur anderen Flasche.

Der Griff zurück zur Flasche zeigt ebenso deutlich die Regressionstendenz wie die Süßigkeiten-Sucht, bei der es letztlich wieder zum Dauerlutschen kommt. Die dazwischen angesiedelten Formen übermäßigen Essens und Trinkens deuten auf ähnliche Muster hin. Das Übermäßige ist das über das eigene Maß Hinausgehende und tritt häufig auf, wenn die Anforderungen des Lebens zu hoch erscheinen.

Lust und Frust

Die nahe Beziehung zwischen Liebe und Essen, die ihren gemeinsamen Nenner in der Lust findet, steht unter der Obhut der Venus und hat im Frust ihren Gegenpol. Unterschiedlichste Enttäuschungssituationen können zum Rückzug in Venus-Aphrodites Reich (ver)führen. Ihre Angebote werden zu Balsam für ein angeschlagenes Selbstwertgefühl und ein willkommenes Trostpflaster für schmerzende Wunden. In solchen Augenblicken lässt sich jeder gern mit Liebe verwöhnen, ob zärtliche Hände sie direkt auf die Haut übertragen oder sie den Umweg aus dem Kochtopf durch den Magen unter die Haut nimmt. Wenn einen alle guten Geister verlassen haben, liegt Selbstbefriedigung nahe, und wieder bietet Venus-Aphrodite ihre ganze Palette von süßem Zuckerwerk bis zu sinnlich-erotischen Fantasien.

Ersatz bleibt immer Ersatz

Beide Arten, sich die Süße des Lebens zu gönnen, führen allerdings zu keinem befriedigenden Ziel. Selbstbefriedigungs- und Süßigkeitenorgien erhöhen die Lust eher noch und stillen weder den normalen Hunger noch den nach Liebe. Im Venusreich bleiben sie Ersatz. Die ehrliche Sprache lässt, wenn sie von »süßen Mädchen« spricht, die »zum Anbeißen« seien, keinen Zweifel daran. Klappt es mit dem »Vernaschen« der »Schockimaus« auf erotischer Ebene nicht, muss nicht selten echte Schokolade einspringen, und Kummerspeck ist die natürliche Folge. Der ist nicht einmal Lust-, sondern Frustspeck.

Aphrodisiaka als Geschenke der Venus

Wie bei allen Archetypen haben wir auch bei Venus-Aphrodite die Wahl, uns reich beschenken oder vergiften (lat.: »venenum« = Gift) zu lassen. Ihre Gaben, ja ihr Gift, zum Geschenk (engl.: »gift«) werden zu lassen, ist eine besonders lustvolle Möglichkeit im Umgang mit der Liebesgöttin. So wäre – um ihr gerecht zu werden – unbedingt daran zu denken, schön zu kochen und zu essen und das Essen im Hinblick auf Ästhetik und Ritual zu zelebrieren. Und natürlich eignen sich dafür Kunstwerke, wie sie die Nouvelle Cuisine schafft, besser als Plastikdöschen voller Nahrungsergänzungsmittel. Wer aus dem Essen ein Genussritual macht und Kerzen und Musik ebenso zum Einsatz bringt wie gute Stimmung und Humor, kann ruhiger und besser essen und auch verdauen. Schönheit und Balance gehören natürlich auch zum Archetyp der Venus. Eine ausgewogene Ernährung etwa im Hinblick auf das Säure-Basen-Gleichgewicht, die auf Lebens- statt Nahrungsmitteln beruht und von ihrer Ästhetik her anspricht und Appetit macht, wäre eine wundervolle Möglichkeit, Venus zu respektieren, ganz abgesehen von speziellen Leckerbissen, die ihrem Wesen in ganz besonderer Weise entsprechen und als Aphrodisiaka immer schon eine große Rolle im Genussleben der Menschen spielten.

Kulinarisches aus den Schatzkammern der Vernus

Noch im Mittelalter galten alle Gewürze als Sendboten aus einer sagenhaften Welt und als Verbindungsglieder zum Paradies. Pfeffer, Ingwer und Zimt waren besonders angesehen, und man ging davon aus, dass sie im Paradies wüchsen. Hildegard von Bingen geißelte die orientalischen Gewürze, weil sie die Sinnenlust erregten. Kindern blieben sie lange vorenthalten, wegen ihrer »schädlichen Erregung der Sinne«, ihrer »Stimulation der Geschlechtslust« und der »Verführung zur Onanie«. Im alten Ägypten und später auch in Rom war Anis sehr beliebt, andere Gewürze wurden wegen der Hitze und damit einhergehenden Wallungen geschätzt, die sie in ihren Genießern hervorrufen konnten. Hierfür waren besonders Gewürze aus der Ingwerfamilie, wie Kurkuma, Kardamom und Galgant, geschätzt.

Früher wurden Gewürze nicht selten in hoher Dosierung zur Erweckung der Freuden des Gaumens und des Geschlechts gleichermaßen eingesetzt.

Schokolade als Aphrodisiakum

Schokolade ist nicht gleich Schokolade

Schokolade ist wegen ihres meist hohen Zucker- und oft auch Milchanteils leider kein besonders gesundes Genussmittel, sondern im Gegenteil ein Gesundheitsproblem. Typischerweise führt sie in dieser Zubereitungsart auf schnellstem Weg in die beschriebene Glucosefalle, weil sie als süße Milchschokolade einen überaus hohen glykämischen Index aufweist. Außerdem vereinigt sie aufgrund des hohen Milchanteils alle Nachteile der Kuhmilch in sich. Aber tatsächlich gibt es inzwischen auch schon Schafmilchschokolade.

In ihrer süßen Erscheinungsform hat Schokolade zwar die Herzen der Kinder im Flug erobert, aber nicht gerade zu deren Fitness und Gesundheit beigetragen und ist nicht nur bei Zahnärzten ins Gerede gekommen, sondern auch so ziemlich allen Ernährungspäpsten zum Ärgernis geworden. Tatsächlich liefert sie der Karies einen idealen Nährboden und ist mit dem hohen Zuckeranteil auch ein Mineralienräuber. Das müsste aber alles gar nicht so sein.

Die bitter-süße Schokolade der Frühzeit

In ihrer lateinamerikanischen Heimat wurde sie ursprünglich und schon von den Azteken ganz anders genossen, nämlich ohne Milch und Zucker, da beide in dieser Form noch unbekannt waren. Kakao, ihr Grundstoff, galt als Nahrung der Götter. Man genoss ihn als Gebräu aus gemahlenen Kakaobohnen, vermischt mit Maisbrei und Gewürzen wie Chili, Pfeffer, Vanille und Piment in warmem oder kaltem Wasser. Als Zubereitung aus ziemlich reinem Kakao war diese frühe Schokolade bitter und herb und entfaltete ganz andere Wirkungen, die ihr den Ruf eines Aphrodisiakums einbrachten, einer Speise also, die ihren Genießern zu erhöhtem Liebesgenuss verhalf. Der Aztekenkönig Moctezuma soll täglich 50 Tassen Schokolade getrunken haben, bevor er bei den Frauen seines Harems weiteres Glück suchte.

Rückkehr der fast vergessenen Liebesspeisen?

In einer Zeit, die sich mit Genuss und Liebe so schwer tut wie unsere, verwundert es wenig, wenn dieses Thema eher vom Macherpol aufgegriffen wird. Kakao enthält Stoffe wie Koffein, Theobromin, Phenylethylamin, die in vieler und auch in dieser Hinsicht anregend wirken. Außerdem ist in ihm L-Tryptophan, die Vorstufe von Serotonin, zu finden, von dessen zauberhaften bis ekstatischen Effekten wir schon bei der Glücksnahrung hörten.

Die harmlose Lust an der Schokolade

Solche der (offiziellen) Bürgerwelt prinzipiell verdächtigen Wirkungen sorgten immer für glühende und gegen alle Gesundheitsermahnungen resistente Schokoladenfans. Da die anderen Serotonin-Quellen den Bürgern als besonders verdächtig gelten, bleibt die Schokolade hier gleichsam als die harmlosere Variante übrig, was, wie wir gesehen haben, medizinisch nicht so eindeutig ist. Von Schokolade ist jedenfalls klar, dass sie weder verboten ist noch im Verdacht steht, Synapsen zu schädigen wie Ecstasy oder Selbstmorde zu fördern wie Serotonin-Wiederaufnahme-Hemmer. Bei einem Kakaoanteil über 70 % ist sie gar nicht einmal mehr so ungesund, denn der Glykämische Index wird mit steigendem Kakao- und sinkendem Milch- und Zuckeranteil immer günstiger, und die Bedrohung des Zahnschmelzes nimmt mit dem Zuckeranteil ebenfalls ab. Die Kaffeetrinker wissen längst um dieses Geheimnis und bevorzugen sie bitterzart in hauchdünnen Täfelchen als Beigabe zu ihrem Lieblingsgetränk. Wer sich durch größere Mengen von Bitterschokolade anregen lässt, kann spürbar eine bitter-süße Liebeslust heraufbeschwören, die der der sinnlichen Liebe gar nicht so fern ist. Immerhin hat auch der Liebesgott Eros-Amor seine Liebespfeile vor dem Abschuss hin und wieder in bittere Galle getaucht und entsprechende Wirkungen in den Herzen der Getroffenen erzielt.

Lebens- und Liebesgenuss und Schokolade

Schokolade ist jedenfalls in ihrer ursprünglichen dunklen kakaodominierten Form ein verblüffend harmloses Mittel des Lebens- und Liebesgenusses. Puritanisch genussfeindliche Menschen werden auch dagegen ihre Einwände finden und diese mit Gesundheitsthemen untermauern und überhöhen. Insgesamt wären sie besser beraten, wenn sie sich den zauberhaften französischen Film »Chocolat« ansehen und dabei erspüren würden, auf welche Seite sie gehören wollen.

Der Zauber der Muskatnuss

Eine zu Herzen gehende Nuss

Ein anderes uraltes Aphrodisiakum ist die Muskatnuss, die von so begnadeten Inseln wie Grenada und Martinique stammt und gut zum karibischen Lebensgefühl passt. Hier gilt wieder einmal, dass die Dosis das Pharmakon und Gift ausmacht. In den Nervenkeksen der heiligen Hildegard von Bingen ist die Muskatnuss ebenso vertreten, wie in vielen Geheimrezepten. Ganz offenbar bewirkt sie einen ähnlich herzöffnenden, wenn auch deutlich milderen Effekt wie MdMA beziehungsweise Ekstasy. Wer mehr als eine Nuss zu sich nimmt, wird sehr beeinträchtigende, eigenartig aufweichende Effekte erleben, die einige noch angenehm empfinden, andere weniger genießen können. Auf alle Fälle ist daran zu denken, dass einige »Genießer« ziemlich ungenießbar werden und mit Übelkeit bis zum Erbrechen reagieren. Andere schwören dagegen auf die aufweichende und herzerweichende Wirkung dieser besonderen Zauber- und Liebesnuss.

Andere »Ernährungsformen«

Der Atem des Lebens

Bekanntlich kann der Mensch auch von Luft und Liebe leben. Dass er ganz wesentlich Energie aus der Luft entnimmt, oder besser aus dem, was die Inder »Prana«, Lebenskraft, nennen, ist mir in der langjährigen Erfahrung mit dem verbundenen Atem klar geworden. Auch die Tatsache, wie rasch ein Mensch erstickt und wie lange er braucht, um zu verhungern, kann die Hierarchie zwischen beiden Bereichen klären. Die Ernährung mit der Lebenskraft Prana in Form des verbundenen Atems ist in jedem Fall sehr gesund und rundherum zu empfehlen. Nicht nur handelt es sich dabei um eine der wirksamsten Entsäuerungsübungen, die Seele wird hier wie bei wenig anderen Gelegenheiten mit gespeist.

Liebe als Nahrung der Seele

Die Liebe, ohne die kleine Kinder bald sterben, ist auch im späteren Leben lebens-, aber offenbar nicht mehr überlebenswichtig. Kleine Kinder sterben offenbar lieber, als dauerhaft auf sie zu verzichten, große Kinder können den Verzicht lernen, aber auch nur unter Aufgabe ihres Lebensglücks. Die Liebe ist urprinzipiell nur eine andere Form des Venusthemas, zu dem auch das Essen gehört, was einmal mehr deutlich machen mag, wie wichtig dieser Archetyp für unser Thema ist.

Unbedingt behandelt werden muss in diesem Zusammenhang aber das Trinken, denn es ist eine Form flüssiger Nahrung, die von ihrer Wichtigkeit her offensichtlich noch vor dem Essen rangiert, denn wir würden viel rascher verdursten als verhungern.

Trinken und Getränke

Hier können wir auf die gleiche Gliederung wie bei fester Nahrung vertrauen. Zuerst einmal sollten wir vor allem artgerecht trinken. Diesbezüglich ist das ursprünglichste und natürlichste Getränk auf Erden für alle Lebewesen gleichermaßen Wasser. Alle anderen »Getränke« von Muttermilch bis zu Schnaps gründen immer auf Wasserbasis. Allerdings sind die Zutaten sehr unterschiedlich und nicht immer sehr natürlich und gesund.

Wasser des Lebens

Wasser prägt unsere Welt

Wasser ist uns etwas so Geläufiges und über alle Maßen vertraut, dass wir nur zu leicht vergessen, wie wichtig es für unser Überleben ist und wie viele ungelüftete Geheimnisse es noch immer hütet. Dass unser Heimatplanet aus dem Weltraum blau-weiß erscheint und eigentlich ein Wasserplanet ist, haben wir durch die Bilder der Raumfahrt immerhin im Bewusstsein. Dass wir wesentlich aus Wasser bestehen, vergessen dagegen schon viele und versäumen wohl auch deshalb, die Wasservorräte ihres Organismus ausreichend zu ergänzen. Im Mikrokosmos des Körpers und im Makrokosmos der Welt kümmern wir uns gleichermaßen zu wenig engagiert um die Wasserreservoire.

Alles Leben kommt aus dem Wasser und lebt in ihm

Dabei ist uns nichts so nahe wie Wasser. Zu Anfang unseres Lebens macht Wasser über drei Viertel unseres Körpergewichts aus, und noch am Lebensende, wenn wir – nicht nur hinter den Ohren, sondern in vieler Hinsicht – trocken geworden sind, bestehen wir noch zu über zwei Drittel daraus. Das Innere der Zellen ist wesentlich Wasser, die Zwischenzellräume sind voller Wasser, und Körperflüssigkeiten wie Blut, Lymphe und Liquor enthalten zwar verschiedene Zellen und Moleküle, doch alles schwimmt auch hier in Wasser. Letztlich badet nicht nur unser Gehirn ständig in Liquor, einer Art Nervenwasser, sondern alle Organe leben in wässrigem Milieu. Angesichts dieser Situation ist es kein Wunder, dass unser Leben am besten als Fluss darzustellen ist und wir auch im übertragenen Sinne die Aufgabe haben, ständig in Fluss zu bleiben.

Eine Haut wie ein Baby

Vergleicht man das Gewebe eines Babys mit dem eines alten Menschen, fällt sofort auf, wie viel mehr Wasser das des Babys enthält, weshalb es so viel praller und vitaler wirkt. So wie viele Menschen am Ende des Lebens das Wasser nicht mehr so einfach in ihrer Blase halten können, scheinen die Zellen auch ihrerseits und jede für sich die Fähigkeit zu verlieren, ihr Wasser ausreichend zu halten. Auf der symbolischen Ebene würde das mit der nachlassenden Fähigkeit korrespondieren, ausreichend Seelenenergie aufzunehmen und dem Seelischen zu seinem Recht zu verhelfen. Auf der körperlichen Ebene sinkt der Turgor genannte Zellinnendruck, was wir besonders an der Haut wahrnehmen.

Insbesondere wenn man bedenkt, wie gern die meisten Menschen zeitlebens eine Haut wie ein Baby behielten, erscheint das heutige Theater um Mineralwasser in eigenartigem Licht. Uns fehlt am Ende das Wasser und gerade nicht seine mineralischen Inhaltsstoffe. Mineralisiert beziehungsweise verkalkt und vertrocknet sind wir im Alter reichlich.

Quantität und Qualität

Beim Wasser kümmern wir uns bisher nicht einmal genug um den quantitativen Aspekt, denn eine Mehrheit trinkt noch immer viel zu wenig Wasser. Lediglich um die materielle, sprich mineralische Zusammensetzung des Wassers wird von Seiten der Mineralwasserindustrie einiges Aufhebens gemacht. Es ist ausgesprochen wichtig, täglich mindestens zwei Liter Wasser zu sich zu nehmen, aber dessen Mineralgehalt wird weit überbewertet. Das liegt an den entsprechenden Verkaufsinteressen. Ganz abgesehen davon, dass es überhaupt nicht gesichert ist, inwieweit anorganische Mineralien aus dem Wasser überhaupt in die Körpergewebe gelangen, bleibt die Frage, ob das überhaupt so wünschenswert ist.

Das andere Gesicht der Mineralisierung

Der Mensch vertrocknet offenbar von Geburt an langsam und während des ganzen Lebens. Das aber ist ein Mineralisierungsprozess, der sich aus der Ablagerung von anorganischen Mineralien und dem Zurückgehen des Wasseranteils ergibt. Wir schätzen diesen Prozess eigentlich gar nicht, sondern assoziieren Altern damit. Ob wir diesen stetigen Mineralisierungsvorgang noch mit stark mineralhaltigen Wassern unterstützen sollten, erscheint jedenfalls mindestens fraglich. Falls die anorganischen Mineralien aus dem Wasser gar nicht aufgenommen werden, was wahrscheinlich ist, sind sie zwar nicht schädlich, aber zumindest sinnlos für uns.

Mineralwasser als neue überflüssige Errungenschaft?

Auch ein anderes Argument kann uns hier weiterhelfen. In frühen Zeiten hatten die Menschen gar kein Mineralwasser im heutigen Sinn, da sie noch keine tiefen Brunnen bohren konnten. Denn erst durch langsames Sedimentieren in große Tiefen wird Oberflächenwasser zu Mineralwasser. Das Regen- und Quellwasser der frühen Zeiten hat unserer Evolution offenbar nicht geschadet. Wahrscheinlich sind wir darauf durch Jahrmillionen gepolt.

Mangel und Überangebot an Mineralien

Natürlich gibt es Menschen mit Mineralienmangel, aber das scheint nicht am Wasser zu liegen, sondern zum einen an Mangelernährung mit zu wenig frischer pflanzlicher Kost, zum anderen und vor allem an einem seelischen Thema wie der überspielten Lebensmitte, wodurch sich der Organismus gezwungen sieht, Ballast abzuwerfen, weil die Seele das verweigert. Dabei aber greift er auf die Mineralienvorräte in den Knochen zurück. Auf die in den Gefäßen abgelagerten Mineralien hat er offenbar keinen Zugriff mehr. Dieses stellvertretende Ballastabwerfen ist im Sinne von »Krankheit als Symbol«[*] zu verstehen und wäre auch dort nachzulesen.

Das billigste Wasser ist oft das Beste

Die Erfahrung zeigt, dass Menschen, die sich mit reichlich frischem vitalem Obst und Gemüse ernähren und dazu noch mineralarmes Wasser trinken, durchaus sehr gesund sind. Die praktischen Konsequenzen daraus sind einfach und billig: Das beste Trinkwasser kommt meist nicht aus den Flaschen der Industrie, sondern aus den Leitungen zu Hause. Oft ist das Leitungswasser der Stadtwerke konkurrenzlos, weil relativ mineralarm und ansonsten reines Grundwasser. Eine fundierte Erkundung der Herkunft des eigenen Leitungswassers ist oft die bequemste, billigste und beste Lösung. Wo es von guter Qualität ist, bräuchten wir nur ausreichend davon zu trinken. Die notwendigen Mineralien können wir am sinnvollsten aus biologisch gezogenem Gemüse und Obst beziehen. Dort liegen sie auf alle Fälle organisch gebunden vor und sind mit Sicherheit für den Organismus verwertbar.

Wasser als Lebenselixier

Die Regenerationserfahrungen mit reichlich gutem Wasser aus den letzten 25 Jahren bei ungezählten Fasten- und anderen Seminaren und vielen Behandlungen sprechen eine deutliche Sprache und offenbaren viele wundervolle Genesungen. Nicht selten gilt der Satz des persischen Arztes Faridun Batmanghelidj, dass der Organismus gar nicht krank, sondern nur durstig sei. Fließendes Wasser nicht zur Gesundung zu nutzen, ist wirklich ein Phänomen unserer Zeit. Oft habe ich erlebt, dass alte Menschen, die in die Psychiatrie eingeliefert wurden, weil sie verwirrt waren, nach einigen Infusionen physiologischer Kochsalzlösung, also Gewebewassers, wieder ganz in Ordnung kamen und gar keine schweren Psychopharmaka wie

---

[*]   Ruediger Dahlke »Krankheit als Symbol«, Bertelsmann Verlag

Neuroleptika brauchten. Allerdings bestand immer das Problem, dass sie im fortgeschrittenen Alter oft gar nicht mehr lernen konnten, in Zukunft genug zu trinken.

Wasser als polarer Spiegel der Seele

Wer sich auf Wasser einlässt, findet Bezüge, die bis tief in die menschliche Seelenwelt reichen. Die polare Struktur des Wassermoleküls H_2O spiegelt unseren engen Bezug zur Polarität, der Welt der Gegensätze. Über das Wasser tragen wir dieses Muster der Polarität in jeder Zelle. Die beiden Wasserstoffatome bilden mit dem des Sauerstoffs einen Winkel, der das ganze Molekül in polarer Spannung hält. Wahrscheinlich ist es diese intramolekulare Spannung, die für viele lebenswichtige, aber unerklärliche Phänomene der Wasserwelt verantwortlich ist.

Geheimnisse des Wassers

Das bekannteste ist hier der eigentümliche Schwerpunkt des Wassers bei 4 Grad, der garantiert, dass sich Leben im Wasser auch in kälteren Breiten halten kann. Da Wasser hier seine größte Dichte und damit auch Schwere hat, frieren Seen und Flüsse von oben nach unten zu und nicht etwa umgekehrt und schonen so das Leben ihrer Bewohner. Würde sich Wasser wie alle anderen Stoffe verhalten, könnte Leben darin nicht überleben. Diese an sich schon wunderbare, von der Physik gesicherte Tatsache wird durch einige noch eigentümlichere Geheimnisse ergänzt, die bis heute physikalisch ungeklärt sind. Warum etwa frieren Gewässer manchmal nicht zu, wenn es lange sehr kalt ist? Sinkt die Temperatur abrupt und für längere Zeit unter 20 Grad minus, friert der See nicht zu und die Leute sagen, es sei zu kalt dafür. Warum um Himmels willen gefriert ein Glas mit heißem Wasser im Kühlschrank schneller als eines mit kaltem? Jeder Installateur weiß, dass die Warmwasserrohre deutlich vor den Kaltwasserrohren einfrieren. Was aber sagen die Physiker dazu? Liegen diese Geheimnisse in der Wasserstruktur, den sogenannten Clustern?

Heil(ig)ende Wässer

Dass es besondere Heilwässer gibt, ist unbestritten, wenn auch weiterhin unbewiesen. Für einen Hindu steht außer Zweifel, dass Wasser des heiligen Flusses Ganges heil(ig)en kann. Ähnliches erhoffen sich gläubige Katholiken von jener Quelle in Lourdes, die das später heiliggesprochene Bauernmädchen Bernadette Soubirous mithilfe der Jungfrau Maria entdeckt hat. Immerhin ereignen sich nach dem Kontakt mit diesem Wasser immer wieder sogenannte Spontanremissionen, wie die moderne Medizin heute schamhaft Wunder umschreibt.

Heilwässer?

Dass auch profanere Heil- und Mineralwässer heilen sollen, behaupten zumindest deren Hersteller gleichermaßen unbewiesen. Völlig unbestritten ist dagegen die Notwendigkeit des Wassers zur Lebenserhaltung, denn viel schneller, als sie verhungern, verdursten Mensch und Tier. Die Heilkraft der verschiedenen Wässer wird bis heute vor allem außerhalb der Universitäten und zumeist mit okkulten oder jedenfalls nicht objektivierbaren Methoden beurteilt. Die Hypothesen für die wunderbaren Eigenschaften der Wässer sind dabei sehr unterschiedlich und reichen von im Ansatz naturwissenschaftlich wenigstens nachvollziehbaren Erklärungsmodellen bis zu solchen aus ganz anderen Sphären.

Erklärungsmodelle für heilende Wirkung

Dass Wasser Verunreinigungen aufnimmt, ist jedem klar, sonst würde man es nicht zum Waschen verwenden. Natürlich hat es diese lösende Eigenschaft auch, wenn wir es trinken. Je heißer das Wasser, desto geringer ist seine Eigenstruktur. Durch Kochen werden die Wassermoleküle vollends aus ihren Mustern gerissen, was zum Beispiel homöopathische Informationen löscht, die offenbar in der Clusterstruktur der Wassermoleküle gespeichert werden.

Auch die ayurvedische Heilmaßnahme, abgekochtes Wasser zu trinken, könnte hier eine Erklärung finden, ganz abgesehen von der offensichtlichen Tatsache, dass es angesichts der früher sehr verbreiteten hygienischen Missstände in Indien eine gewisse Sicherheit gewährt. Andererseits handelt es sich durch die Auflösung aller Muster zwischen den Molekülen um sozusagen strukturloses Wasser. Das aber könnte logischerweise ein noch besseres Reinigungsmittel für den Organismus sein, weil es sich mangels eigener Struktur allem am besten anpasst und selbst sozusagen leer ist. Es ist noch auf einer weiteren Ebene sauber, nicht nur von Keimen, sondern auch von Mustern oder Strukturen.

Wasser, das weiblichste Element

Wasser ist von seiner Symbolik her das weiblichste der Elemente noch vor der Erde. Es steht für die fließenden seelischen Qualitäten, die reinigende und erneuernde Kraft und eine enorme Anpassungsfähigkeit. Dass wir vorwiegend aus Wasser bestehen und aus ihm kommen, sagt auch viel über unser Verhältnis und über die Tatsache aus, dass wir auf den weiblichen Pol angewiesen sind. Das Leben komme insgesamt aus dem Urmeer, sagen uns die Biologen. Menschen kommen ganz eindeutig aus dem Fruchtwasser und aus der weiblichsten Höhle der Frau, der (Gebär-)Mutter. Bis heute entspricht das Fruchtwasser in seiner Zusammensetzung sehr weitgehend derjenigen des Urmeeres, also der Urheimat des Menschen. Als ursprüngliche Wasserwesen sind wir auch auf Wasser als flüssige Nahrung mehr angewiesen als auf feste Stoffe.

Von den seelischen Möglichkeiten, in Wasser schwebend Urvertrauen aufzutanken wie am Anfang des Lebens im Fruchtwasser, bis zu den eher geläufigen täglichen Erfahrungen des Trinkens ist die Spannbreite der Geschenke, die Wasser für uns bereithält, enorm. Dadurch, dass wir genug trinken, könnten wir so vieles bessern. Würden wir obendrein noch mineralarmes Wasser bevorzugen, erhöhten sich unsere Chancen auf Gesundheit weiter. Werden außerdem alle Gifte herausgefiltert, wird die Gesundung noch weiter gefördert.

Schließlich könnten wir mit einigem Gewinn für unsere Gesundheit auf den Spuren des österreichischen Wasserpapstes Viktor Schauberger und seiner modernen Nachfahren wandeln. Schauberger war seiner Zeit weit voraus und hat sich um die Qualität des Wassers auf Ebenen gekümmert, die heute noch als okkult gelten. Tatsächlich ist es möglich, das Energieniveau des Wassers zu erhöhen. Auch wenn wir naturwissenschaftlich noch nicht annähernd verstehen, wie das geschieht, sind die Ergebnisse spürbar.

Basentrunk

Ein ideales Getränk, das in der Fastenzeit sogar schmeckt, ist der sogenannte Basentrunk, der auf den Schweden Are Waerland zurückgeht.
Außerhalb des Fastens ist er aufgrund seines nichtssagenden Geschmacks eher wenig beliebt, hilft aber – wie kein anderes Getränk –, den Organismus zu entsäuern. Insofern ist der Basentrunk sogar als Medizin einzustufen und geschmacksunabhängig zu empfehlen. Bei auf Aktivität zielenden Seminaren ist ein Becher davon am Morgen eine sehr gute Grundlage für einen bewegten Tag.

Einfaches Rezept, die Mitte zu finden

Gemüse wie Sellerie, Karotten, Kartoffeln, Fenchel oder Zucchini werden gewaschen, in grobe Würfel geschnitten und etwa zehn Minuten in kochendem Wasser gelassen. Dann wird der Topf vom Herd genommen, und das Gemüse kann über Nacht ziehen. Am Morgen ist die Flüssigkeit nur noch aufzuwärmen und auf nüchternen Magen zu trinken. Gut wäre ein Viertelliter, aber jeder Schluck ist besser als nichts.

Alkohol und das osmotische Problem

Nicht alles natürliche ist auch gesund

Selbst wenn Getränke natürlich sind, müssen sie noch nicht gesund sein, wie etwa Alkohol, der vollkommen natürlich und trotzdem nicht in jeder Dosis bekömmlich und schon gar nicht gesund ist. Die auf ihn zurückgehende, in manchen Fällen und Stadien noch angenehme Großhirnvergiftung kann durchaus auch ungesund und sogar gefährlich werden. Aber das ist nur die eine Seite der Medaille.

Alkoholika rauben Wasser

Als Getränke sind alle Alkoholika auch noch mehr oder weniger problematisch insofern, als sie diuretisch wirken, das heißt dem Organismus mehr Wasser entziehen, als sie ihm einbringen. Während alkoholfreies Bier ein gutes isotonisches Getränk darstellt, weil den Körperflüssigkeiten ähnlich, ist richtiges Bier problematischer, es muss vom Körper erst mit Flüssigkeit ausgeglichen werden. Unter dem Strich kostet es mehr Wasser, als es bringt. Die geübten Fans wissen, dass sie auf diesem Weg mehr Wasser lassen, als sie hereinbekommen, und am nächsten Morgen neben dem Kater auch einen Brand haben, der gelöscht werden will.

Von gespannten und entspannten Getränken

Je mehr Teilchen eine Flüssigkeit enthält, desto gespannter ist sie und desto mehr verlangt sie nach Wasser zu ihrer Entspannung. Das gilt nicht nur für Alkoholika, für diese aber besonders. Hier liegt der Grund, warum Alkohol umso mehr Wasser raubt, je hochprozentiger er ist. Berauschte sollten diesen Brand in jedem Fall mit Wasser löschen. Schlimmstenfalls wird wieder mit Alkohol gelöscht, und dann entwickelt sich nicht selten ein wahrer »Flächenbrand«, der die Betroffenen in einen Teufelskreis bringt.

Neben diesen – aus gesundheitlicher Sicht – unerfreulichen Aspekten des Alkohols gibt es natürlich noch jene verlockenden Seiten der gehobenen Stimmung und sogar des Rausches, um derentwillen er genossen wird. Rausch und Ekstase sind bei genauerer Betrachtung Lebensrechte des Menschen und nicht selten Höhepunkte des Erlebens. Junge Menschen lassen sich das Recht auf Ekstase auch von noch so harten Gesetzen nicht nehmen. Statt Rausch und Ekstase als wichtige Momente des Lebens einzuplanen und zu integrieren, wie das etwa bei den Beltane-Feiern und im Dionysoskult auch in unserer Kultur üblich war und bis heute in vielen archaischen Stämmen selbstverständlich ist, kriminalisieren wir sie ohne den geringsten Erfolg. Im gängigen medizinischen Wörterbuch wird Ekstase als »ein Zustand im Rahmen von Schizophrenie und bei religiösen Wahnvorstellungen« beschrieben. Eine Gesellschaft, deren Wissenschaft sich zu solch einseitigen Äußerungen hinreißen lässt, läuft Gefahr, erstens jede Glaubwürdigkeit bei ihrer eigenen Jugend einzubüßen und zweitens ein größeres Drogenproblem zu entwickeln.

Kaffee und andere Genussmittel

Kaffee: primär Genussmittel, sekundär Getränk

Das osmotische Geschehen wirkt sich auch bei anderen Getränken aus und müsste jeweils mitbedacht werden. Entsprechende Getränke wirken auf den Körper oft wie das schiere Gegenteil, wenn sie ihm mehr Wasser entnehmen, als sie zuführen. Das spricht noch gar nicht als Genussmittel gegen sie, man sollte nur wissen, dass sie mit entsprechenden Mengen an reinem Wasser kompensiert werden müssen. In Österreich wird zum Kaffee oft noch ein Glas Wasser serviert, weil er früher zu Unrecht, wie wir heute wissen, ebenfalls als Flüssigkeitsräuber galt. Man sollte dieses Glas Wasser ruhig auch weiterhin trinken und den Kaffee genießen.

Am Beispiel des Kaffees lässt sich demonstrieren, wie schwer es ist, eindeutig zwischen gesund und ungesund zu unterscheiden. Kaffee kann natürlich wegen der Herz-Kreislauf-Wirkung des Koffeins als schädlich gebrandmarkt werden, aber er kann durch den Genuss, den er vermittelt, die Gemütlichkeit, die von ihm ausgeht, auch Gesundheit fördern. Das geht aber noch viel weiter: Wer regelmäßig Kaffee trinkt, erkrankt statistisch gesehen deutlich weniger an der zweithäufigsten Krebsart, dem Enddarmkrebs. Der Grund liegt wohl einfach darin, dass chronische Verstopfung der Hauptauslöser dieser Krebsart ist und Kaffee die Verstopfung reduziert. Laut Statistik verringert aber Kaffeetrinken auch das Risiko, an parkinsonscher Schüttellähmung zu erkranken. Inzwischen wissen wir, dass Kaffee die Ausschüttung des Neurotransmitters Dopamin verstärkt, der im Anfangsstadium der Krankheit auch als Parkinson-Medikament verwendet wird. Also macht es nicht einmal unter medizinischen Gesichtspunkten Sinn, den Kaffeegenuss völlig aufzugeben. Aus Sicht der TCM ist Kaffee seinem Wesen nach bitter-warm und wirkt trocknend, was sich aus seiner – allerdings nur minimalen – wasserentziehenden Eigenschaft ergibt. Das Odium, ein Flüssigkeitsräuber zu sein, hat er – auf dem Boden wissenschaftlicher Studien – eingebüßt. Sinnvoll wäre sicherlich, ihn wirklich unter dem Genussaspekt zu zelebrieren.

Gesundheit und Lebensgefühl

Wer das Lebensgefühl, das mit einem typischen italienischen Espresso einhergeht, in kleinen Schlucken genießt, dazu ein hauchdünnes Täfelchen Bitterschokolade oder eine in Bitterschokolade gebadete Mandel genüsslich im Mund zergehen lässt, wird erstens keinen gesundheitlichen Schaden nehmen, schon weil italienischer Espresso viel bekömmlicher ist als normaler Kaffee. Zweitens hat er eine Pause, die sein Lebensgefühl hebt und ihm Schwung verleiht, der sich nicht nur gesund anfühlt, sondern auch so auswirkt.

Zugunsten des Kaffees lässt sich auch eine Untersuchung von Dr. Diokono anführen – im Archiv für innere Medizin veröffentlicht –, nach der Kaffee in den wundervollen Verdacht gerät, ein ganz erstaunliches Aphrodisiakum zu sein. Es ergab sich nämlich, dass in der Altersgruppe der über 60-Jährigen unter den Kaffeetrinkern immerhin 62% sexuell aktiv waren, wohingegen es bei den Kaffeeverweigerern nur 40% waren. Bei den Kaffeetrinkern derselben Altersgruppe waren nur 36% von Impotenz betroffen, aber 59% bei den Kaffeeabstinenzlern. Das könnte natürlich auch daran liegen, dass Kaffeetrinker einfach die genussfähigeren Menschen sind, was aber ebenfalls für Kaffee spräche.

Schwarzer, grüner und bunter Tee

Ähnliches gilt ganz analog für schwarzen Tee. Wer bei Chado, der klassischen Teezeremonie im Zen-Stil, den Teingehalt der Camelia-Blätter im Auge hat, übersieht offenbar etwas ganz Wesentliches. Bei der Teezeremonie spielt der gesundheitliche Aspekt des schwarzen Tees gegenüber dem rituellen nur eine sehr untergeordnete Rolle. Teetrinken ist etwa auch für viele Engländer eine Zeremonie, die zum Lebensgefühl gehört und deshalb ganz unverzichtbar ist. Einen bewährten Lebensstil wegen Gesundheitserwägungen zu ändern will jedenfalls gut bedacht sein.

Sicherlich ließen sich andererseits beide Zeremonien auch mit grünem Tee durchführen, der aus Blättern der gleichen Pflanze besteht, die aber nicht fermentiert sind und so auch kaum Tein enthalten. Allerdings ist das ein untergeordnetes Argument, weil es zumindest bei ersterer Zeremonie gar nicht ums Trinken an sich geht. Man müsste nur zusätzlich genug Wasser trinken. Der Gedanke, eine Teezeremonie mit Früchtetee durchzuführen, mag deutlich machen, wie weit solche Überlegungen am Eigentlichen vorbeigehen.

Andererseits ist bunter Tee aus getrockneten Früchten oder Kräutern eine unter gesundheitlichen Aspekten gute Abwechslung und Alternative zu reinem Wasser, erfüllt er doch alle Voraussetzungen eines guten Getränks und geht wegen seiner pharmakologischen Aspekte noch deutlich darüber hinaus. Beim Fasten ist er so unersetzlich wie bei der Teezeremonie überflüssig.

Aphrodisiakum für Kinder

Sogar der Kakao der kleinen Kinder ist mit einem ähnlichen »Problem« behaftet. Auch er enthält Koffein, Theobromin und Tein, lauter aufmunternde Stoffe. In der schwarzen Form, wie ihn die Urbevölkerung Mexikos trank, kommt das noch stärker zum Ausdruck, wie auch die herzöffnende Wirkung. Solange aber dafür gesorgt ist, dass die Kleinen auch noch anderes trinken, hat das ganz offensichtlich nichts Beunruhigendes. Wenn daneben allerdings nur noch sogenannte Softdrinks zum Einsatz kommen, beginnt ein riesiges Problem.

Die sogenannten Softdrinks

Hochkonzentriertes Zuckerwasser mit Geschmacksverstärkern

Hierbei handelt es sich im Wesentlichen – ob sie nun dunkelbraun, grün, gelb oder durchsichtig daherkommen – um intensive Zuckerlösungen, die ganz und gar nicht geeignet sind, dem Organismus die notwendige Flüssigkeit zuzuführen. Der leichte Name täuscht, denn sie haben allesamt schwere Konsequenzen. Softdrinks schmecken vielen Kindern und denen, die es geblieben sind, wegen der intensiven Süße, aber das Beste an ihnen ist noch, dass sie den Durst nicht stillen. Insofern halten sie die Hoffnung am Leben, dass der Organismus doch noch Geeignetes bekommt, nämlich Wasser.

Ins und Outs bei süßen Kindergetränken

Allerdings kann sich der Körper offensichtlich an extrem ungesundes Verhalten gewöhnen und den Durst schließlich aufgeben, ähnlich wie die Stopfgans irgendwann aufhört zu würgen, wenn sie gemerkt hat, dass es ihr nichts nützt. Auf den ersten Blick handelt es sich hier um Kindergetränke. Da aber ein Großteil der modernen Menschen mangels Pubertätsritualen nicht wirklich erwachsen wird,[*] behalten sie auch für Erwachsene große Bedeutung und überschwemmen unzählige Körper mit einem dicken süßen Zuckerfilm, der den Problemen des Übergewichts und des Typ-II-Diabetes Vorschub leistet. Natürliche Limonaden und Sirupe sind leider – mangels Werbung und Nachschub – out. Dabei könnte Limonade – wenn sie etwa hausgemacht wäre – auch etwas für Kinder Leckeres sein, allerdings nur, wenn sich die darin versenkten Zuckermengen in Grenzen halten. Auch wo Limonaden, wie etwa der österreichische Almdudler, als Kräutergetränke angepriesen werden, wäre doch immer der Zuckeranteil zu bedenken, der zu den Kräutern hinzukommt.

Light und Leid

Die Light-Varianten, die den Zucker durch Süßstoffe ersetzen, sind keine Alternative, denn der verwendete Süßstoff dürfte über kurz oder lang zu einem großen Problem werden. Einiges spricht inzwischen dafür, dass das furchtbare sogenannte Golfkrieg-Syndrom, an dem viele GIs aus dem ersten Golfkrieg leiden, an dem weltweit verwendeten Süßstoff Aspartam liegt. In den millionenweise in die irakische Wüste gekarrten Softdrinks, die dort kochend heiß wurden, soll sich dieses Süßungsmittel in noch gefährlichere Varianten verändert haben. Insgesamt hat sich jedenfalls gezeigt, dass die Verbesserung der Natur nicht eben leicht ist. Auf lange Sicht offenbart sich meist, dass sich die natürlichen Varianten für uns, die wir, ob wir wollen oder nicht, doch vor allem Natur- und erst in zweiter Linie Kulturwesen sind, als gesünder erweisen.

---

[*]   Siehe Ruediger Dahlke »Lebenskrisen als Entwicklungschancen«, Goldmann Verlag

Vollwertigkeit der Getränke

Von Fruchtsäften und Vollwertpäpsten

Natürlich kann man die Kriterien der Vollwertigkeit auch für Getränke aufstellen. Wobei Fruchtsäfte, gleichgültig welcher Herkunft, Max Otto Brucker, dem Papst der Vollwertigkeit, immer ein Dorn im Auge waren. Er argumentierte zu Recht, sie seien grundsätzlich unnatürlich, weil normale Menschen niemals zehn Orangen oder Äpfel in so großer Geschwindigkeit hintereinander essen würden, wie es indirekt beim Trinken von Fruchtsäften geschehe.

Aus den Erfahrungen in drei Jahrzehnten Fastenseminaren muss ich allerdings sagen, dass ich auf frisch gepresste Säfte aus gutem, ungespritztem Obst nicht mehr verzichten möchte. Wenn ihre Grundstoffe aus biologisch kontrolliertem Anbau stammen, wären sie für mich auch vollwertig. Dem stimmt eine Reihe von Ernährungsfachleuten und Fastenärzten durchaus zu. Allerdings müsste man sie ja nicht in übertriebenen Mengen hinunterstürzen, sondern könnte ihnen die Ehre bewussten schluckweisen Genusses geben.

Bier ein vollwertiges Getränk?

Ansonsten müsste man – nach den üblichen Kriterien – auch Bier, das nach den Reinheitsgeboten, wie sie in Bayern üblich sind, und nach allen Regeln der alten Kunst gebraut ist, beinahe für vollwertig erklären. Wenn die verwendete Gerste und der Hopfen aus kontrolliert biologischem Anbau stammten, wie bei den Lammsbräu-Bier-Sorten aus Neumarkt oder dem Paracelsusbier der Salzburger Stieglbrauerei, ergäbe sich auch hier ganz unerwartet ein Vollwertgetränk. Die Bio-Bierhefe aus dem Hause Lammsbräu ist sogar ein ausgesprochen wundervolles Lebensmittel mit besonderer Entgiftungskapazität.

Was die Gesundheit angeht, wären lediglich die den Alkohol und die Dosis betreffenden Einschränkungen zu bedenken. Außerdem hat Bier andererseits einen verblüffend hohen glykämischen Index, was erklärt, warum es so rasch so dick macht. Seine Phytohormone haben obendrein eine ähnliche Wirkung wie weibliches Hormon, was die Brustentwicklung bei Frauen, aber eben auch bei Männern fördert. Auch das ist ein Argument für Männer, Bier nur in Maßen zu genießen.

Die Vollwertigkeit von Wasser ist relativ

Wenn es um die Vollwertigkeit von Wasser geht, wäre zuerst an die Naturbelassenheit im Sinne von Viktor Schauberger zu denken, der Wert darauf legte, dass gesundes Wasser fließen müsse und nicht stehen dürfe, was wiederum mehr für Leitungs- als für Flaschenwasser spricht.

Früher hat man seitens der Wasserwerke ein biologisches Prüfsystem für die Wasserqualität verwendet. Das Wasser wurde durch ein Becken mit Forellen geleitet, und wenn die ohne Schaden überleben konnten, galt das Wasser als gut. Mit der Zeit wurde die Verlustrate aber zu hoch, man musste zu robusteren Fischen wechseln und schließlich ganz auf lebende Testsysteme verzichten. Das ist ein deutlicher Hinweis, wie wenig modernes Wasser den Anforderungen des Lebens entspricht.

Aufbereitungsverfahren?

Bei den Filtersystemen gibt es noch objektive Kriterien der Prüfung. Moderne Presskohle-Filter haben sich bewährt. Bei den Systemen zur Wasserenergetisierung ist man dagegen auf subjektive Testverfahren und eigene Erfahrungen angewiesen. Sowohl die Systeme von Grander wie auch all die der inzwischen zahllosen Entdecker und Nachahmer lassen sich mit objektiven wissenschaftlichen Testverfahren meist kaum prüfen. Versuche mit Pflanzen- und Algenwachstum erlauben aber doch Schlüsse auf die Wirksamkeit.

Getränke im Spiegel ihrer Auswirkungen auf die Säure-Basen-Balance

Natürlich sollten auch Getränke dazu beitragen, die Mitte zwischen sauer und basisch zu finden. Aus den Fastenerfahrungen vertraue ich auf die basische Wirkung der allermeisten Kräutertees. Aber natürlich lassen sich auch all die anderen Getränke entsprechend der nachfolgenden Tabelle einordnen, die von −35 und maximaler Sauerkeit bis +4 für basisch reicht. Schon auf den ersten Blick zeigt sich, dass Wasser das beste Getränk für uns ist, weil es wirklich neutral reagiert. Die meisten Mineralwässer, und hier natürlich besonders kohlensäurehaltige, reagieren schon wieder sauer.

Kaffee	−35
Schwarzer Tee	−30
Früchtetee	−30
Gezuckerter Fruchtsaft	−30
Koffeinfreier Kaffee	−25
Grüner Tee	−10
Bier	−10
Sekt	−10
Weißwein	−5 bis −15
Rotwein	−5
Pasteurisierte Kuhmilch	−1
Wasser	0
Kräutertees	verschieden, aber basisch
Kefir	+2
Ziegenmilch	+2
Molke	+3
Schafmilch	+3
Frische Kuhmilch	+4

Typgerechte Getränke

Selbstverständlich ist bei einem ausgewogenen typgerechten Ernährungssystem nach der thermischen Qualität der Lebensmittel auch die Getränkewirkung zu beachten. So, wie man eine kalorienorientierte Diät etwa mittels hochkalorischer Getränke aus der Balance bringen kann, ist es natürlich auch möglich, die typgerechte Ernährung von der Getränkebasis aus sowohl zu unterlaufen als auch zu unterstützen.

heiß	warm	neutral	kühl	kalt
Alkohol > 32 Vol.-%		Süßgekochtes Wasser 20 min.	Brottrunk	Mineralwasser
Ingwertee Yogitee	Schwarztee	Maishaartee Süßholztee	Hibiskustee	
Bittere Liköre	Fencheltee	Hagebuttentee Pu-Erh-Tee	Malventee	Pfefferminztee
Kognak		Malzbier	Melissentee	
Glühwein	Kirschsaft	Qualitätsweine mit Prädikat Auslese	Grüner Tee	Champagner
Madeira	Beerenauslese	Chardonnay	Gemüsesäfte	Weine von der Ahr, Mosel, Nahe
Portweine	Eiswein	Barbaresco	Obstsäfte Apfel-, Birnensaft	Riesling, trocken und jung
Schnäpse	Burgunder Grand Cru, weiß und rot	Barolo		Beaujolais

heiß	warm	neutral	kühl	kalt
Sauternes	Rhône	Bordeaux Grand Cru	Altbier	Provence rosé
Tokaj	Sake	Brunello	Pils	Chianti
Muscat	Sherry	Burgunder 1er Cru, weiß und rot	Weizenbier	Rotweine, jung und gerbstoffreich
Shiraz	Honigwein	Rioja		
		Apfelwein		
		Badische Weine		
		Elsässer Weine		
		Pfälzer Weine		
		Sancerre		
		Bordeaux A. C.		
		Burgunder A. C.		
		weiß und rot		

Getränke zum Essen?

Wer sich seinem Typ entsprechend nicht nur ernährt, sondern auch in dieser Hinsicht achtsam beim Trinken ist, wird sich insgesamt besser fühlen. Ernährung und Trinken gehören natürlich zusammen, aber auch wieder nicht so eng, dass man zum Essen immer trinken sollte. Dabei werden die Verdauungssäfte verdünnt, was diesbezüglich empfindlichen Menschen bereits Probleme macht. Eigentlich sollte ein gesunder Mensch mit dieser Situation zurechtkommen und zum Essen trinken können. Wo das nicht der Fall ist, wäre es besser, vorher zu trinken, damit das Wasser schon durch ist, wenn die Nahrung ankommt.

Lichtnahrung oder Befreiung von der Materie

Vom Westen kaum beachtet, haben die Jains in Indien im Rahmen ihrer Religion das erklärte Ziel, allmählich immer mehr auf Nahrung zu verzichten. In ihrer, aber auch in anderen Religionsgemeinschaften in Indien, haben auf dem Weg fortgeschrittene Menschen immer wieder dieses Ziel erreicht. So gibt es allein auf dem indischen Subkontinent nicht nur einige Yogis und Saddhus, die das nahrungslose Leben verwirklicht haben, sondern auch viele einfache Menschen, die auf dieses Ziel hinstreben. Tatsächlich lässt sich diese Tendenz der Verfeinerung der Nahrung bis hin zum vollkommenen Verzicht bei vielen spirituell Suchenden finden. Persönlich kann ich diese Entwicklung auch gut nachempfinden. Zuerst wird meist auf rotes Fleisch verzichtet, dann auch auf weißes und schließlich auf Fisch. Mit der Zeit fallen noch Eier weg und schließlich auf dem Weg zum veganen Lebensstil auch die Milchprodukte, wobei diese allerdings gerade in Indien als satvische und damit entwicklungsförderliche Nahrung gelten. Einige Suchende begnügen sich mit der Zeit nur mit pflanzlicher Nahrung und beschränken sich dann schließlich auf Gemüse und Früchte. Ganz offensichtlich lässt sich als sogenannter Fruktarier ganz gut leben. Ich selbst habe schon einige Menschen getroffen, die von sich sagen konnten, seit Jahren nur von Früchten zu leben. Sie verfolgten verschiedene Traditionen wie etwa die schamanische. Und tatsächlich gab es auch immer und gibt es nun zunehmend Menschen, die den letzten Schritt wagen und ganz auf Essen verzichten und auch in der Öffentlichkeit dazu stehen.

Der wundervolle österreichische Film »Am Anfang war das Licht« erzählt unter anderem die Geschichte von dem indischen Yogi Prahlad Jani genannt »Mataji«, was die Inkarnation der göttlichen Mutter bedeutet, der seit annähernd siebzig Jahren auf Nahrung verzichtet und vor den laufenden Kameras des Filmteams in einer modernen Klinik überwacht und untersucht wird. Weder isst er noch trinkt er, weder hat er Stuhlgang noch Blasenentleerungen, sondern er lebt völlig von der Welt der Materie abgewandt.

Die Wissenschaftler und die wissenschaftlich ausgebildeten, anfangs äußerst skeptischen Ärzte mussten sich schließlich der Wahrhaftigkeit des Yogis und des Phänomens stellen und seine Existenz anerkennen. Mit modernster Medizintechnik waren sie ihm im wahrsten Sinne des Wortes zu Leibe gerückt, hatten Endoskope in seinen Magen und Darm geschoben, wie auch seine Blase gespiegelt, nur um herauszufinden, dass sich von seinem Gaumendach auf unerklärliche Weise eine Flüssigkeit bildet, die die Mundschleimhäute befeuchtet. Ansonsten konnten sie wissenschaftlich mithilfe ihrer modernsten Geräte belegen, was wissenschaftlich überhaupt nicht sein darf.

Bezeichnend, dass ihnen andere Wissenschaftler in Europa, aber sogar in Indien nun lieber die Wissenschaftlichkeit absprechen, als das Phänomen zu akzeptieren. Auch das deutsche Magazin »Der Spiegel«, ein Synonym für kritischen Zynismus, kann die Fakten nicht entkräften und verlegt sich so auf zynische Kommentare chronischer Skeptiker. Wissenschaftler, die nicht mehr wissenschaftlich denken, wenn die Forschungen Grenzbereiche erreichen, sind eigentlich keine.

Das besonders Faszinierende an dem Film »Am Anfang war das Licht« von dem jungen österreichischen Regisseur P.A. Straubinger ist nun gerade, dass er das inzwischen von realistischen Menschen unbestrittene Phänomen der Lichtnahrung nutzt, um die Grenzen unseres heutigen Weltbildes auszuloten. Von der ersten kritischen Annäherung an die Nahrungsfreiheit, durchaus auch die Probleme einbeziehend und den Vorwürfen nachgehend, landet er konsequent in jenem Bereich, den wir heute mit unseren fortgeschrittenen Messmethoden zwar belegen, mit unseren in festgelegten Bahnen funktionierenden Gehirnen aber (noch) nicht verstehen können. Die weitestgehende Erklärung der ansonsten so unfassbaren Phänomene stammt von dem deutschen Professor Fritz Albert Popp, der über seine Bio-Photonen-Messungen als Erster, und soweit ich weiß Einziger, einen Zugang schuf zum Verständnis, wie Lichtenergie zu unserer Erhaltung beiträgt.

In überzeugender Weise folgt der Regisseur dem Phänomen über die ganze Welt, und allein die Tatsache, dass es überall bekannt ist, könnte uns hellhörig machen. Etwa auch in China ist unter dem Namen Bi Gu völlige Nahrungsenthaltung von alters her bekannt, und im Film werden auch einige Vertreter dieser Methode aus dem Reich der Mitte vorgestellt. Das Phänomen völliger Nahrungsenthaltung ist also offensichtlich kein nur indisches. Vom schweizerischen Nationalheiligen Nikolaus von der Flühe bis zur deutschen Theresa von Konnersreuth gab es auch in unseren Breiten offenbar zu allen Zeiten Menschen, die von Licht und (Gottes) Liebe lebten. Der Film stellt auch eine Frau im heutigen Russland vor, die seit vielen Jahren ohne Essen lebt. In der Schweiz wird der seit Langem von Lichtnahrung lebende Wissenschaftler Dr. Werner vorgestellt, welcher seit Jahren einen wissenschaftlichen Zugang zum Phänomen sucht und dazu auch seinen eigenen Körper immer wieder wissenschaftlich untersuchen ließ. Aber auch zwei österreichische »Yogis« kommen zu Wort und schildern ihre Erfahrungen mit dem Phänomen völliger Nahrungsenthaltung über lange Zeiträume. Deren Erfahrungen zunehmender Sensibilisierung kann ich persönlich gut nachempfinden und habe sie in meinen vergleichsweise kurzen Erfahrungen genauso erlebt. Fairerweise werden auch Menschen vorgestellt, die den Lichtnahrungsprozess abbrachen, was mir als eine gesunde Reaktion erscheint, wenn jemand spüren sollte, dass er den Erfahrungen (noch) nicht wirklich gewachsen ist.

Natürlich wird aber auch die Australierin Jashmuheen gezeigt, die den sogenannten Lichtnahrungsprozess, der über Fasten qualitativ und quantitativ weit hinausgeht, international und über die spirituelle Szene hinaus bekannt gemacht hat. Sie kommt aus der spirituellen Szene und ist an wissenschaftlichen Erklärungen wenig interessiert. Da sie sich zur Erklärung auf Lichtwesen und solche, die jedenfalls nicht von dieser Welt sind, beruft, war ihr Beitrag zur Erklärung des Phänomens für Kritiker immer gering, im Gegenteil liefert gerade sie die meisten Steilvorlagen für Skeptiker, vor allem auch mit ihren leicht als zynisch empfundenen Vorschlägen zur Lichtnahrung für die Hungernden der Welt.

Der erwähnte Film, aus derselben Filmschmiede wie »We feed the world« und »Let´s make money«, bietet – in meinen Augen – heute den besten Zugang zu diesem über Ernährungsfragen weit hinausgehenden Phänomen. Mit Lichtnahrung beginnend und beim Bewusstsein und dessen ungeheuren Möglichkeiten endend, erweitert er das moderne wissenschaftlich nachvollziehbare Weltbild auf äußerst stimmige und einfühlsame Weise. In dieser Hinsicht geht er sogar noch weiter als der US-amerikanische Film »Bleep«, der schon eine Vorreiterschaft hatte und die Aufgabe übernahm zwischen spiritueller Szene und fortgeschrittenen Wissenschaftlern zu vermitteln. Was Fritjof Capra seinerzeit mit dem kosmischen Reigen begann, als der die verblüffenden Parallelen zwischen spiritueller Philosophie und moderner Physik beschrieb, hat der Film »Bleep« noch einen guten Schritt voran getrieben, in dem er aufzeigte, wie weit in den inneren und äußeren Raum sich die Grenzen moderner Wissenschaft vorgeschoben haben. »Am Anfang war das Licht« geht hier noch viel weiter, indem er zeigt, wie konkret und unser tägliches Leben betreffend wir schon fortgeschritten sind und wie jene moderne Medizin, die sich auf die Basis der Naturwissenschaft stellt, zu einem Instrumentarium der Bewusstseins- und Weltbilderweiterung wird. Tatsächlich machen heute schon ganz normale Menschen mitten unter uns Erfahrungen, die früher nur einigen wenigen Heiligen vorbehalten waren. Die Ernährung ist dabei nur eine sehr konkrete Möglichkeit, uns diesen weiten Entwicklungsweg deutlich zu machen.

Auch in diesem Bereich ist offensichtlich ein Paradigmenwechsel überfällig, wie ihn auch schon ein Unfall vor wenigen Jahren andeutete. Ein in der Südsee im Sturm manövrierunfähig gewordenes Fischerboot mit fünf Männern an Bord wurde nach vielen Monaten des ziellosen Treibens praktisch ohne Wasser und Nahrung auf dem Ozean von einem anderen Schiff entdeckt. Zwei der Männer waren bald gestorben, die anderen drei aber waren völlig in Ordnung. Sie hatten über Monate nur ein wenig morgendlichen Tau geleckt und sich sehr selten einen fliegenden Fisch geteilt, der bei ihnen an Bord gekommen war.

Das Phänomen geisterte durch Magazine in den USA und Europa, wie etwa das Magazin »Spiegel«, ohne aber von der Wissenschaft gebührend gewürdigt zu werden. Die Männer wurden in den USA in Talkshows geladen und mit Lügendetektoren untersucht, um sicherzustellen, dass sie nicht etwa die beiden früh Verstorbenen verspeist hätten. Das Ergebnis war eindeutig: sie hatten über viele Monate praktisch nichts zu sich genommen. Das Wunder blieb eine Zeit lang interessant im Blätterwald der Magazine und verschwand dann wieder, ohne von der Wissenschaft wirklich beachtet worden zu sein. Damals schien die Zeit noch nicht reif für diese Auseinandersetzung und den anstehenden Paradigmenwechsel zu sein. Letztlich geht es um nicht mehr und nicht weniger als den Christus-Satz, dass der Mensch nicht vom Brot allein lebe.

Annäherungen an diesen Bereich hatte es dabei schon einige gegeben. Die Russin Schatolowa propagiert schon seit Langem Übergänge zum Nahrungsverzicht mit ihrer äußerst kalorienreduzierten Ernährungsweise. Auf diesem Niveau von 300 bis 400 Kalorien täglich leben viele Menschen und keineswegs nur aus Not, sondern viele aus Überzeugung und bei ausgezeichneter Gesundheit.

Die Praxis der Lichtnahrung

Beim Lichtnahrungsprozess nach Jashmuheen oder Dr. Werner wird drei Wochen ganz auf Essen, vor allem aber in der ersten Woche auch völlig auf Trinken verzichtet. In dieser entscheidenden Woche geht man durch eine Fülle außergewöhnlicher und oft sonderbarer Erfahrungen und erlebt verblüffende Zustände, die sicher nicht für jedermann geeignet sind. Jashmuheen propagierte diese Erfahrung anfangs sehr offen und jedenfalls öffentlich und vertrat die Meinung, dass sie für sehr viele geeignet sei, bis hin zu den Hungernden der Welt. Damit löste sie – wie ich finde sehr zu recht – Befremden und immer mehr Widerstände aus.

So persönlich ich dieses Buch mit meiner eigenen Essensgeschichte begonnen habe, möchte ich es mit einer noch persönlicheren Erfahrung in dieser Hinsicht beenden.

Bevor ich mich vor Jahren auf diese Erfahrung einließ, hatte ich schon einiges mit längerer Nahrungsfreiheit erlebt. Beim 40-Tage-Fasten, hatte ich in der 4. Woche fast nichts mehr abgenommen, in der 5. und 6. Woche dann gar nichts mehr. Auch das war schon physikalisch nicht erklärbar und aus schulmedizinischer Sicht unmöglich. Der Mediziner in mir blieb auch lange skeptisch, die Seele aber machte die Erfahrung, dass es ihr keineswegs schlecht ging, obwohl ihr Körperhaus nicht mehr herkömmlich versorgt wurde.

So habe ich es selbst am und im eigenen Leib erlebt und mich dabei sehr wohlgefühlt und streckenweise wundervoll gefühlt. Wobei Seele und Bewusstsein dabei die wichtigere Rolle spielten als der Körper. Auch Phasen mit ausgesprochen wenig Essen hatte ich früher schon ganz natürlich durchlebt und nicht nur überstanden, sondern mit besonders tiefen Meditationen und Erfahrungen sehr positiv verbunden.

Beim Lichtnahrungsprozess, den ich in der Weihnachtszeit durchlebte, machte ich jedenfalls Erfahrungen, die ich nicht missen möchte, die bis heute nachwirken, die ich aber trotzdem keineswegs generell weiterempfehlen kann. Ich hatte den Prozess nach der Lektüre des Buches von Dr. Werner, des Chemikers aus Basel, begonnen, der damals selbst schon seit einigen Jahren ohne herkömmliche Nahrungsaufnahme lebte und in seinem Buch »Leben durch Lichtnahrung: der Erfahrungsbericht eines Wissenschaftlers« ausführlich darüber berichtete. Der Australierin Jashmuheen war ich lediglich auf spirituellen Kongressen in Italien begegnet und hatte sie bei diesen Gelegenheiten keineswegs als verantwortungslos erlebt, wie sie oft hingestellt wird, sondern als jemand, der an seine Botschaft glaubt. Lediglich ihre Empfehlung an die Hunger Leidenden der Dritten Welt, auf Lichtnahrung auszuweichen, empfand ich als zynisch und sagte ihr es auch.

Dr. Werner ist im Gegensatz zu Jashmuheen Wissenschaftler und blieb das auch nach seinem Nahrungsverzicht. Sein Interesse, diesen selbsterlebten Zustand der Nahrungsfreiheit zu verstehen, hat ihn bereits einmal zehn Tage ins Inselspital in Bern, eine der renommiertesten Kliniken der Schweiz, geführt, um sich einer strikten Kontrolle seines Zustandes gleichsam unter Laborbedingungen zu unterziehen. Die Ergebnisse waren immerhin so ungewöhnlich, dass sich die Schweizer Schulmediziner lange weigerten, sie überhaupt zu veröffentlichen. Dr. Werner wandte sich daraufhin an andere Kliniken, die ihn unter kontrollierten Bedingungen begleiteten, um hinter die biochemischen und physiologischen Geheimnisse dieses Phänomens zu blicken. Allerdings wussten die Schulmediziner naturgemäß nicht, wonach sie suchen sollten und fanden wenig Spektakuläres ähnlich wie beim indischen Yogi Jani.

Für eingefleischte Universitätsmediziner ist das Ganze natürlich unvorstellbar, da es dem materialistischen Weltbild komplett widerspricht. Aus schulmedizinischer Sicht ist es vor allem eine Zumutung für die Nieren, aber darüber hinaus für den ganzen Organismus. Andererseits haben diesen Prozess außer mir schon zahllose Menschen gut überstanden. Aber tatsächlich haben offenbar auch schon einige Schaden genommen, was aus medizinischer Sicht natürlich nicht nur vorstellbar ist, sondern die Regel sein müsste.

Für mich war es eine extreme, aber auch gute Erfahrung. Ich fühlte mich die meiste Zeit wirklich wundervoll. Nach dem vierten Tag ohne Wasser – Nahrungsverzicht bin ich ja durch ungezählte Fastenzeiten gewohnt – kam ich in wirklich unbekanntes Terrain und erlebte den Prozess als deutlich unterschieden vom Fasten, das ich seit über 30 Jahren gewohnt war. Die ganze Zeit über fühlte ich mich aber tatsächlich von innen heraus getragen und genährt, letzteres in deutlichem Gegensatz zum Fasten.

Einige Beispiele mögen den Unterschied verdeutlichen. Mein an sich schon vergleichsweise geringes Schlafbedürfnis von 6 Stunden, das beim normalen Fasten meist auf fünf Stunden sinkt, ging bis auf zwei Stunden pro Nacht zurück, und ich erlebte – bei höchster Wachheit – wundervolle Meditationen. In dieser Zeit schrieb ich die über 500 Seiten des Buches »Depression – Wege aus der dunklen Nacht der Seele« in einem knappen Monat und in einem Zug. Auch beim normalen Fasten kenne ich die verblüffende geistige Klarheit und genieße die im Gegensatz zu sonst noch erhöhte Wachheit und gesteigerte Konzentrationsfähigkeit. Beim Lichtnahrungsprozess erhielten diese Erlebnisse noch eine ganz andere bisher unbekannte Qualität.

Auch mein Wärmehaushalt verhielt sich völlig anders als vom Fasten gewohnt. Während Fastende eher zum Frieren neigen, entwickelte ich jetzt eine mir unbekannte innere Wärme, so dass ich im Dezember bei Temperaturen unter Null Grad Celsius alle Fenster aufriss und obendrein häufig eiskalt duschte. Andere fanden den Raum eiskalt, während ich mich immer noch heiß fühlte.

Erst während dieser Woche ohne Trinken wurde mir so richtig bewusst, wie entscheidend das fehlende Wasser für die Erfahrung ist. Hier liegt auch der wesentliche Unterschied zum Fasten.

Aus urprinzipieller Sicht handelt es sich um eine Reise ins saturnische Land: Austrocknen bis fast zum Vertrocknen ist angesagt. Wenn man das Wasser des Lebens bewusst weglässt, geht tatsächlich auch das Leben tendenziell und das Sterben rückt näher. Die Seeleute sagen von wasserlosen Zeiten, nach vier Tagen käme der Wahnsinn, nach fünf der Tod.

Nun kam bei mir der Wahnsinn zum Glück nicht, aber ich bekam doch eine Ahnung, was mit dem Spruch gemeint ist, und war sehr froh, ausgiebig Schattentherapie hinter mir zu haben, sodass ich den »Verlockungen des Wahnsinns« widerstehen konnte. Bei einigen Erfahrungen konnte ich mir sogar vorstellen, wo der Weg in Richtung Psychose abzweigt. Insofern würde ich so eine Unternehmung wie den Lichtnahrungsprozess auch davon abhängig machen, ob jemand seine Schattenseiten kennt. Ohne eine vorherige vierwöchige Schattentherapie von der Qualität wie sie im Heil-Kunde-Zentrum in Johanniskirchen angeboten wird, würde ich weder den Lichtnahrungsprozess noch etwa von Schamanen geleitete Reisen mit heiligen Pflanzen für verantwortbar halten.

Statt des von den Seeleuten erwarteten Todes kam am fünften Tag die wundervolle Erfahrung völliger Freiheit. Weder musste ich essen noch trinken noch Wasser oder Stuhlgang produzieren, wenn mir auch die Zunge wie ein dicker unförmiger Lappen im Mund lag. Aber ich fühlte mich seltsam genährt und gehalten und von unerklärlichen Glücksgefühlen erfüllt. Auch die Tatsache, fast keinen Schlaf mehr zu brauchen und in den beiden verbliebenen Schlafstunden das Bewusstsein kaum noch zu verlieren, erfüllte mich mit erhebenden Gefühlen. Dieses Empfinden völliger Autarkie und zugleich von Geborgenheit in der Einheit war wundervoll, und das Leben wurde täglich mehr zur Meditation. Zwar empfiehlt Jashmuheen keinerlei Meditation, aber da ich mich ja an die Vorgaben von Dr. Werner hielt und er darauf kaum einging, meditierte ich mit großer Freude und viel mehr erhebenden und seligen Erfahrungen als sonst.

Als Wasser wieder erlaubt war, am 8. Tag, der bei mir auf Heiligabend fiel, erlebte ich Wasser als jenes große Geschenk des Lebens, das es wirklich ist. Mit ihm kommt das prickelnde Leben zurück, und es ereignet sich eine Art Wiedergeburt in ein neues umgestelltes Leben, was mich an Gustav Meyrinks Begriff der Umstellung der Lichter erinnerte. Ich fühlte mich nicht mehr als derselbe, und erlebte in meiner Seele ein Gefühl von Auferstehung.

Der Gang durch das trockene eigene Land entspricht der Durchquerung der eigenen Wüste, der eigenen Leblosigkeit, des eigenen Totenreiches. Ohne Wasser kommt auch alles in der Natur zum Erliegen und vertrocknet. Ebenso in uns – wo das Wasser des Lebens fehlt, ist auf die Dauer kein Leben. Aber Christus, der diesen Begriff prägte, meint wohl noch ein anderes Wasser. Ist es der Weg zu diesem eigentlichen Wasser des Lebens, der sich hier eröffnet? Phasenweise war ich davon überzeugt.

Was aber passiert konkret? Die Zunge wird schwer und klebt im Mund fest, es gibt nichts mehr zu sagen, zu reden, nur noch zu spüren und zu durchleiden. Und da ist immer diese Hoffnung auf das eigentliche Wasser des Lebens, die Hilfe aus anderer Dimension, auf die dieser Prozess nach meinem Verständnis zielt. Für mich waren es sieben Tage sich immer weiter vertiefender Meditation, und sie waren von daher auch sehr ruhig und schön und verbunden mit der Entwicklung großer innerer Energie, die sich auch in der mir bis dahin unvorstellbaren inneren Hitze zeigte.

Zum ersten Mal konnte ich mir vorstellen, wie Yogis, im Schnee sitzend, diesen einfach unter sich wegschmelzen. Hätte es damals in Zürich Schnee gehabt, hätte ich jedenfalls einen Versuch gemacht. Ich erlebte so viel Hitze, dass ich – wie weiter vorn schon erwähnt – ohne Heizung mitten im winterlichen Zürich bei offenen Fenstern lebte und mehrmals am Tag eiskalt duschte.

Der Lichtnahrungsprozess ließe sich auch als Anleitung zur großen Befreiung sehen, denn er führt – über normales Fasten weit hinaus – in eine beeindruckende Unabhängigkeit von allem Materiellen. Was aber ist Glück anderes als die maximale Freiheit zu besitzen? Angelus Silesius' Wort mag einem in den Sinn kommen: »Wenn du nicht stirbst, bevor du stirbst, du auf ewiglich verdirbst.« Wenn du aber bewusst stirbst, bevor du stirbst, könntest du auch ewiglich leben? Allerdings ist nicht zu übersehen, dass auch der Tod eine Art Befreiung (vom Körper) ist.

Insofern verlangt der Prozess neben solider Selbstprüfung und den entsprechenden, aus meiner Sicht auch notwendigen, erwähnten Vorerfahrungen, wie längere Fastenzeiten und Schattentherapie, auch eine sehr gute Betreuung von jemandem, der Erfahrung damit hat. Das würde ich auf jeden Fall in Anspruch nehmen. Und das Sobwohl ich Arzt bin und endlose Fasten-Erfahrungen und viel Schattentherapie gemacht habe. Auf diese Betreuung legen beide großen Wert, die den Lichtnahrungsprozess empfehlen, sowohl Jashmuheen als auch Dr. Werner.

Leider hat sich mein Gewicht erst nach Wochen auf sehr niedrigem Niveau stabilisiert, und obwohl ich mich sehr gut fühlte, sah ich körperlich schlecht aus und wurde nach einer Fernsehsendung zu einem ganz anderen Thema ständig gefragt, ob ich krank sei. Das war einer der Gründe, warum ich wieder anfing zu essen. Außerdem merkte ich, dass ich in diesem »materiefreien« Zustand auch keinerlei Interesse mehr empfand, mich in die Welt meiner Arbeit zu stürzen, nicht einmal in Städte wollte ich noch. Ein anderer Grund war der Genuss an Essen und Geschmack, der mir schon bald fehlte, und so fing ich nach gut sechs Wochen wieder an, vorsichtig und mit viel Genuss zu essen.

Nun erlebte ich allerdings die Kehrseite des Prozesses, denn da er offensichtlich funktionierte, brauchte ich eigentlich kein Essen mehr. Was ich jetzt trotzdem zu mir nahm, um das nahm ich auch gleich zu. Zum ersten Mal entwickelte ich ein Gewichtsproblem und stellte fest, dass ich nicht mehr einfach essen konnte, was mich ansprach, sondern ich musste die Kalorien drastisch reduzieren und wirklich zusätzlich sportlich trainieren, um schlank zu bleiben. Auch aus dieser Erfahrung ergibt sich eine Warnung: Bedenken sie vorher, wie wichtig ihnen Essen ist und was es ihnen bedeutet. Vielleicht brauchen sie es danach wirklich nicht mehr, wollen es aber und schaffen sich – unbewusst – ein Gewichtsproblem.

Obwohl sich diese Problematik erhalten hat, möchte ich die wochenlange Erfahrung des Energieüberflusses bei minimalem Schlaf keinesfalls missen. Mit der Zeit gewöhnte ich mich daran, weniger zu essen, am Morgen nichts außer dem Löffel »Take me«, am Mittag vorwiegend Früchte und ein wenig Brot, am Abend möglichst keine Kohlenhydrate mehr.

Durch diese Erfahrung weiß ich nun auch aus eigenem Erleben, dass die Ansicht, man müsse auf den Tod daniederliegende Patienten in Kliniken unbedingt künstlich mit Flüssigkeit versorgen, falsch ist. Persönlich werde ich in einem solchen Zustand auch das Trinken einstellen, um das Loslassen zu erleichtern und diese Leichtigkeit des Seins zu spüren, die ich während der Lichtnahrungszeit erleben durfte.

Persönlich würde ich – nach meiner wundervollen Erfahrung – trotzdem niemandem diesen ins Extreme führenden Prozess leichthin empfehlen. Wer allerdings schon öfter und auch länger gefastet und seinen Organismus über Jahre gut an solche Zustände gewöhnt hat, mag sich das durchaus überlegen. Auch in unseren vier regelmäßigen Fastenseminaren habe ich schon Teilnehmer während der kritischen frühen Phase ihres Lichtnahrungsprozesses betreut, ohne dass die anderen »Fastenden« überhaupt etwas davon bemerkten. Das ging weitgehend problemlos, und wo Probleme auftraten, waren sie leicht lösbar. Alle haben danach irgendwann wieder mit dem Essen begonnen, weil sie das Arbeitsleben ohne materielle Nahrung nicht faszinierte, alle haben aber diese Sehnsucht nach einem Leben jenseits von materiellen Bedürfnissen bewahrt. Nur von Licht zu leben, würde ich aus den erwähnten Gründen den meisten Menschen nicht empfehlen, allen aber könnte ich den Film empfehlen »Am Anfang war das Licht«, der den Lichtnahrungsprozess nutzt, um unser materialistisches Weltbild auf sehr subtile Weise in Frage zu stellen. Heute würde ich Menschen, die diesen Weg wagen wollen, noch zusätzlich raten, vorher eine ganz normale Fastenzeit von zwei, drei Tagen zu schalten, in denen ich täglich einen Einlauf machen würde, um so den Darm wirklich frei zu bekommen.

Während des Prozesses ist ein Einlauf natürlich nicht erlaubt, weil er dem Körper hinten herum Wasser zuführen würde. Nach dieser Vorbereitung werden die negativen Nebenwirkungen sicher noch geringer ausfallen, da es weder zu Rückvergiftungserscheinungen kommen kann, noch so lange dauern wird, bis die völlig autarke Phase ohne Stuhlgang und damit Darmaktivität beginnt.

Rückwirkend betrachtet, möchte ich den Lichtnahrungsprozess keinesfalls missen und bin sicher, ihn irgendwann wieder zu machen und dann – wenn es vielleicht besser in meine Lebensumstände passt – auch länger ganz nahrungsfrei zu leben, allein schon um die wundervollen Meditationserfahrungen zu wiederholen und die Leichtigkeit völliger Unabhängigkeit neuerlich zu genießen. Für mich war es eine wundervolle praktische Bestätigung, die jetzt als Gewissheit in mir lebt, dass der Mensch wie Christus sagt, tatsächlich nicht vom Brot allein lebt und dass das Wasser des Lebens noch eine viel tiefere Bedeutung hat.

Zukunftsperspektiven

Wo alles zerfällt, bleibt auch das Essen auf der Strecke

In einer Zeit, in der die Beziehungs- und Berufsmuster gleichermaßen zerfallen und immer mehr Unsicherheit, aber auch Unabhängigkeit heraufbeschwören, können Auswirkungen auf die Ernährung nicht ausbleiben. Wo Lebensarbeitsplätze von Zeitarbeit und Ehen von Lebensabschnittspartnerschaften und im Extremfall One-Night-Stands ersetzt werden, ist großen gemeinsamen Essen die Basis entzogen. Der Singlehaushalt wird anders funktionieren müssen als die Großfamilie. Das hat viele Nachteile, aber natürlich auch ein paar Vorteile. Schnellfutter und Conveniencefood liegen hier näher, aber auch die Chance zu wirklich individuellen Lösungen. Da sowieso nicht mehr für viele gekocht wird, könnte sich der einzelne und wohl auch vereinzelte Mensch, der sich auf niemand anderen mehr einlassen will, gleich ganz auf sich selbst einstellen. Hier bietet sich typgerechte Ernährung geradezu an.

Zeit sparen um jeden Preis?

Hinzu kommt die Tendenz, Zeit einzusparen, wo es geht, und allmählich auch, wo es eigentlich gar nicht geht, wie beim Essen. Trotzdem wird dieser Trend wohl weiter die Welt beherrschen, kommt er doch aus der Heimat aller wichtigen Trends, den USA, und liegt damit automatisch im Zentrum des modernen Lebensstils. Im Haus der Zukunft, das im Epcot-Center in Orlando/Florida bereits zu besichtigen ist, gibt es gar keine Küche mehr. Die »Hausfrau« und der »Hausmann«, die keine mehr sind, können schon aus der Ferne über ihr Multifunktionshandy die entsprechenden Befehle nach Hause senden, sodass Fertiggerichte vollautomatisch aus dem Tiefkühler über Förderbänder in die Mikrowelle fahren. Bei Ankunft stehen die Gerichte computergesteuert und genau richtig temperiert, dafür aber ohne Wert und Qualität, bereits am richtigen Ort und warten auf den Verzehr. Auf diese Weise erspart man sich lästige Wartezeiten, aber auch viel Genuss und vor allem Vitamine und Spurenelemente, ganz abgesehen davon, dass die Mikrowelle so ziemlich alles zerstört, was ein Lebensmittel zu einem solchen macht.

Kein Nachteil ohne Vorteil

Diese extremen Trends werden vielleicht noch am ehesten durch das sogenannte »total body monitoring« aufgefangen, eine Tendenz der modernen Hightechmedizin, den Organismus von innen mittels Elektronik zu überwachen. Dabei werden wohl kleine Minicomputer in Chipform im Körper implantiert, um seine Funktionen von innen, sozusagen vor Ort, zu überwachen. Wenn die eingebauten Chips Alarm schlagen bezüglich des Mangels im Überfluss, glauben die Betroffenen möglicherweise diesen wissenschaftlichen Warnungen mehr als denen der Ernährungsfachleute heute. Auf der Diätebene gehen moderne Systeme wie Metabolic balancing bereits in diese Richtung.

Auch bei uns in Mitteleuropa soll die Kunst des Kochens in dieser Generation weitgehend verloren gehen. Untersuchungen zeigen, dass die jungen Mädchen mehrheitlich diese Fähigkeit nicht mehr von ihren Müttern übernehmen und nun auch in dieser Hinsicht den Jungen immer ähnlicher werden. Selbst die Ausbildungen der Köche haben sich schon verändert. Nur noch wenige lernen die alte überlieferte Kochkunst, eine moderne Mehrheit wird von Anfang an auf Großküchenbetreuung trainiert, wo es nur noch darum geht, im richtigen Verhältnis vorgefertigte Produkte zusammenzumischen. Das fertige Gemisch braucht nur noch im Hinblick auf die Kalorienzahl in Ordnung zu sein, so ziemlich alles andere ist aus jeder althergebrachten Ordnung gefallen. Erstaunlicherweise wird der natürliche Geschmack der Speisen diesem Trend gnadenlos untergeordnet und bleibt auf der Strecke, wenn man von den Versuchen absieht, ihn mittels Aromastoffen zurückzuholen.

Dieser Trend hat schon mit der Schlingzeit begonnen, die ja kaum noch Möglichkeiten lässt, die Lebensmittel wirklich zu schmecken, weil es nur im Mund, an Gaumen und Zunge, Geschmacksknospen gibt und der Nahrungsbrei, der mangels Kauen eigentlich gar keiner mehr ist, kaum noch im Mund verweilt.

Aussehen und Preis wichtiger als Geschmack

Der moderne, auch in dieser Hinsicht am Raubtier orientierte Mensch sieht die Nahrung während seiner Schlingzeit nur noch kurz auf dem Teller und beim Einkaufen und hat ansonsten wenig davon. Höchstens bei etwaigem Aufstoßen bekommt er noch einen Eindruck vom Geschmack. Insofern ist klar, dass Aussehen und Preis immer entscheidender wurden und inzwischen weit vor Geschmack rangieren.

Ausblick auf geschmacklose Zeiten

Die Situation wird sich auf dieser Basis wahrscheinlich weiter zuspitzen. Ein ständig größer werdender Bevölkerungsteil wird sich mit den skizzierten minderwertigen Produkten zufriedengeben, weil sie bequem und auf den ersten Blick auch billig sind. Der ebenso geschmacklose wie gefährliche Trend wird wohl so lange anhalten, bis sich in breiten Bevölkerungskreisen Bewusstsein für Gesundheit im Allgemeinen und Ernährung im Speziellen bildet und sich das Feld ansteckender Gesundheit ausbreitet, auf das ich schon so lange hinarbeite.

Gesunde Gegentrends

Erst wenn uns Gesundheit insgesamt wieder so wichtig wird, dass wir bereit sind, uns dafür in Eigenverantwortung zu engagieren, wird wohl auch die Ernährungsmisere ein Ende finden.

Eine positive Ernährungszukunft?

Kostbares Essen?

Nahrungsmittel müssten wieder Lebensmittel werden! Dabei könnten sie im doppelten Sinn wieder kostbar werden. Einerseits essbarer, andererseits teurer. Nach dem Krieg haben die Deutschen über die Hälfte ihres Einkommens für Nahrung ausgegeben, heute sind es weniger als 13 %. Das ist deutlich zu wenig. Wenn unsere Nahrung wieder kostbarer werden soll, muss sie auch kostspieliger werden. In diesen sauren Apfel müssen wir wohl beißen. Viele tun das schon jetzt, andere planen es immerhin. Über 80 % der Deutschen würden sich gern vollwertig ernähren, keine 5 % tun es bis jetzt. Diese Kluft zu schließen, dazu sind die Produzenten aufgerufen. Wenn es Demeter und Co nicht schaffen, bei dieser Lage und dem Vorsprung, den sie heute noch haben, die Chance beim Schopf zu packen, werden sicher auf die Dauer Konzerne wie Unilever und Nestlé einsteigen. Das könnte Qualitätseinbußen mit sich bringen, muss es aber nicht zwingend. Vieles hängt auch davon ab, was sich die Verbraucher gefallen lassen. Wo rege Nachfrage ist, wird sie auf die Dauer befriedigt werden. Viel mehr, als wir uns im Allgemeinen zutrauen, liegt in unserer Macht. Wie lassen sich all die Erkenntnisse sinnvoll zusammenbringen?

Zurück zur (eigenen) Natur

Während es auf den ersten Blick etwas kompliziert erscheinen mag, sich zwischen der richtigen Aufteilung der Einzelkomponenten, der Vollwertigkeit, dem Säure-Basen-Gleichgewicht und dem eigenen Typ zurechtzufinden, ist es auf den zweiten eher einfach. Wir müssten uns nur unserer eigenen und der uns umgebenden Natur wieder bewusster werden. Insofern ist es immer gut, sich an die Evolution zu erinnern und daran, was wir in der Vorgeschichte schon einmal konnten und daher auch rasch (wieder) lernen können.

Über die innere Stimme zum »inneren Arzt«

Da wir immer mit Knappheit und Verzicht konfrontiert waren, ist es für den Organismus relativ leicht, zu fasten und zu verzichten. Dabei könnte sich nicht nur der Organismus reinigen, sondern auch die Seele entwickeln und das Bewusstsein weiten. Allerdings muss es sich um bewusstes Fasten handeln und nicht etwa um eine lediglich auf den Körper bezogene Nulldiät. Wenn nicht nur die Rock- und Hosenbünde weiter werden, sondern auch das Bewusstsein, ist die Chance am besten, den richtigen Ernährungsweg für sich zu finden. Insofern wäre Fasten ein wundervoller Einstieg in die Umstellung auf eine neue Ernährungszukunft. Hierbei kann sich wie in keiner anderen Situation die »innere Stimme« entwickeln, die uns im richtigen Augenblick den richtigen Rat gibt, weil sie für eine tief in uns ruhende Instanz spricht, die Paracelsus den »inneren Arzt« oder Archeus nannte. Dieser innere Arzt weiß wie kein äußerer, was uns guttut. Irgendwann wird die innere Stimme zu der des »inneren Arztes« werden und noch später zu der Gottes. Dann ist jener begnadete Zustand der Befreiung erreicht, den Meister Eckhart mit den zeitlosen Worten umschreibt: »Ich sitze auf einem Stein und schweige und lausche, was Gott in mir spreche.«

Allerdings ist auf dem Weg dorthin auch eine gewisse Vorsicht geboten, denn solange der Kontakt zum »inneren Arzt« nicht lebendig ist, wird auch die innere Stimme zu wünschen übrig lassen. Wenn eine ausgewiesene Naschkatze sich mit der Frage, was sie als Nächstes essen soll, nach innen wendet, wird die Antwort vielleicht »Smarties« lauten. Dann ist anzunehmen, dass es sich noch nicht um Gottes und noch nicht einmal um die Stimme des »inneren Arztes« handelt, sondern um die des inneren Schweinehundes, der in den meisten Menschen – jedenfalls zu Beginn des Weges – eine recht dominierende Rolle spielt.

Der Weg ist das Ziel

Auf dem Weg zum hohen Ziel hat es sich bewährt, auf das Wissen um unsere Natur – die äußere und die innere – zu achten. Wenn seit 12 000 Jahren Pflanzen die Basis der Ernährung ausmachen, bewährt es sich, im Wesentlichen dabei zu bleiben. Allerdings fordern auch die Jahrmillionen davor bei einigen noch ihr fleischliches Recht. Wenn wir bis vor 150 Jahren nur vollwertige Nahrungsmittel gekannt haben, ist es sinnvoll, sich auch jetzt weiterhin vollwertig zu ernähren, denn in 150 Jahren kann sich genetisch niemand anpassen. Die Evolution braucht immer Zeit – und zwar in einem Generationen übergreifenden Ausmaß.

Wer sich klarmacht, wo er auf dieser Welt lebt und was in diesem seinem Teil der Welt wächst, findet leichter einen Weg zur typgerechten Ernährung. Dinge, die von weiter gebracht werden müssen, sollten zumindest immer eine gewisse Nachdenklichkeit auslösen.

Essen, was dort wächst, wo man lebt

In heißen Gegenden wachsen sonnengereifte Früchte, die die Menschen kühlen. Werden solche Früchte in kalte Regionen verfrachtet, werden sie auch dort kühlen, was jedoch für viele wenig sinnvoll sein wird. Da sich die Entwicklung in Richtung der modernen Hightechzivilisation in den kühlen Gegenden des Planeten ergeben hat, sind dort die Reichtümer gewachsen und mit ihnen die Probleme. Weniger reiche Leute essen bis heute fast überall auf dieser Welt typgerechter. Die Reichen in den reichen Ländern müssen einfach reichlicher denken, um ihren Weg zu finden. Aber es ist klar, dass mit der Fülle der Möglichkeiten und Alternativen auch die Fehlerwahrscheinlichkeit ansteigt. Insofern wäre – jedenfalls ernährungstechnisch – eine Rückkehr zu einfacheren Strukturen ein Weg, der wieder mehr Sicherheit bieten könnte. Wer sich an die Regeln der ihn umgebenden Natur hält und auf sein inneres Gefühl hört, ist auf alle Fälle gut beraten. Im Zweifelsfall kann er auch einmal verzichten, wie seinerzeit, und abwarten, bis es wieder zweifelsfrei Gutes für ihn gibt.

Die eigene Herkunft beachten und schätzen

Sicher ist auch der Versuch legitim, sich aus allen Gegenden der Welt das Beste zu suchen, allerdings setzt das ein hohes Einfühlungsvermögen voraus. Der Korallenkalk aus Okinawa, die Mangos aus Palawan und die Steaks aus Argentinien könnten den bolivianischen Bauern mehr aus der Balance bringen als ihn unterstützen. Ganz ohne Zweifel sind genetische Varianten mitbestimmend für die beste Ernährung. Dafür spricht, dass der enorm fettreich essende Inuit Grönlands und die extrem fettarm lebenden Indios des Altiplano gleichermaßen gut zurechtkommen – in ihrer jeweiligen Umgebung.

Wir wünschen guten Appetit und hoffen, dass die folgenden Rezepte der verschiedenen Köstlichkeiten eine Entschädigung dafür sind, dass Sie so weit gelesen haben. Die Rezepte sind überwiegend vegetarisch, wie es unserer Auffassung entspricht. Es sind auch ein Huhn- und ein paar Fischrezepte dabei, um alle auf den Weg zu gesünderem und genussvollerem Essen mitzunehmen.

Vor allem sollen diese Beispiele zeigen, dass gesundes Essen ein wundervoller Genuss sein kann. Am besten lesen Sie alles in Ruhe durch, um anschließend zu essen, was Ihnen Spaß macht und die Lebensfreude erhöht – mit dem deutenden Bewusstsein im Hintergrund und der Offenheit für die Entwicklung der inneren Stimme oder wie immer man diese Instanz nennen mag, die wie keine andere weiß, was für uns gut ist.

Kulinarischer Ausklang

Vorschläge für eine gesunde ausgewogene Woche mit Rezepten für coole, ausgewogene und heiße Typen

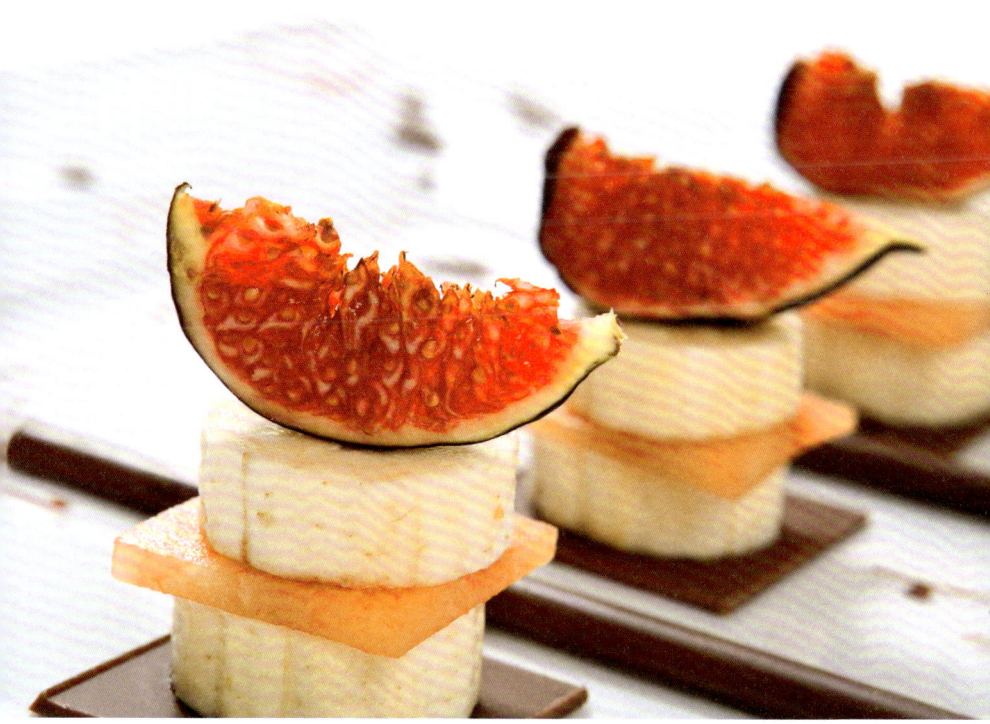

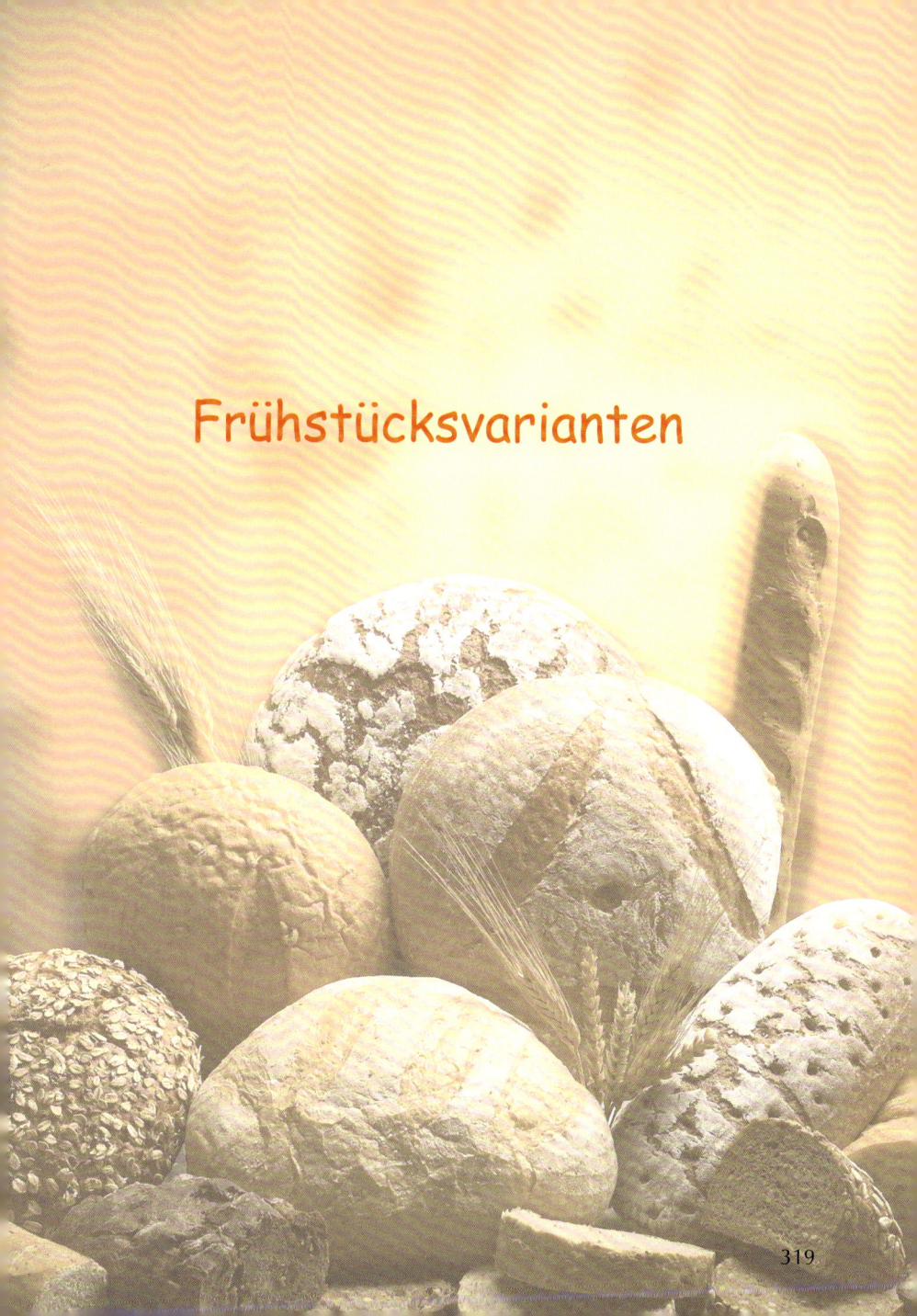

Frühstücksvarianten

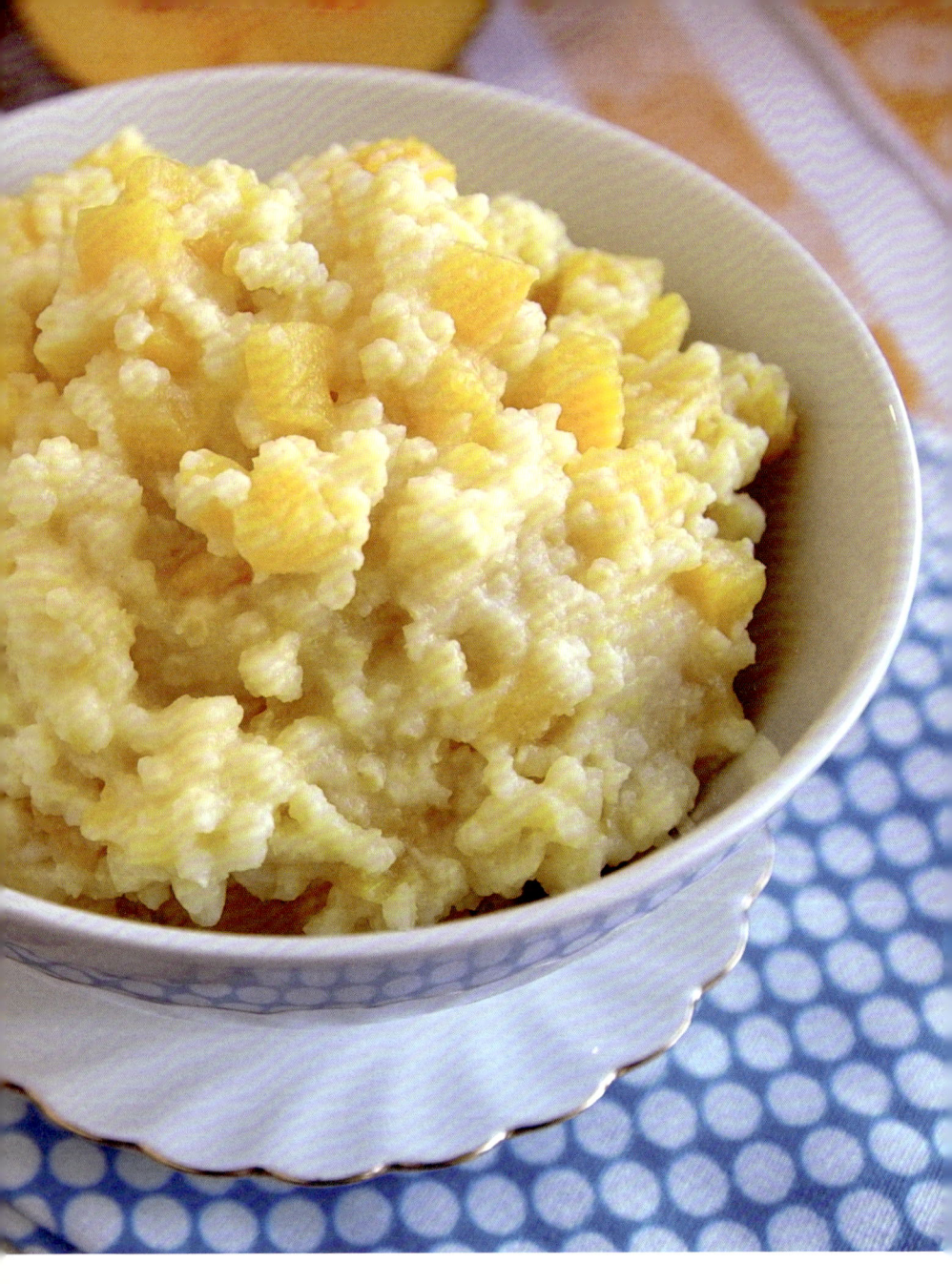

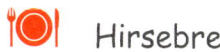 # Hirsebrei

Zubereitung:

Pro Person eine Tasse Hirse am Vorabend mit etwas lauwarmem Wasser ansetzen und über Nacht quellen lassen. Am Morgen mit der doppelten Volumenmenge – halb Wasser, halb Milch (sofern sie vertragen wird) – und unter Zugabe von einer Zimtstange und einigen Gewürznelken so lange köcheln, bis ein dicker Brei entsteht (ca. 15 Minuten).

Nach Belieben können auch Rosinen zugefügt werden.

Für »coole« Typen sollte der Brei mit Zimt und Honig und gekochtem Obst wie Apfel- und Birnenkompott angerichtet werden.

»Heiße« Typen könnten gut Bananen und andere Südfrüchte dazugeben.

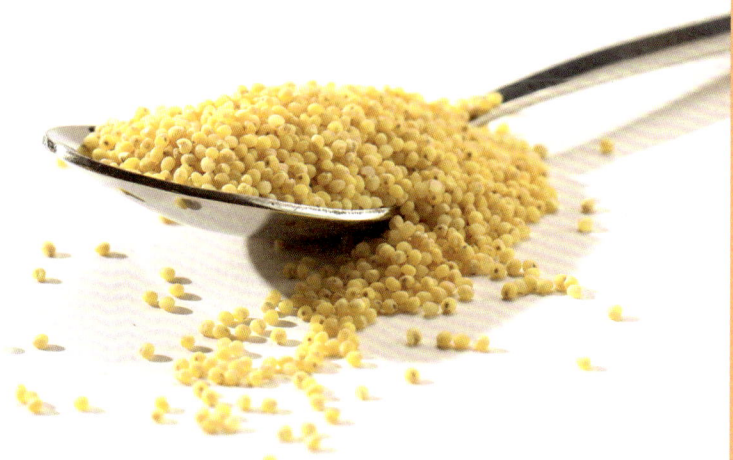

Frühstücksvarianten

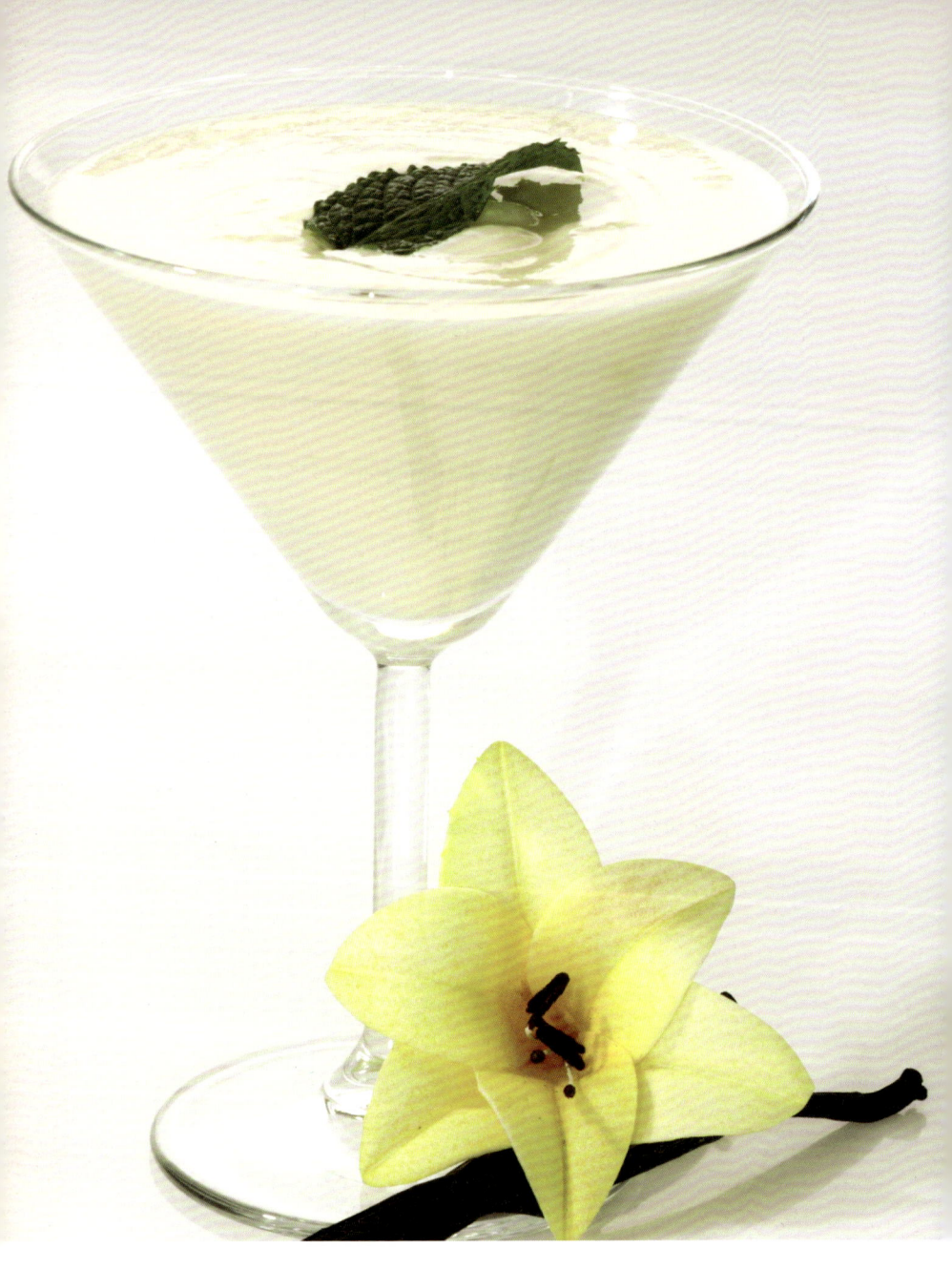

Quark-Leinöl-Creme (Budwig-Creme)

Für 4 Personen

Zubereitung:

250 g Magerquark mit 1 EL kalt gepresstem Leinöl und 3 EL Wasser verrühren, bis sich eine cremige Konsistenz ergibt.

Süße Variante mit Honig:

»Coole« Typen mischen Nüsse, Rosinen, Feigen und Dörrpflaumen unter und streuen Zimt darüber.

»Heiße« Typen halten sich an frische kühlende Früchte aus südlichen Breiten.

Saure Variante mit Kräutern:

2 EL frisch geschnittene Kräuter (Petersilie, Basilikum, Schnittlauch) hinzufügen und mit Salz, Pfeffer aus der Mühle, einer Prise Chilipulver und gemahlenem Kümmel herzhaft würzen.

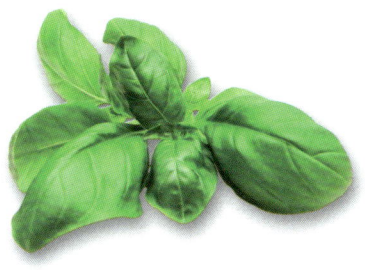

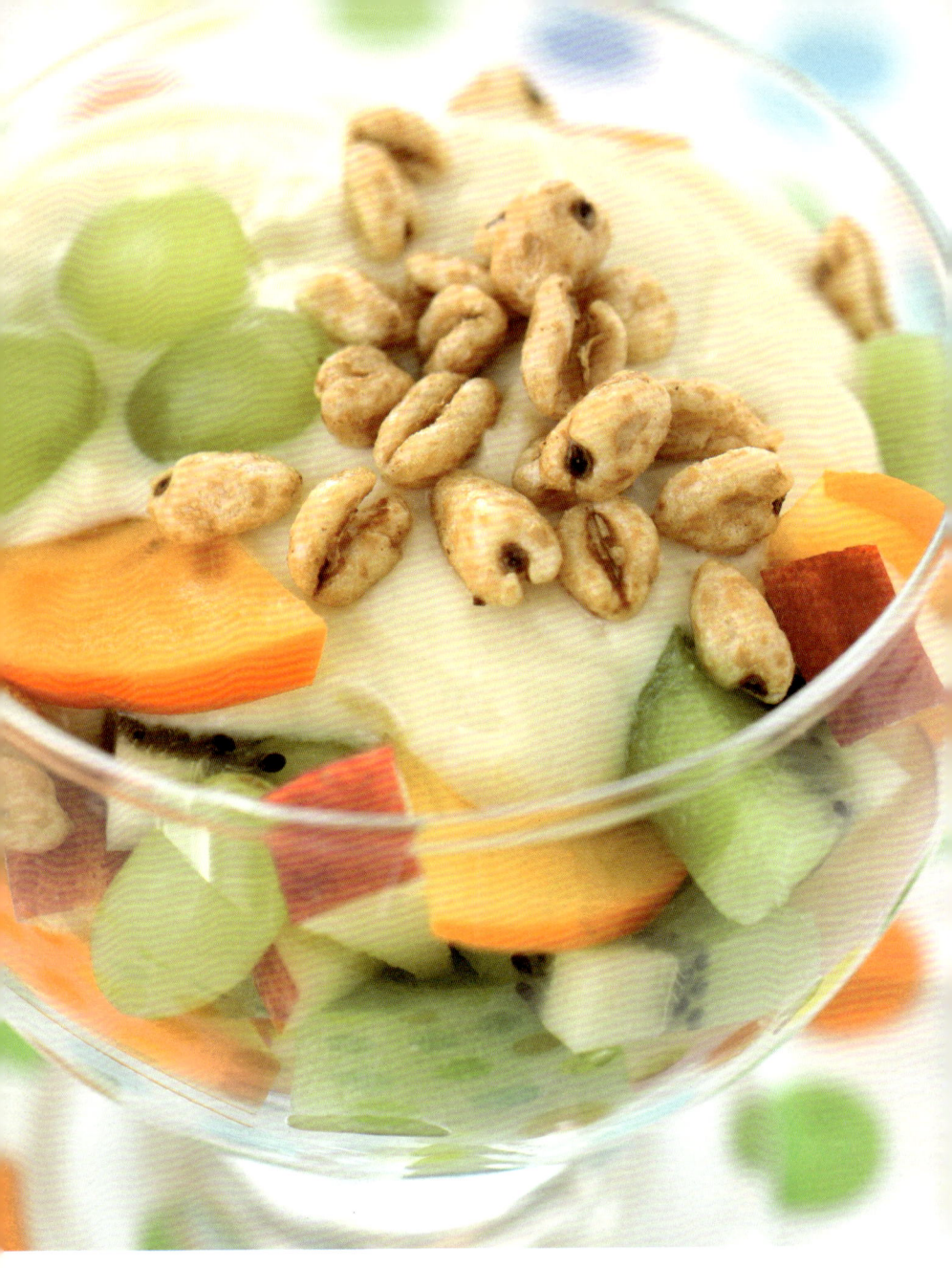

Zartweizen mit frischen Früchten und Beeren

Für 4 Personen

150 g Zartweizen
100 ml Orangensaft
250 g Beeren der Saison
1 Bio-Birne
1 Bio-Apfel
100 g Trauben
etwas Honig

Zubereitung:

Zartweizen mit der doppelten Menge Wasser in einen Topf geben und ca. 15 Minuten dünsten. Orangensaft und Honig einrühren, zur Seite stellen und ziehen lassen.

Beeren und Trauben halbieren, eventuell entkernen, Birne und Apfel klein schneiden.

Alles unter die leicht abgekühlte Masse heben.

Dieses Frühstück hat einen niedrigen glykämischen Index und lässt sich mit exotischen Früchten wie Ananas, Kiwi und Mango noch erfrischender, mit Trockenfrüchten wie Datteln und Feigen und etwas Zimt wärmender zubereiten.

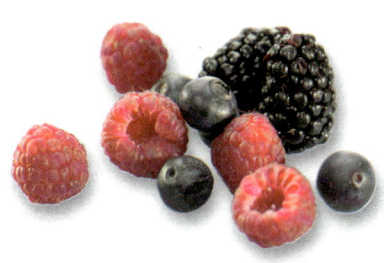

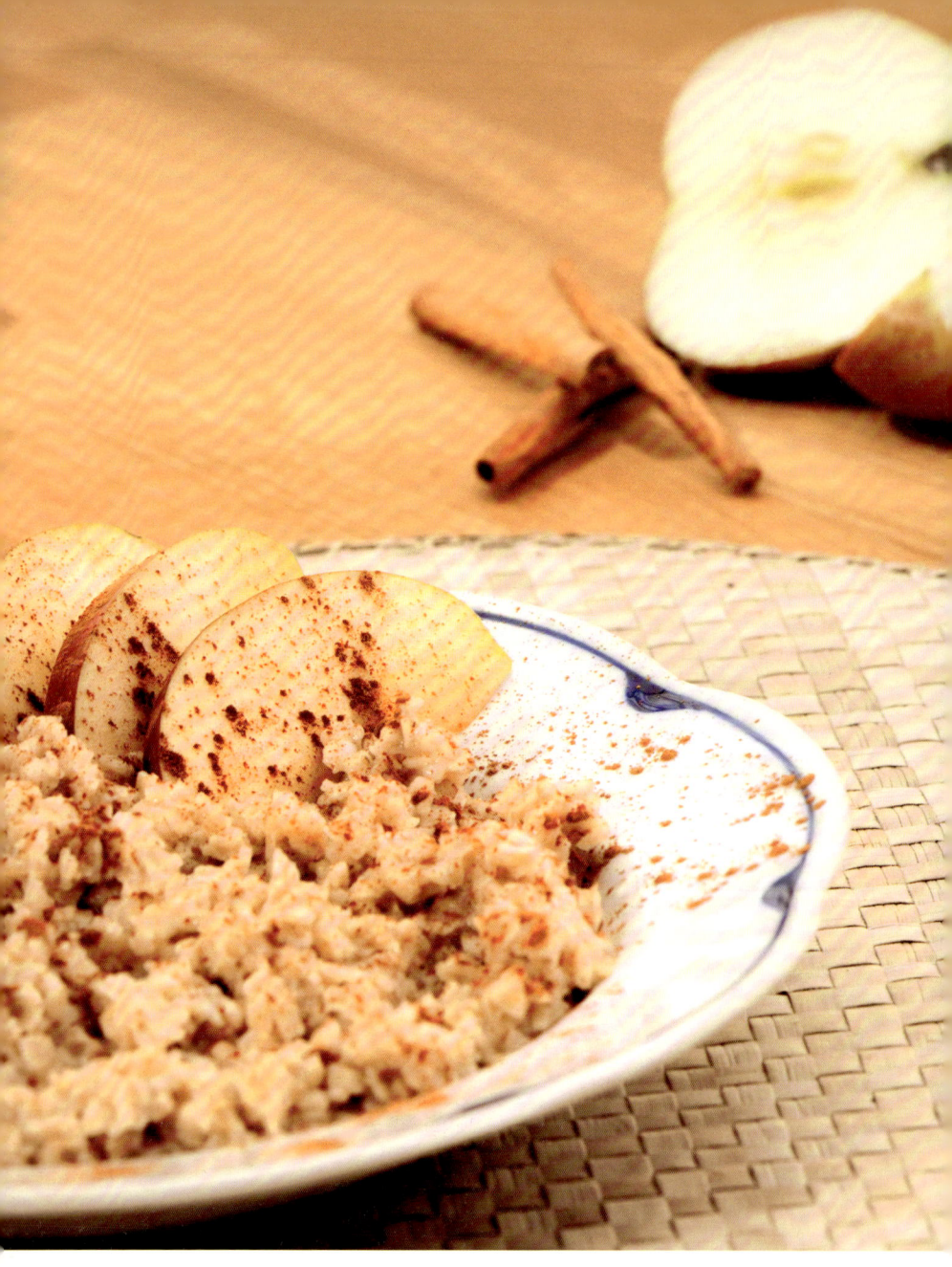

Porridge mit Zimt – für Coole

100 g Haferflocken
Salz
4 EL Sahne
2 EL Ahornsirup
Zimt

Zubereitung:

¼ l Wasser mit einer Prise Salz zum Kochen bringen. Die Haferflocken einrühren und unter Rühren aufkochen lassen.
Den Topf vom Herd nehmen, die Flocken mindestens 10 Minuten
zugedeckt quellen lassen. Dann mit Sahne und Ahornsirup beträufeln
und mit Zimt bestreuen.

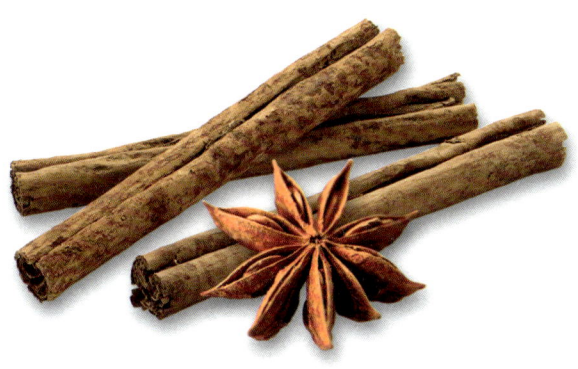

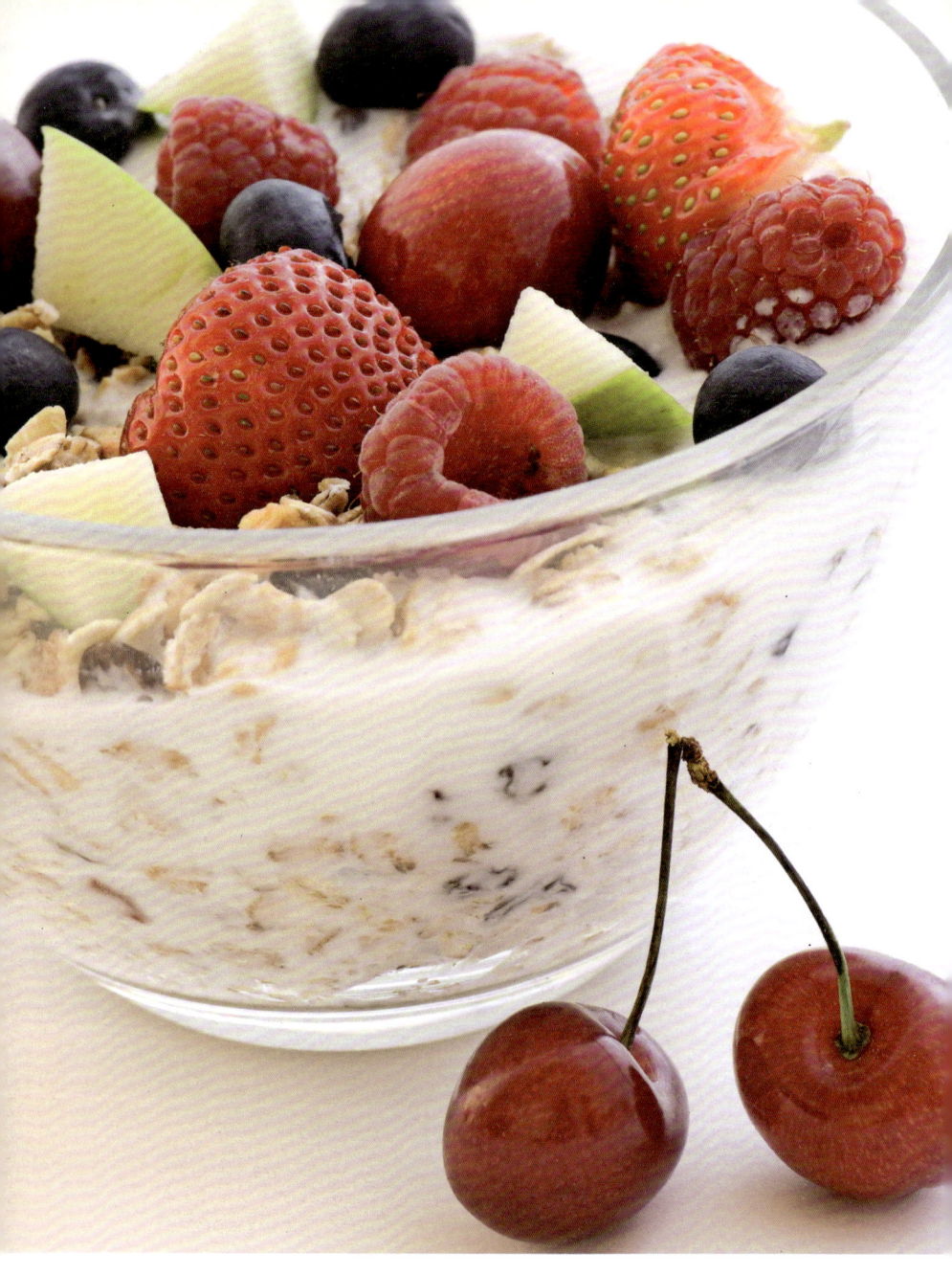

Frischkornmüsli mit Dinkel

Für 2 Personen

4 EL Dinkelvollkornschrot
2 TL ungeschwefelte Rosinen
½ Banane
125 g Dickmilch
2 TL Sanddornsaft
100 g Bio-Obst der Saison
(Apfel, Orange, Beeren)
2 TL Leinsamen oder gehackte Nüsse
Honig nach Geschmack

Zubereitung:

Dinkelkornschrot und Rosinen in einer Schüssel mit 4 EL Wasser über Nacht abgedeckt im Kühlschrank einweichen.

Die Banane schälen und zerdrücken, mit der Dickmilch, dem Sanddornsaft, dem zerkleinerten Obst und dem eingeweichten Schrot mischen.

Das Müsli mit Leinsamen oder Nüssen bestreuen, mit einigen Früchten garnieren.

Eventuell mit Honig nachsüßen.

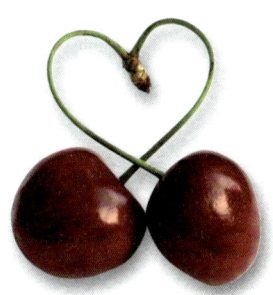

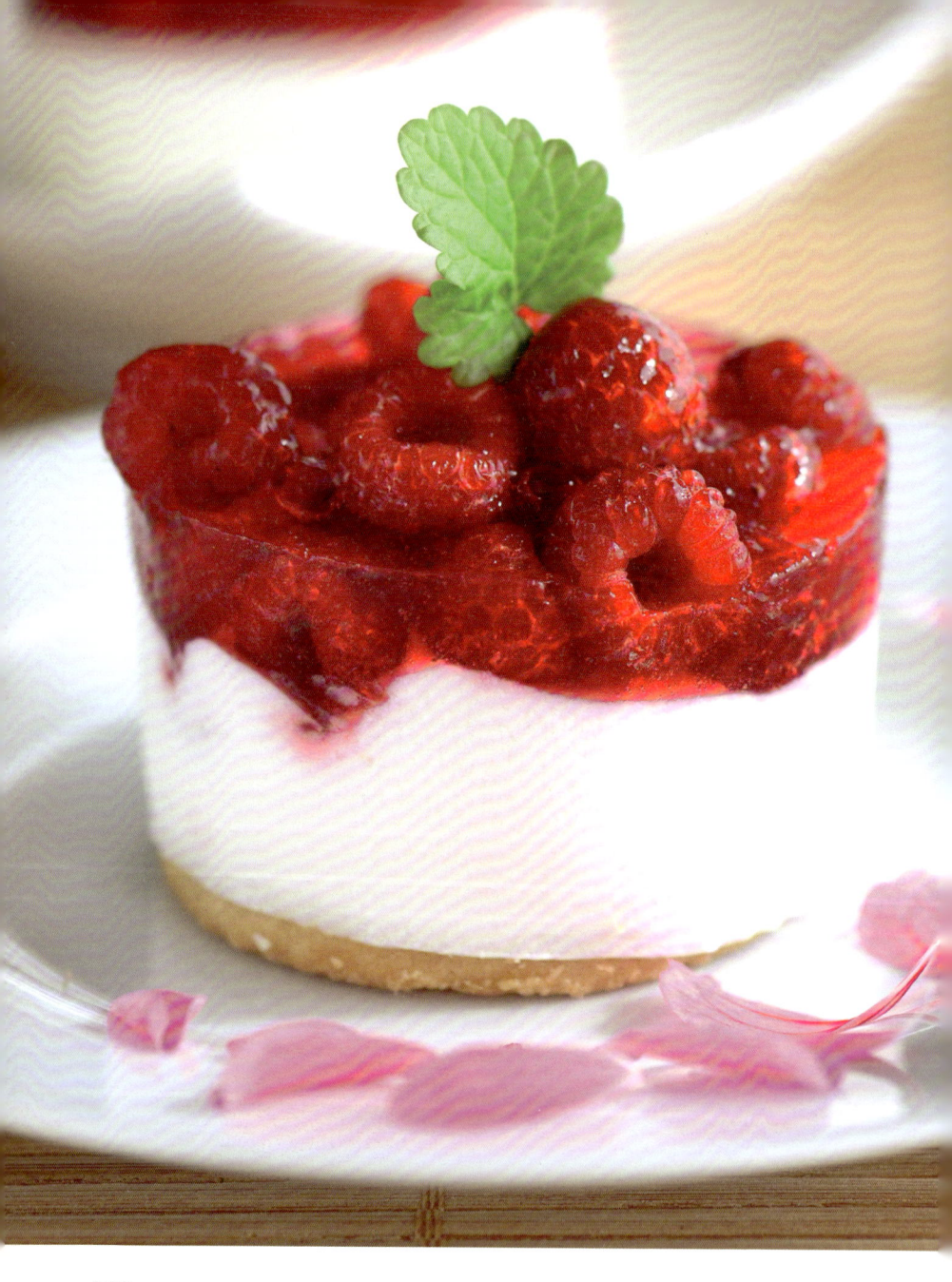

Himbeer-Frischkäse – für heiße Typen

100 g Himbeeren
25 g Zucker oder Honig – besser noch Stevia
frische Minze
100 g Frischkäse
50 g Magerquark
1 EL Sahne

Zubereitung:

Die Himbeeren mit Zucker, Honig oder Stevia pürieren, Minze waschen und die Blätter von den Stielen zupfen, fein hacken und zum Himbeerpüree geben.

Frischkäse mit Quark und Sahne glatt rühren, mit dem Himbeerpüree in ein Glas schichten.

Zu frischen Brötchen oder Brioches servieren.

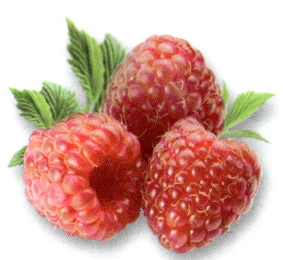

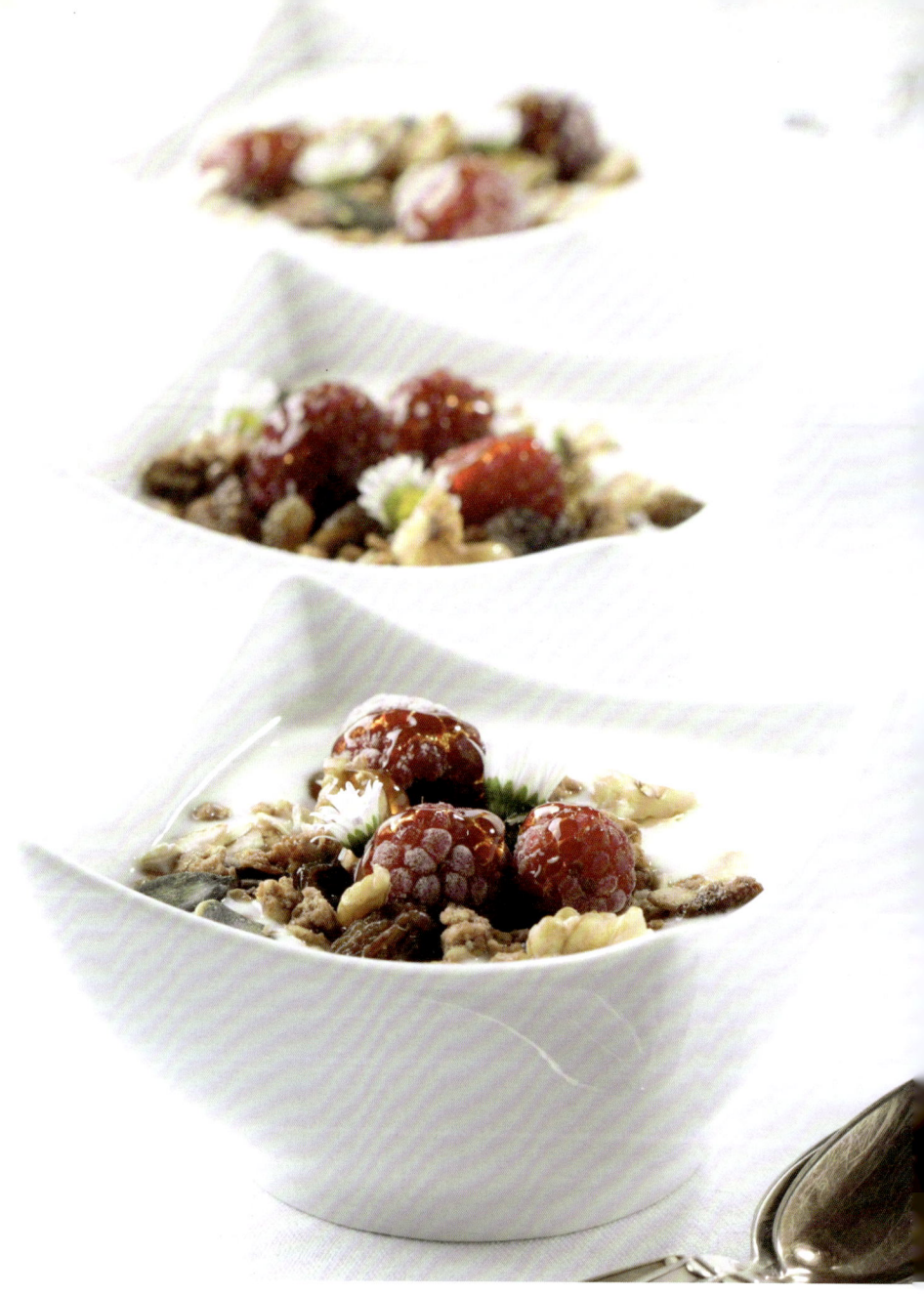

Nuss-Honig-Joghurt

Für 2 coole Typen

> 300 g Joghurt
> 2 TL Honig
> 60 g gehackte Walnusskerne
> 4 Datteln
> Zimt

Zubereitung:

Joghurt mit Honig und den Nüssen vermischen, die Datteln in Streifen schneiden und unterrühren, mit Zimt bestreuen und eventuell die
Kerne eines Granatapfels beigeben.

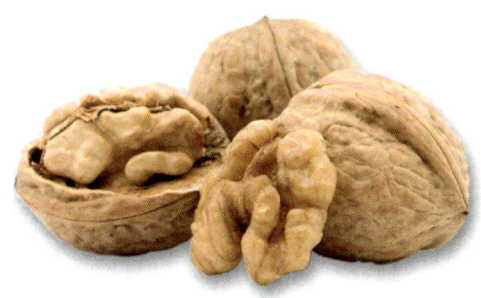

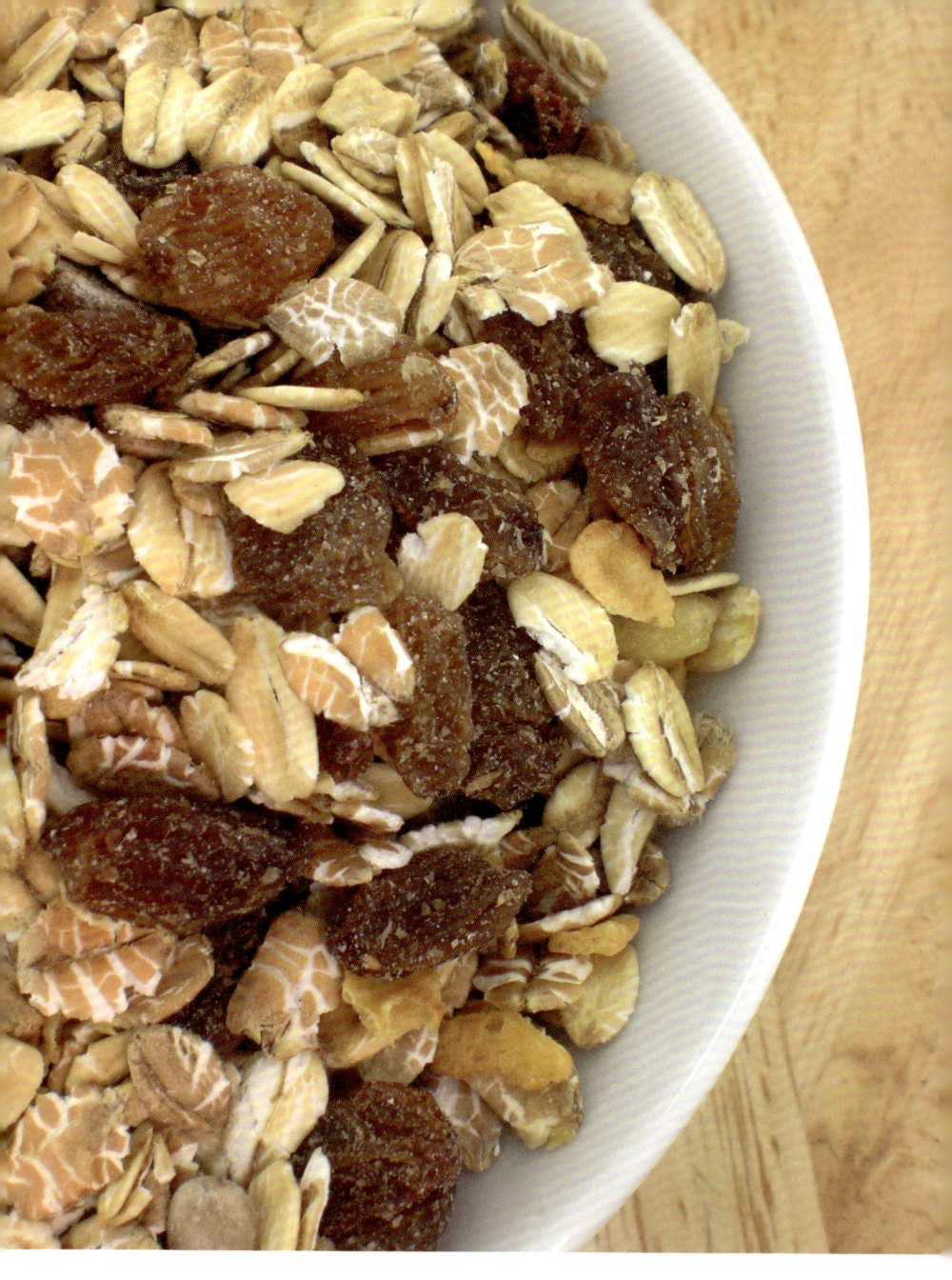

🍽 Hafermüsli

Wärmt 2 Personen

2 TL Rosinen

4 EL Haferschrot

4 – 5 EL Milch (oder gegebenenfalls Sojamilch)

1 TL Zitronensaft

1 Bio-Birne

100 g Trauben oder Kirschen (je nach Saison)

Zubereitung:

Die Rosinen in warmem Wasser ca. 15 Minuten einweichen.

Den Haferschrot in eine Schüssel geben, 4 EL Wasser einrühren und ebenfalls ca. 15 Minuten einweichen. Die Rosinen in einem Sieb abtropfen lassen. Anschließend den Haferschrot mit der Milch, dem Zitronensaft und den Rosinen mischen.

Birne grob reiben und unter das Müsli rühren, dann mit Trauben oder Kirschen anrichten. Nach Belieben noch etwas geschlagene Sahne unterrühren!

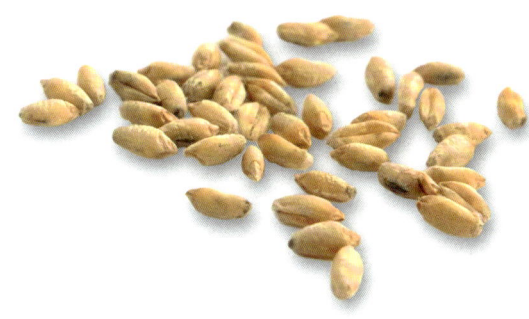

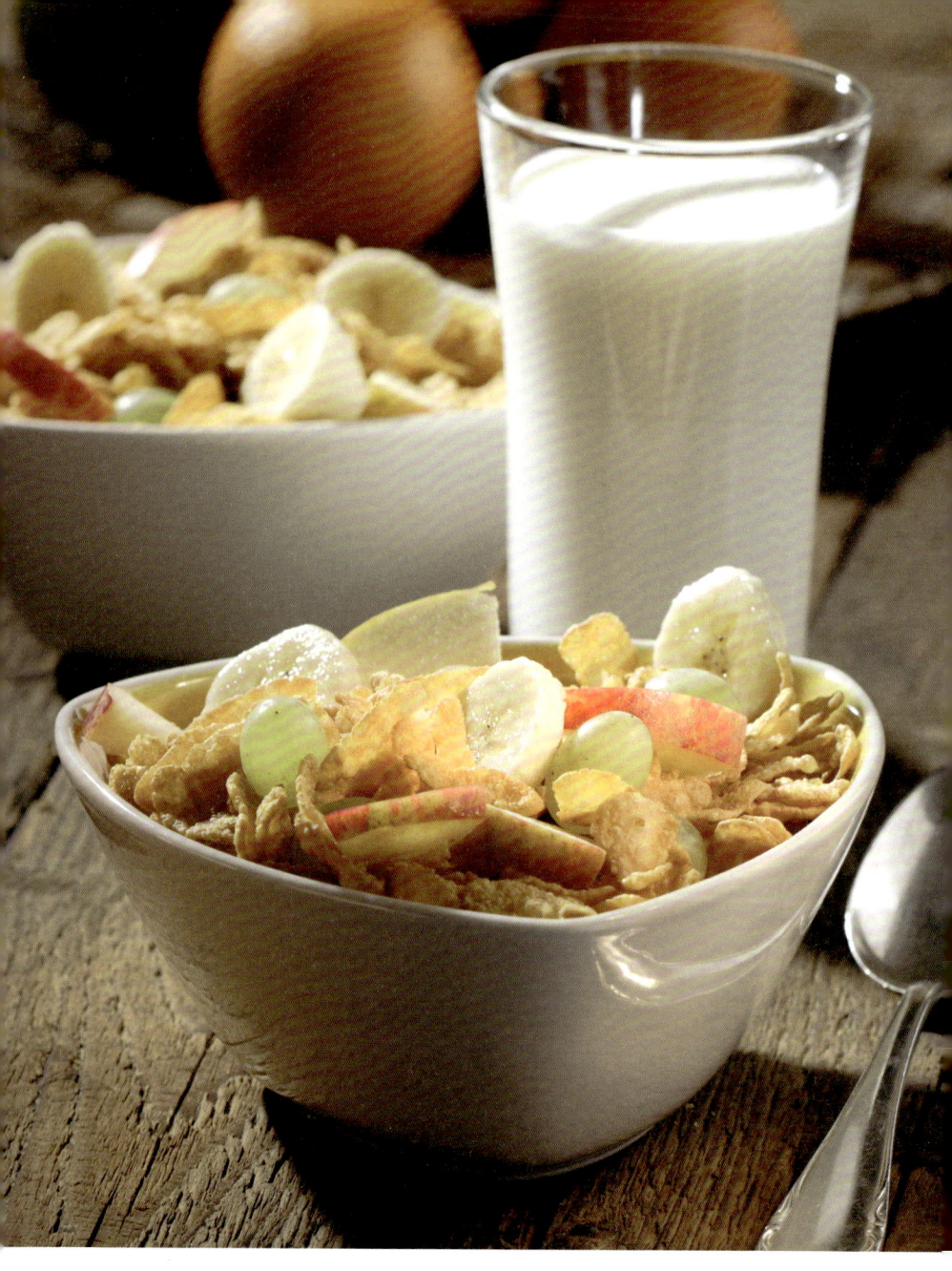

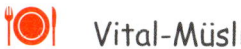 # Vital-Müsli

Ideal für 2 heiße Typen

2 TL Rosinen
200 g Dickmilch
je 2 TL Sanddorn- und Zitronensaft
2 Kiwis
1 Banane
2 EL Weizenkeimlinge
2 TL Sesamsamen oder Kokosflocken

Zubereitung:

Die Rosinen in warmem Wasser ca. 15 Minuten einweichen.
Inzwischen die Dickmilch mit Sanddorn- und Zitronensaft glatt rühren und in 2 Müslischälchen füllen. Kiwis und Banane schälen und klein schneiden, die Rosinen abtropfen lassen, die Weizenkeimlinge waschen. Alles über die Dickmilch verteilen und mit Sesam oder Kokos bestreuen.

Weizenkeimlinge kann man gut selber ziehen:
Die Weizenkörner kalt waschen und in der vierfachen Menge Wasser in einem Einmachglas 8 Stunden einweichen. Dann abgießen, mit frischem Wasser abspülen und tropfnass zurück ins Glas geben. Zum Keimen an einen hellen Platz stellen, währenddessen die Körner 2-mal täglich mit frischem Wasser abspülen.
Nach 2–4 Tagen können die Keimlinge gegessen werden.

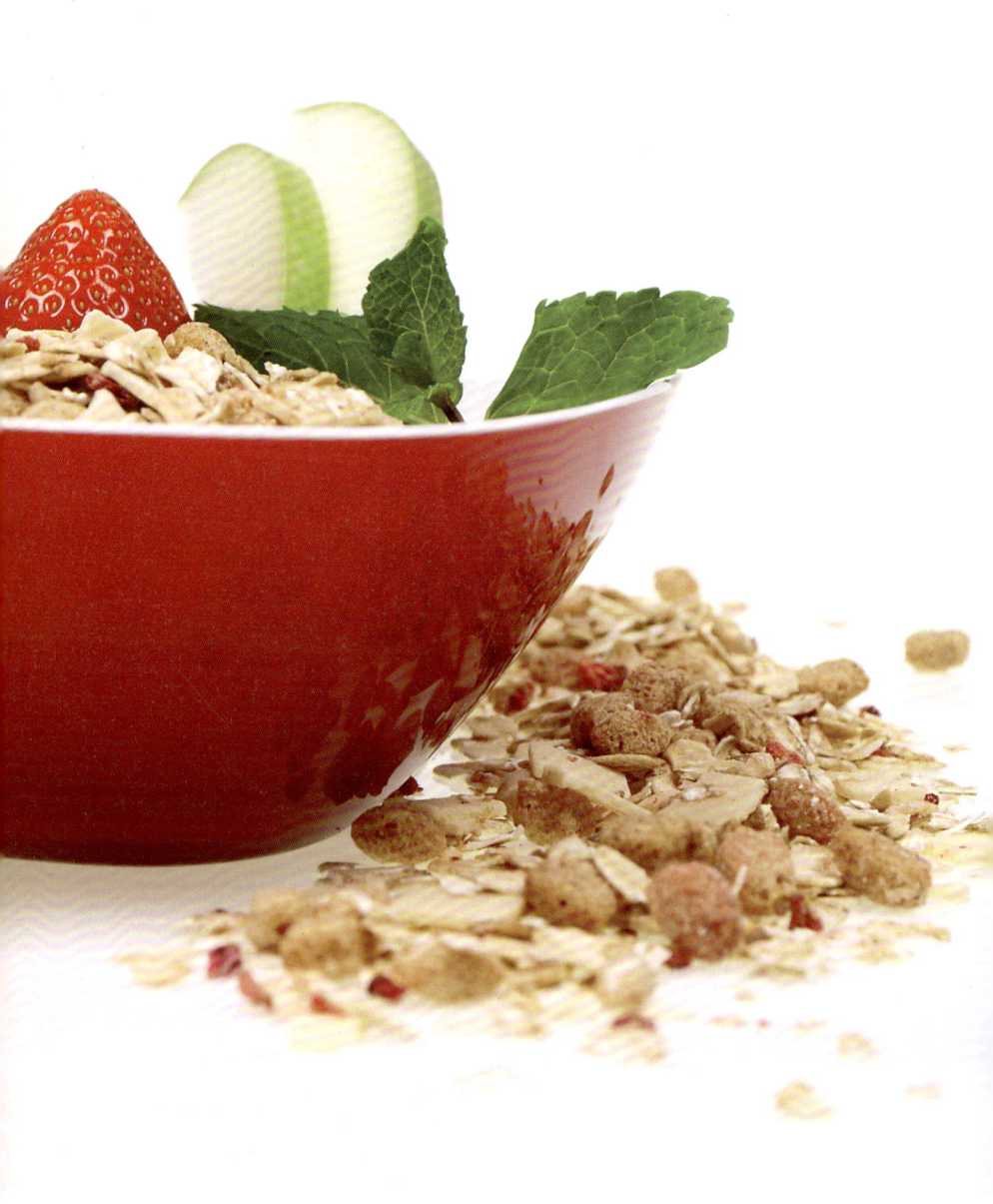

Feigen-Reis-Müsli

Für ausgewogene Typen

¼ l Milch (sofern verträglich, ansonsten Sojamilch)
½ TL gemahlene Vanille
60 g Naturreis
80 g frische oder getrocknete Feigen
1 EL Honig
200 g Bio-Joghurt

Zubereitung:

Milch mit der Vanille aufkochen lassen. Den Reis einrühren und zugedeckt bei schwacher Hitze quellen lassen.
Inzwischen die Feigen klein schneiden.
Den Reis mit einer Gabel auflockern, mit Honig süßen und etwas abkühlen lassen.
Joghurt und Feigen einrühren, mit frischen Minze- oder Zitronenmelisseblättchen garnieren.

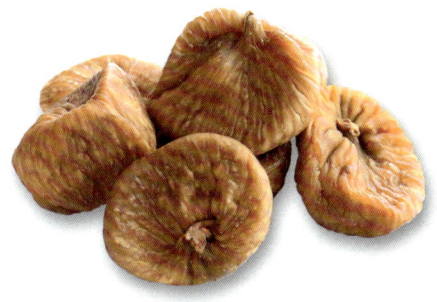

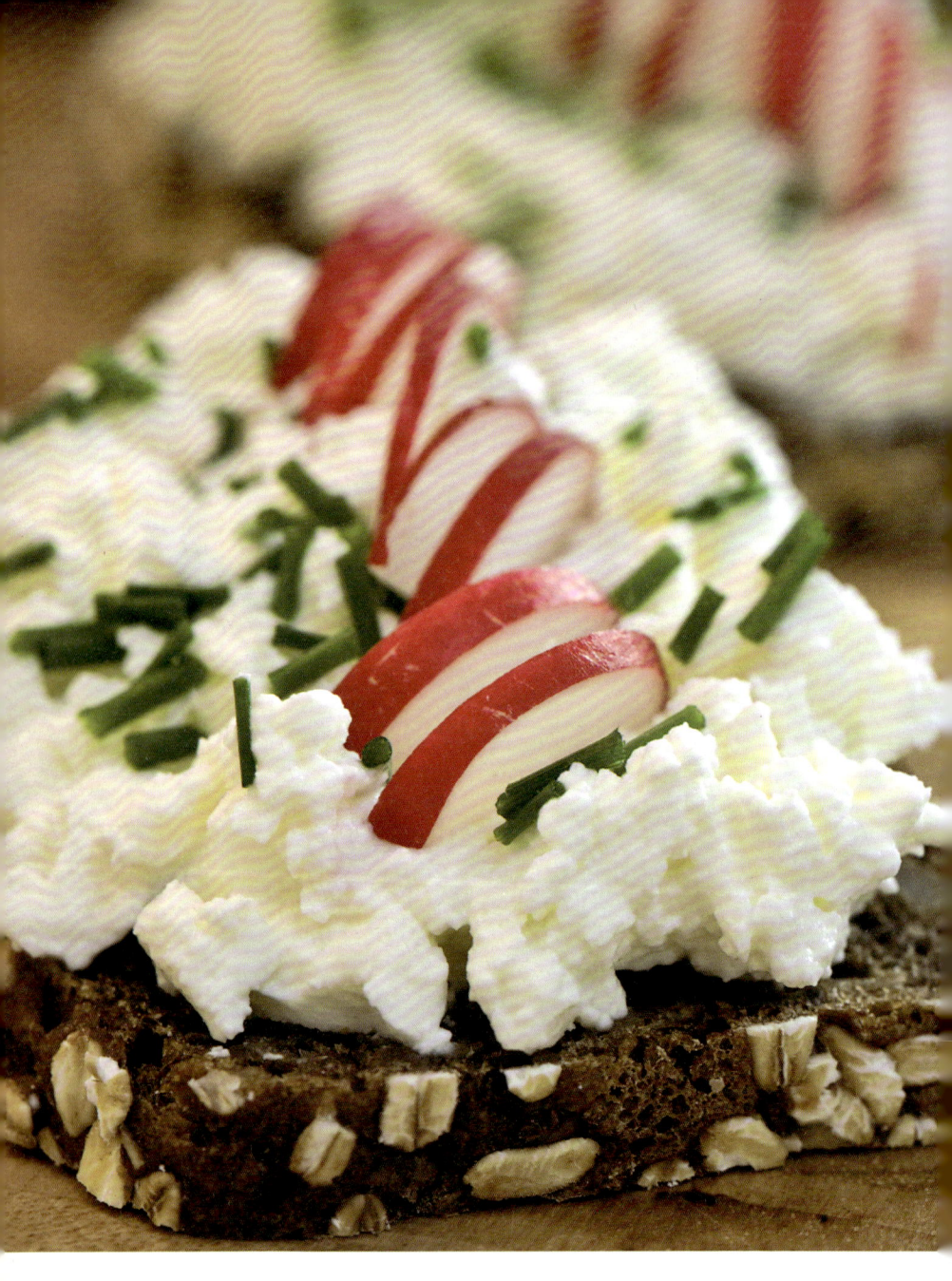

Vollkornbrote mit Apfel-Meerrettich-Quark

Für 2 ausgewogene Personen

250 g Magerquark
4 EL Bio-Joghurt
1 kleiner Bio-Apfel
2 TL frisch geriebener Meerrettich
Salz, frisch gemahlener Pfeffer
frisch gehackte Kräuter (Petersilie, Basilikum, Dill oder Wildkräuter)

Zubereitung:

Quark und Joghurt in einer Schüssel sämig rühren. Den Apfel in den Quark raspeln, mit Meerrettich, Salz und Pfeffer abschmecken. Mit den frischen Kräutern bestreuen und zu Vollkornbrot reichen.

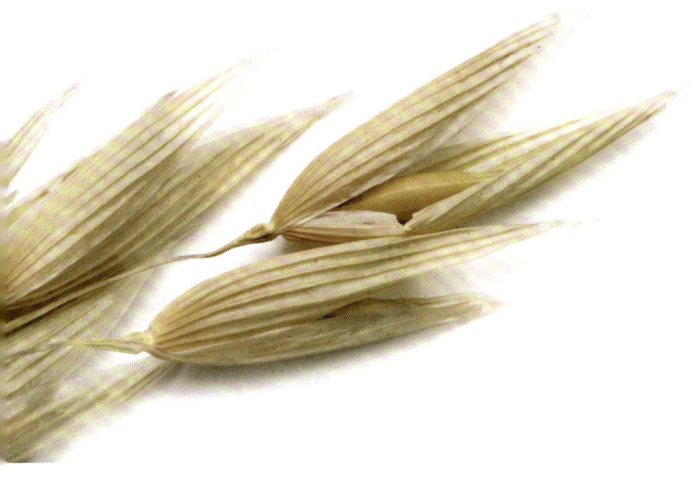

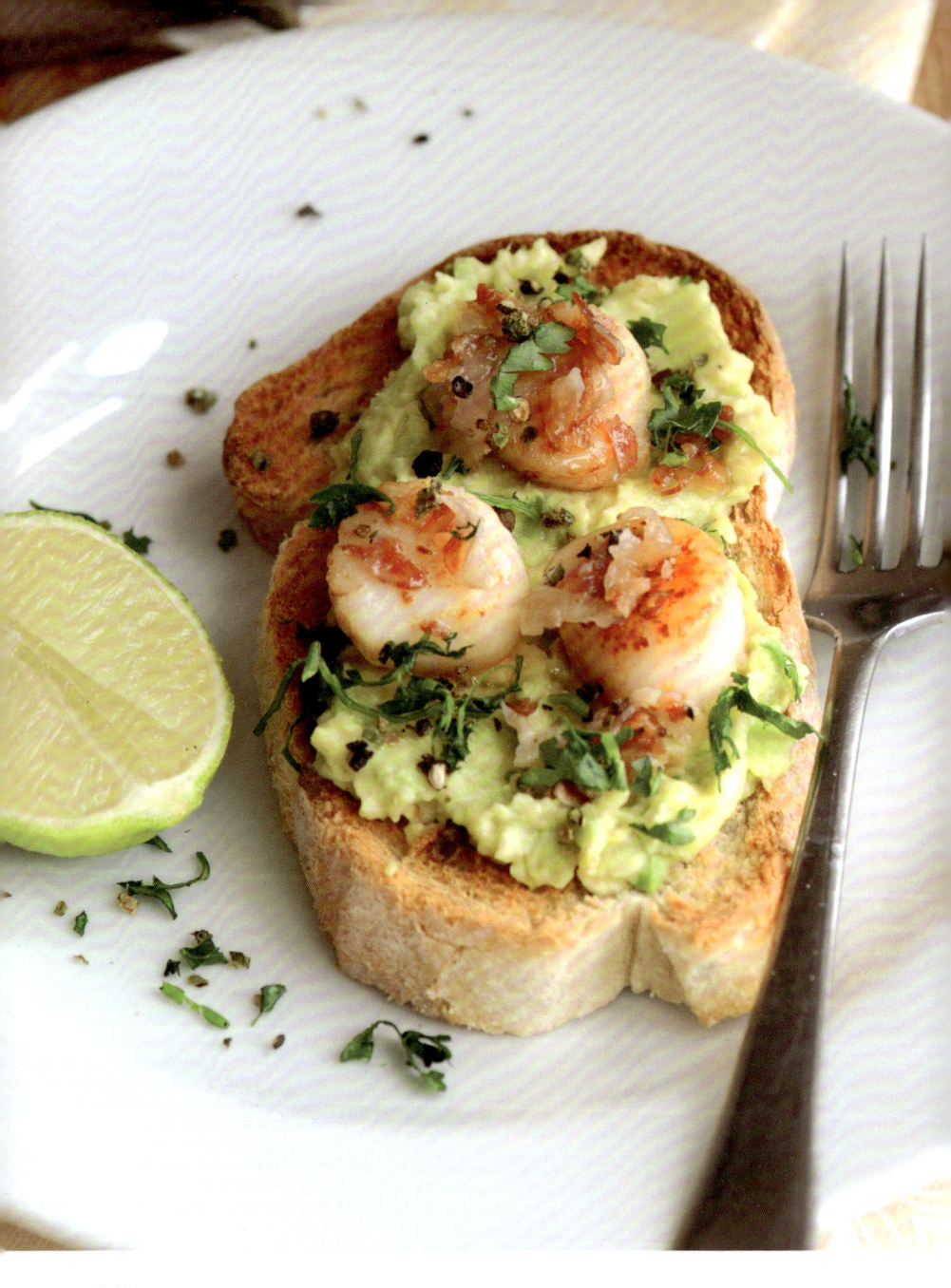

Avocado-Aufstrich

Kühlt 2 Personen

50 g Magerquark
50 g Crème fraîche
Olivenöl
1 TL Limettensaft
½ TL Wasabipaste
Salz, Pfeffer aus der Mühle
1 reife Avocado
frisch geschnittener Koriander

Zubereitung:

Avocado schälen, den Kern entfernen und das Fruchtfleisch mit einer Gabel zerdrücken. Quark und Crème fraîche mit etwas Olivenöl unter die Avocado rühren. Mit Wasabi, Limettensaft, Salz und Pfeffer würzen, frischen Koriander unter die Avocadocreme rühren.

Einfache Variante:

Eine reife Avocado in Stücke schneiden und mit ein wenig Wasser mixen, mit etwas Salz, Pfeffer, Cayennepfeffer und Zitronensaft abschmecken. Mit frischen Kräutern ein Genuss!

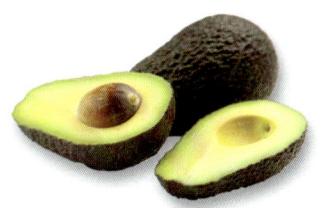

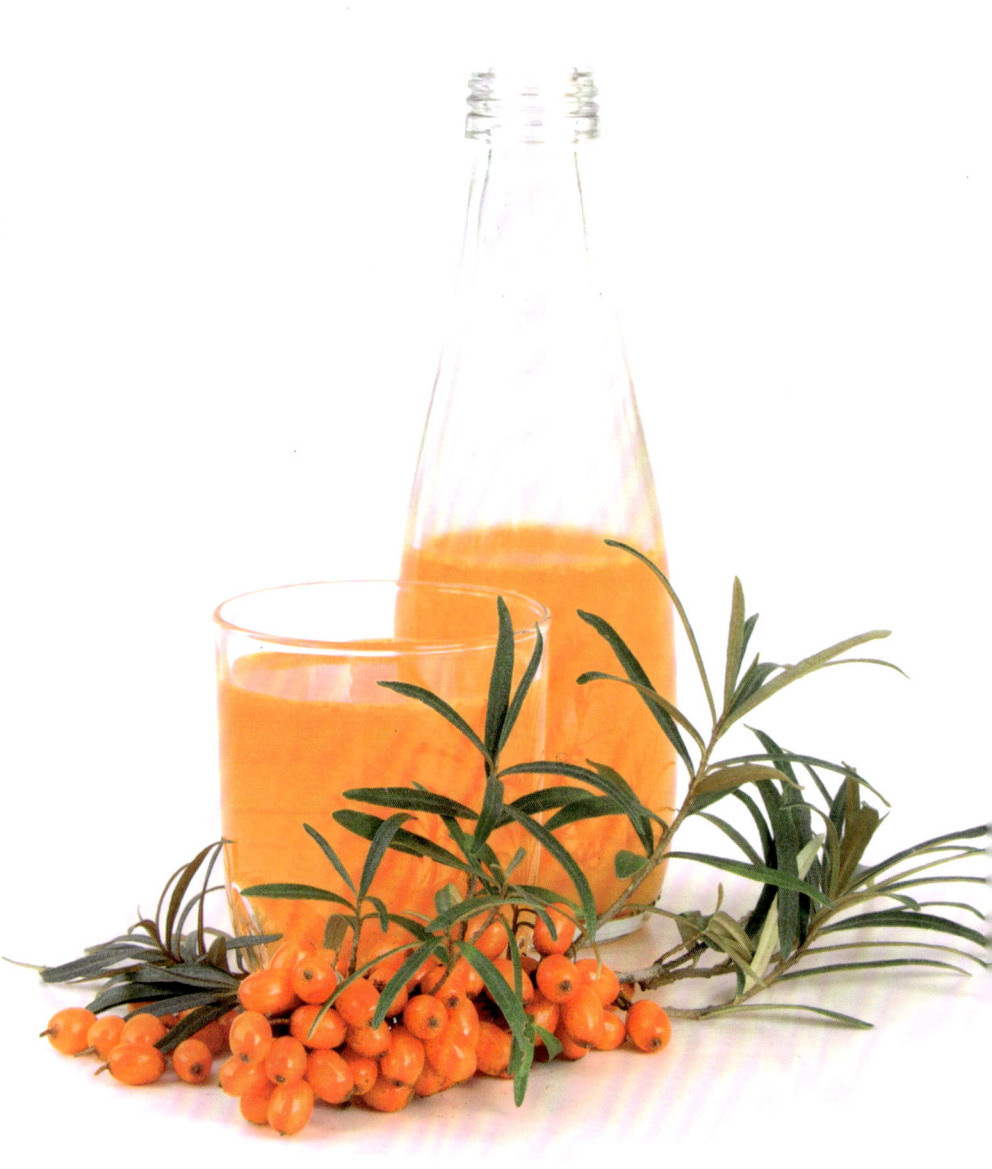

Sanddornshake

Für 4 Gläser

4 Kardamomkapseln
4 Orangen
500 g Vanillejoghurt
150 g Sanddornsaft aus dem Reformhaus
4 EL Ahornsirup oder Honig

Zubereitung:

Kardamomsamen aus den Kapseln lösen und grob zerstoßen.
Orangen auspressen, mit Joghurt, Sanddornsaft und Ahornsirup mit einem Schneebesen gut verrühren.
Ein echter Muntermacher mit viel Vitamin C, der trotzdem ein bisschen wärmt ...

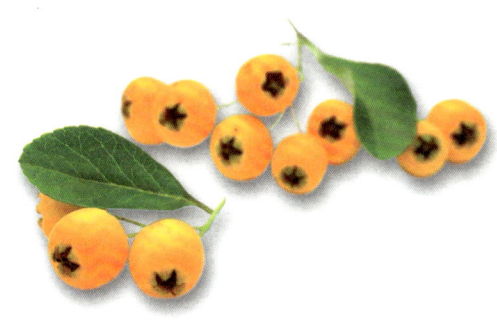

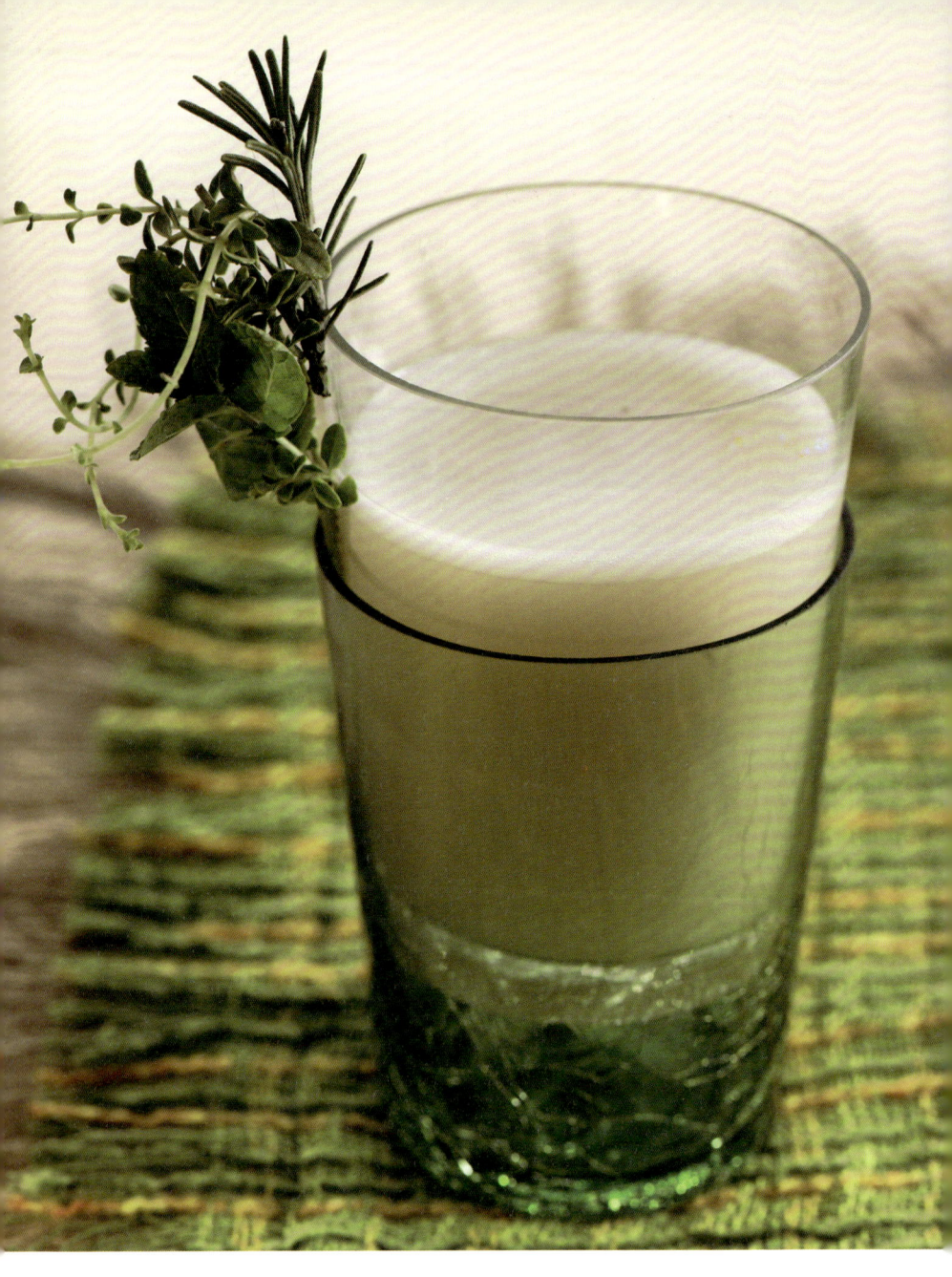

Mandel-Feigen-Mich

wärmt 2 kühle Personen auch zwischendurch

300 ml Milch oder Sojamilch

40 g gemahlene, geröstete Mandeln

2 frische blaue Feigen

mit einer Prise Kardamom und einem kleinen Stück frischem Ingwer
pürieren, in Gläser füllen und mit einem Stück Feige garnieren.

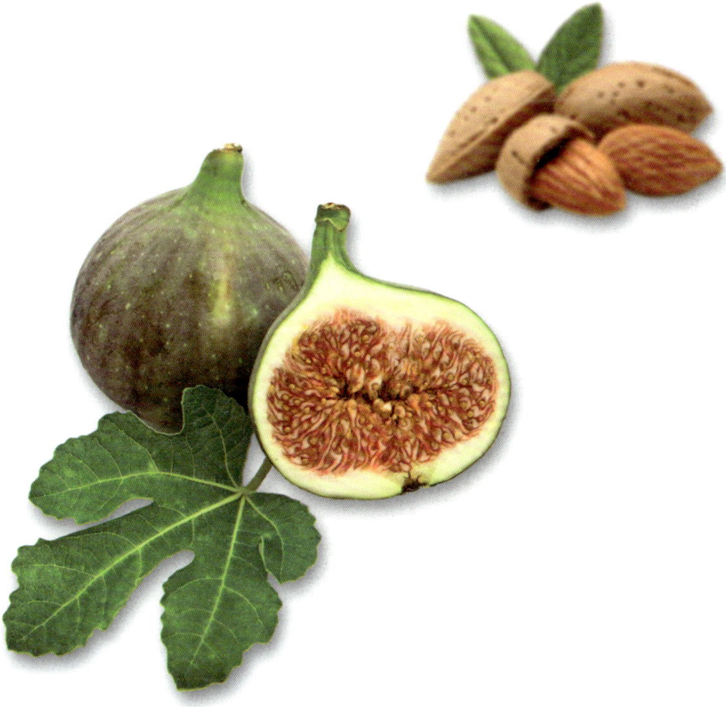

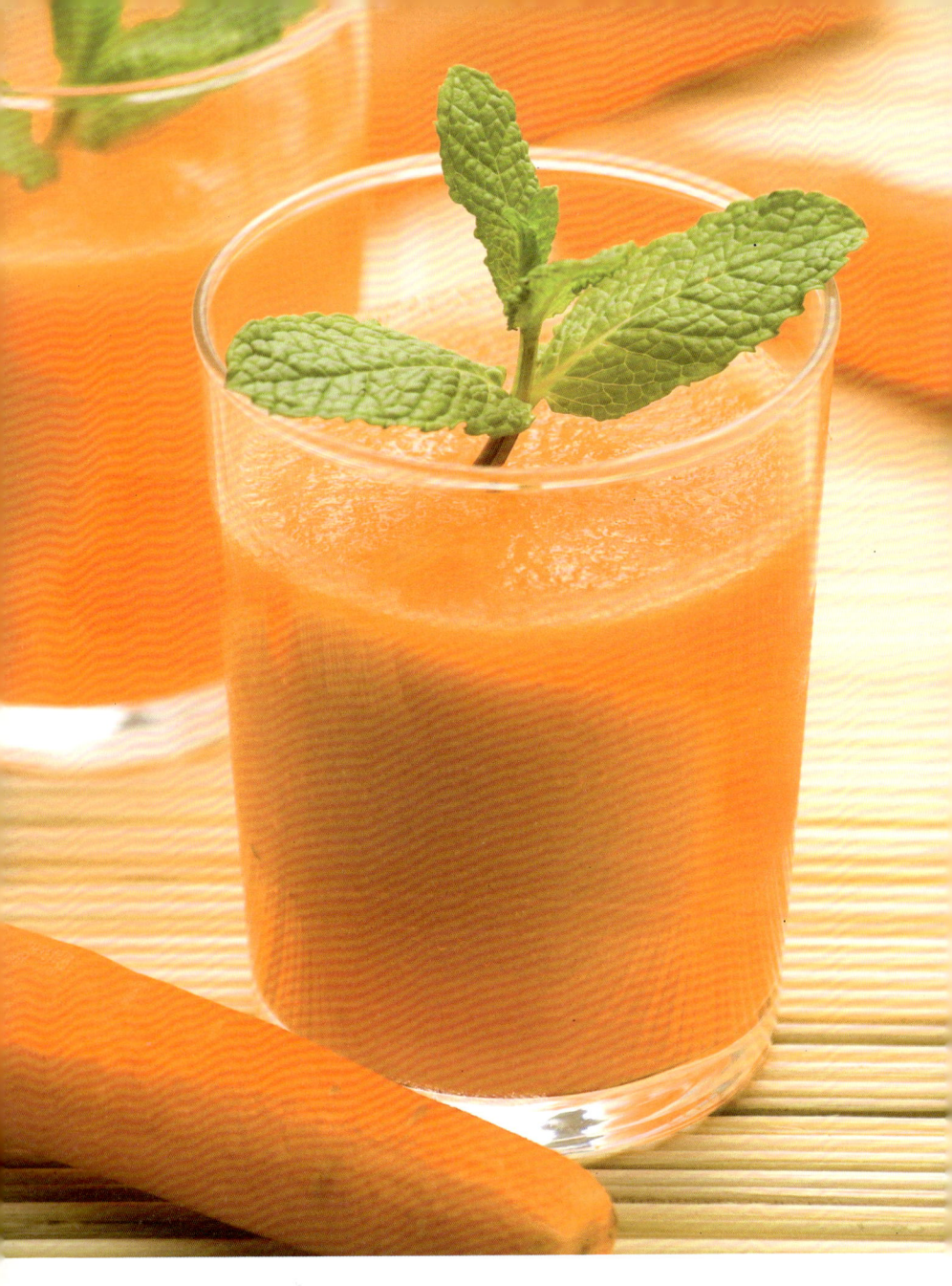

Karotten-Kokos-Ingwer-Mix

Für 2 Personen

500 g Karotten
3 Blutorangen
100 ml Kokosmilch
2 EL Kokosraspeln
1 kleines Stück frischer Ingwer

Zubereitung:

Karotten putzen und klein schneiden, mit dem Ingwer im Entsafter entsaften, Orangen auspressen, Kokos in einer beschichteten Pfanne rösten.
Säfte mit Kokosmilch und Raspeln gut verrühren.

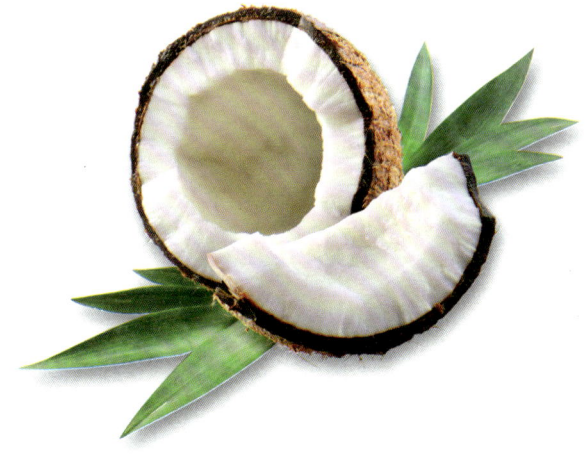

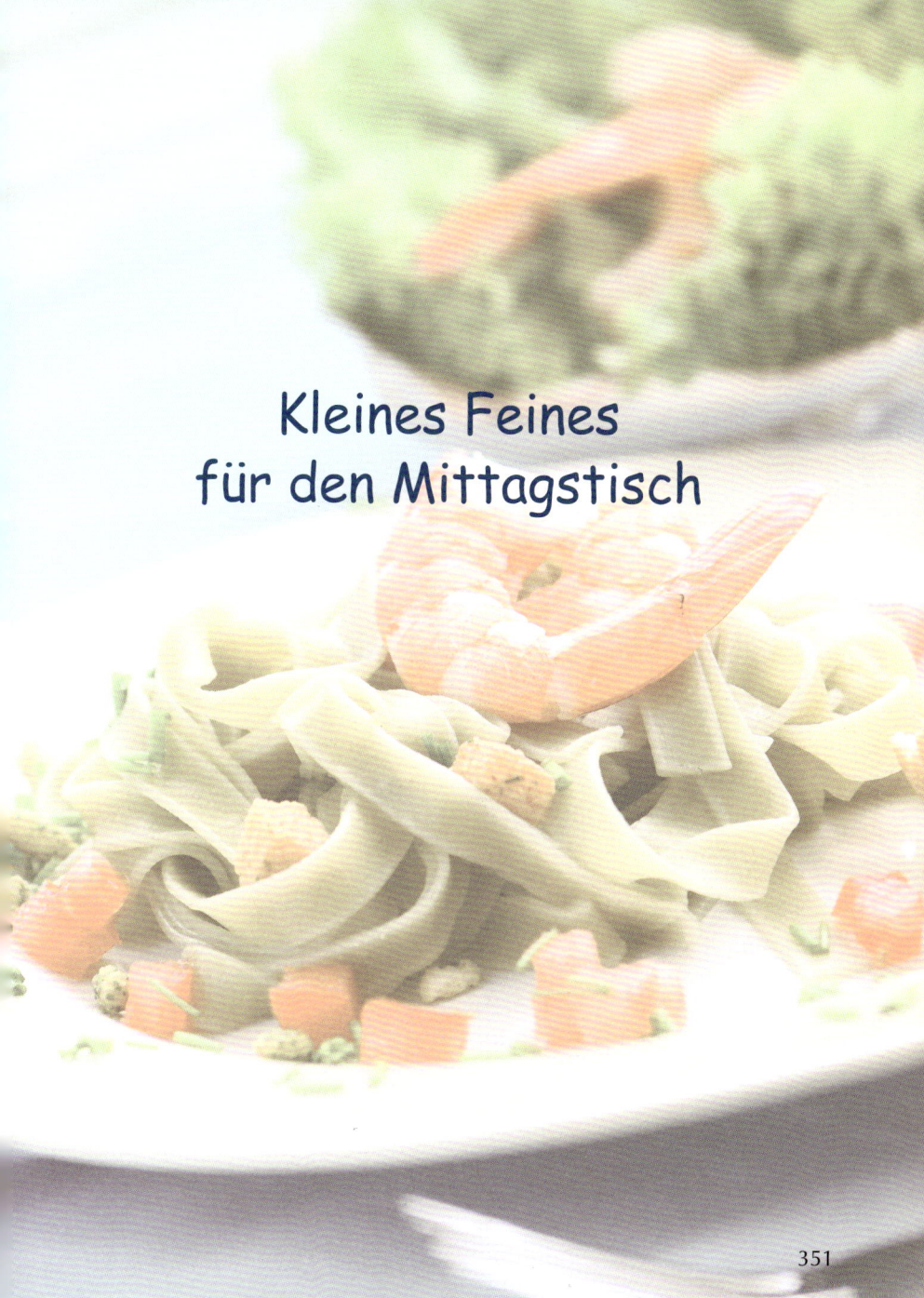

Kleines Feines
für den Mittagstisch

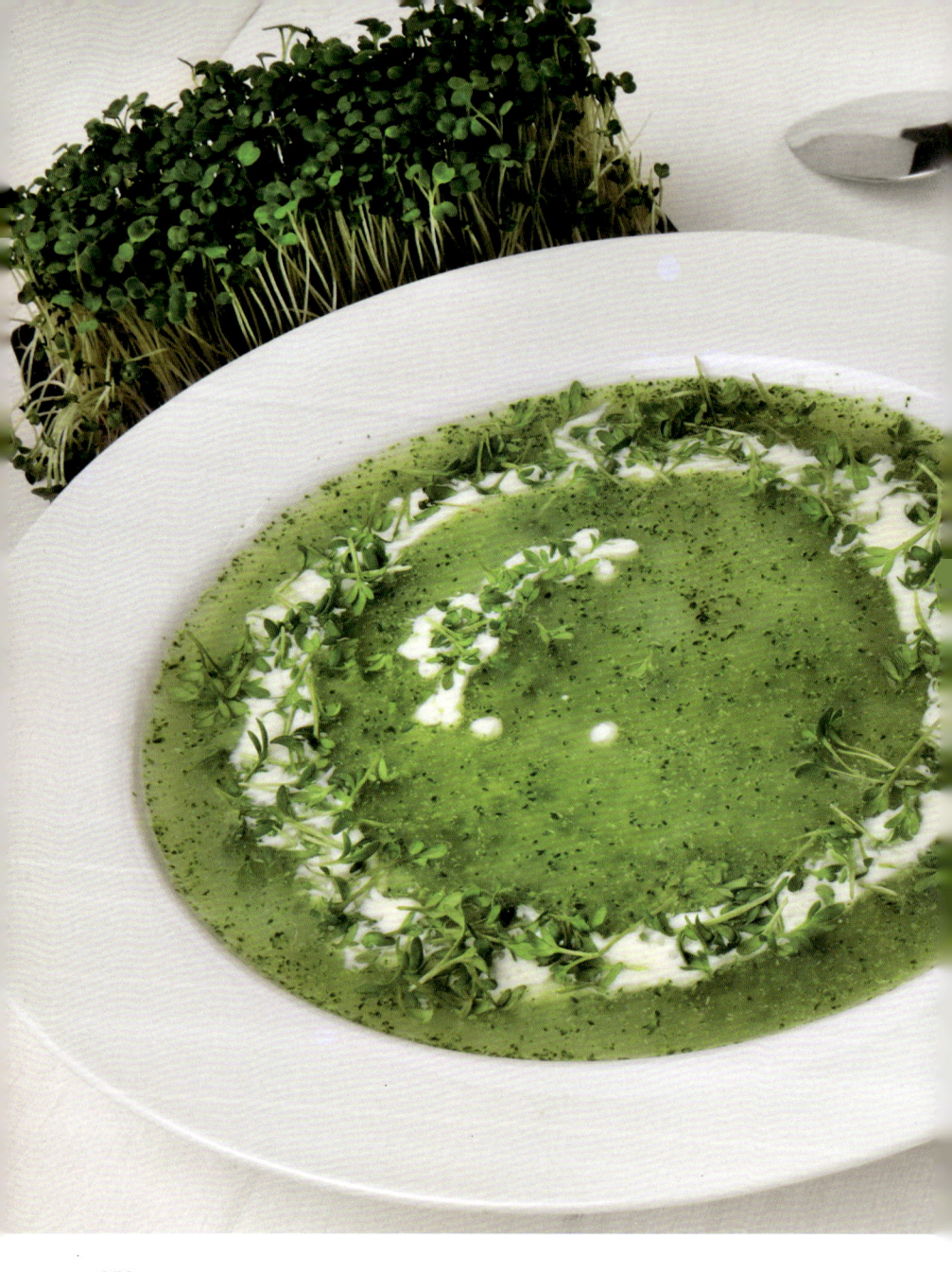

Rahmsüppchen von der Brunnenkresse

Möglichst mit wilder Bachkresse zubereiten, die im Vorfrühling am besten schmeckt!

Dieses Süppchen kühlt 4 heiße Typen!

200 g Brunnenkresse
100 g zarter Blattspinat
50 g Kerbel
1 Frühlingszwiebel
20 g Butter
ca. 500 ml Bio-Gemüsebrühe
etwas Sahne, Salz, Pfeffer aus der Mühle
2 EL Croutons

Zubereitung:

Kresse, Spinat, Kerbel von den Stielen zupfen, waschen und trocknen. Die Zwiebel fein hacken und in der Butter leicht andünsten, die Blättchen zugeben und zusammenfallen lassen.

Gemüsebrühe zugießen und ca. 5 Minuten kräftig kochen lassen. Mit dem Stabmixer aufschäumen, Sahne einrühren, würzen und abschmecken.

In tiefe Teller geben und mit Croutons und Kresseblättchen bestreuen.

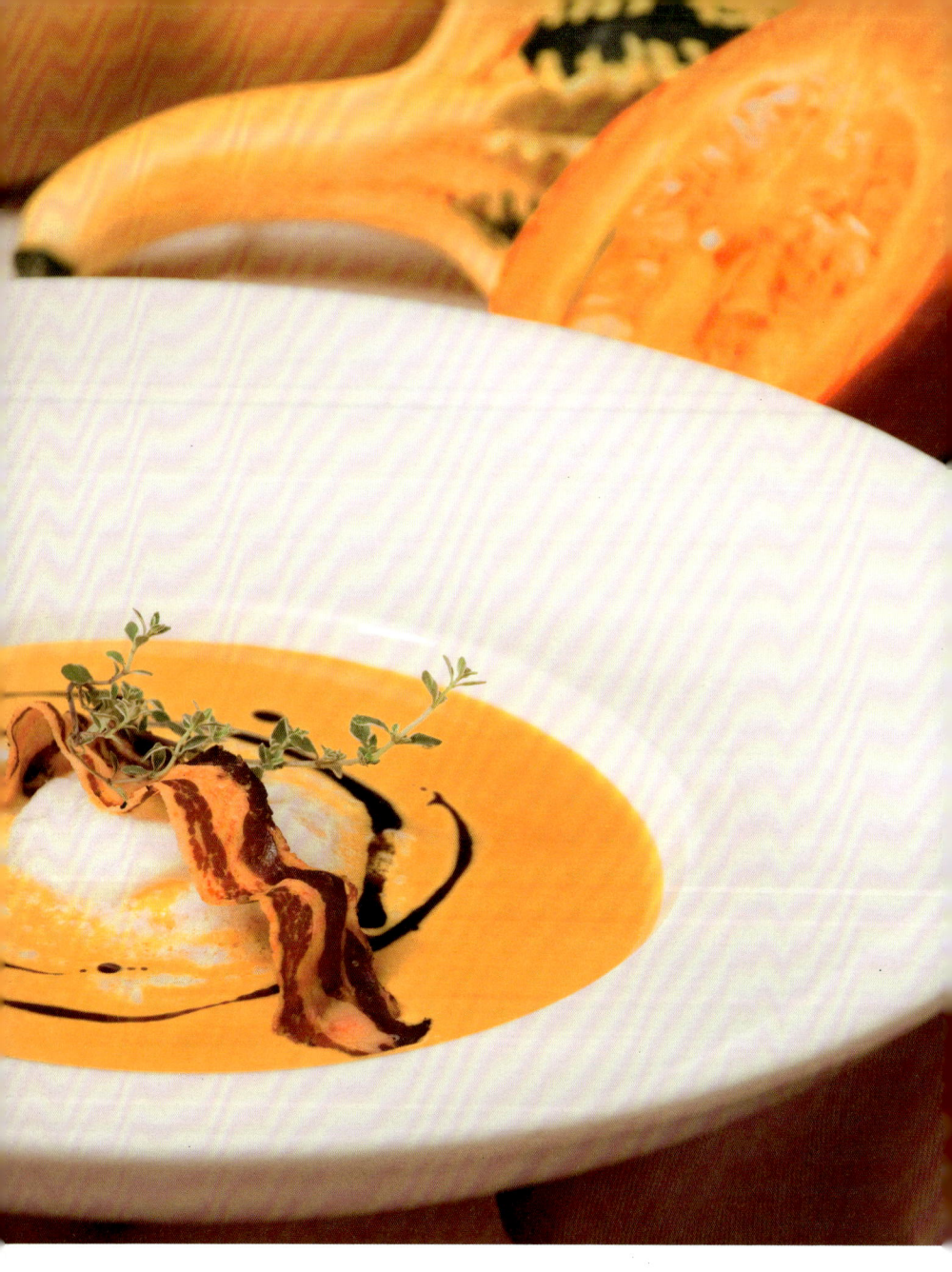

Kürbis-Ingwer-Suppe für kühle Herbsttage

Für 4 Personen

200 g Kürbis
80 g Butter
1 Schuss Weißwein
500 ml Bio-Gemüsebrühe
100 ml Sahne
20 g frischer Ingwer (geschält und klein gehackt)
Salz
Muskatnuss

Zubereitung:

Kürbis schälen, Kerne herausnehmen und Kürbis in fingerdicke Stücke schneiden, in der Hälfte der Butter andünsten.

Mit Weißwein ablöschen, mit Gemüsebrühe aufgießen und auf kleiner Flamme weich kochen.

Kürbis pürieren und durch ein feines Sieb passieren. Mit Sahne und restlicher Butter binden, Ingwer zufügen und mit Salz und geriebener Muskatnuss abschmecken.

Suppe mit dem Stabmixer aufschäumen.

Mit gerösteten Kürbiskernen garnieren.

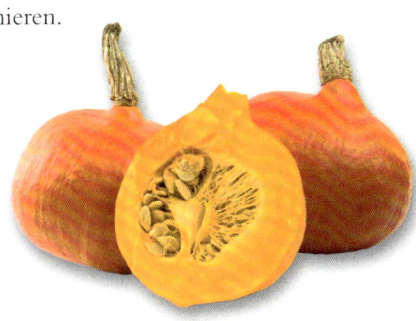

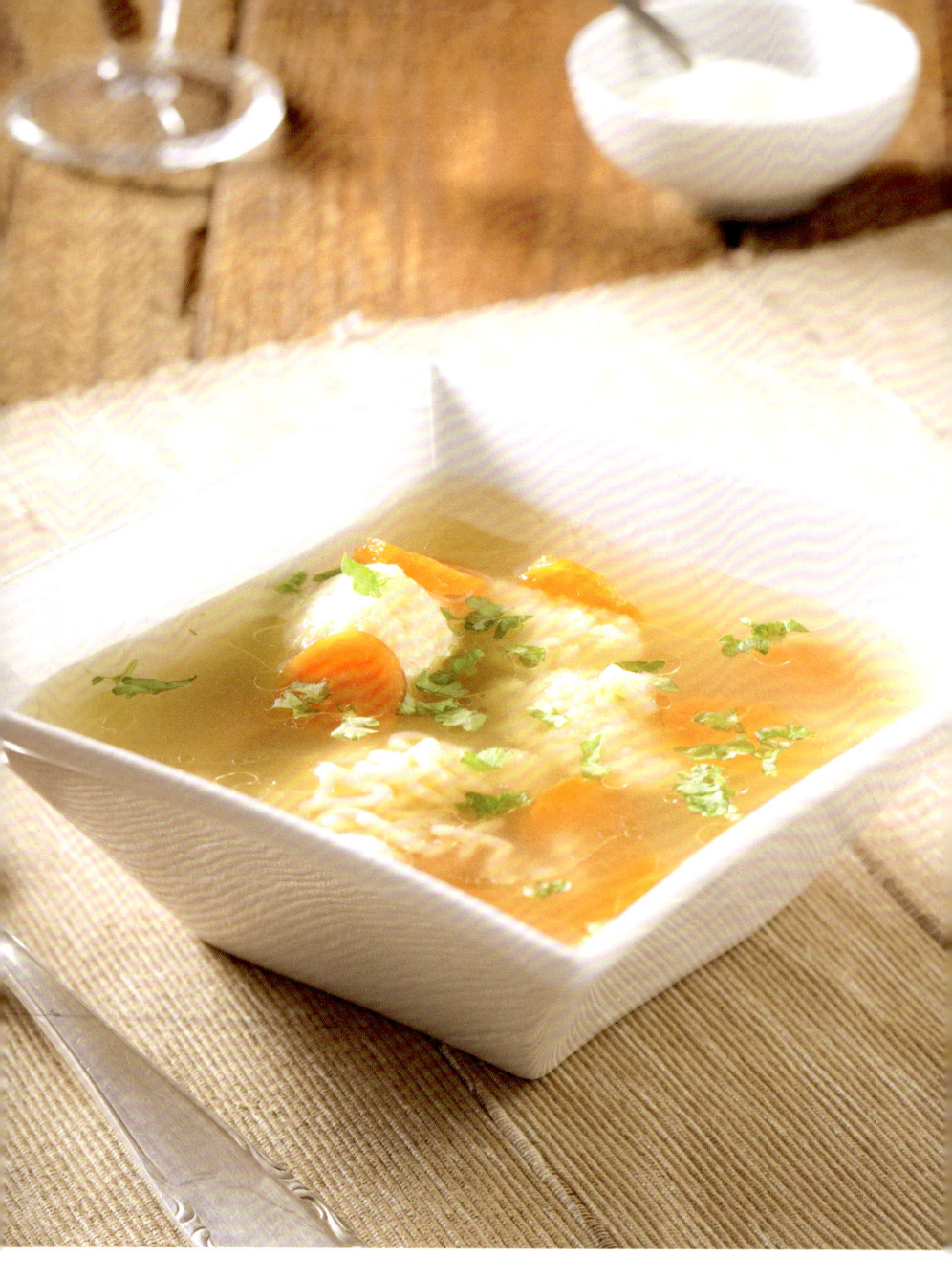

Gemüse-Hühnersuppe mit Gewürzsahne

Ein Seelenwärmer für 2 – 3 Personen

1 kleines Huhn
1 Stange Lauch
200 g Karotten
150 g Kartoffeln
100 g Crème fraîche
1 TL gemahlenes Spekulatius-Gewürz
Salz, schwarzer Pfeffer aus der Mühle

Zubereitung:

Huhn waschen, in einem großen Topf mit Wasser bedecken, salzen und ca. 1½ Stunden köcheln.

Gemüse putzen und klein schneiden, das Huhn herausheben und das Gemüse ca. 15 Minuten in der Brühe kochen.

Klein geschnittenes Hühnerfleisch zugeben und mit Salz und Pfeffer abschmecken.

Crème fraîche mit dem Gewürz gut verrühren, Suppe in Tellern anrichten und mit einem Klecks Gewürzsahne garnieren.

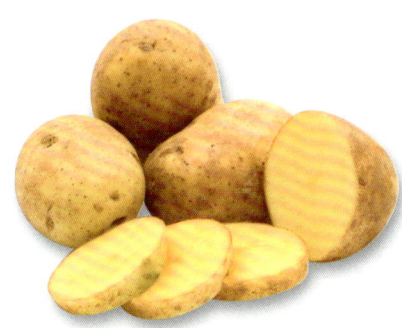

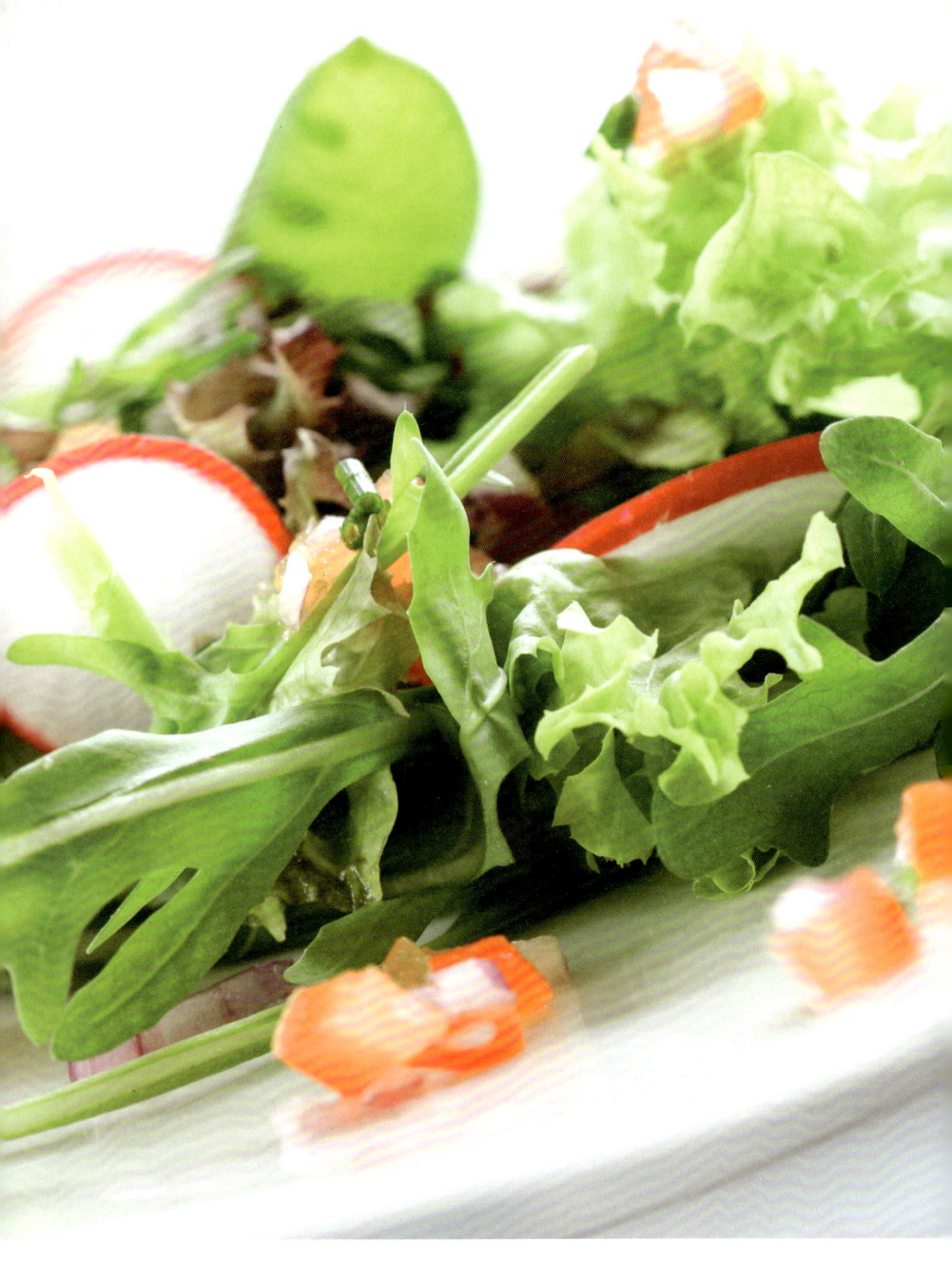

Salat mit gebackenen Pfirsichen

Für 4 Personen

2 reife Fleisch- oder Eiertomaten
2 reife weiße Pfirsiche (Weinbergpfirsiche)
4 frische Thymianzweige
4 frische Rosmarinzweige
2 Lorbeerblätter
Olivenöl
Salz, Pfeffer aus der Mühle
1 Bund Rucola
10 g Pinienkerne
weißer Balsamico-Essig
frisches Basilikum

Zubereitung:

Tomaten und Pfirsiche einritzen, überbrühen, abschrecken, halbieren und entkernen bzw. entsteinen.

Backblech mit Backpapier belegen, Kräuter darauf verteilen, Tomaten und Pfirsiche auf die Kräuter setzen, mit Olivenöl beträufeln und pfeffern.

Im vorgeheizten Backrohr bei 130 Grad auf der 2. Einschubleiste von unten ca. 1 Stunde backen (Umluft 100 Grad).

Rucola putzen. Pinienkerne ohne Fett hellbraun rösten. Essig mit Olivenöl, Salz und Pfeffer verrühren.

Tomaten und Pfirsiche dritteln, noch heiß unter den Rucola heben. Geröstete Pinienkerne und grob zerpflückte Basilikumblätter darüberstreuen.

Zu diesem Salat passen geröstete Baguettescheiben mit Ziegenkäse.

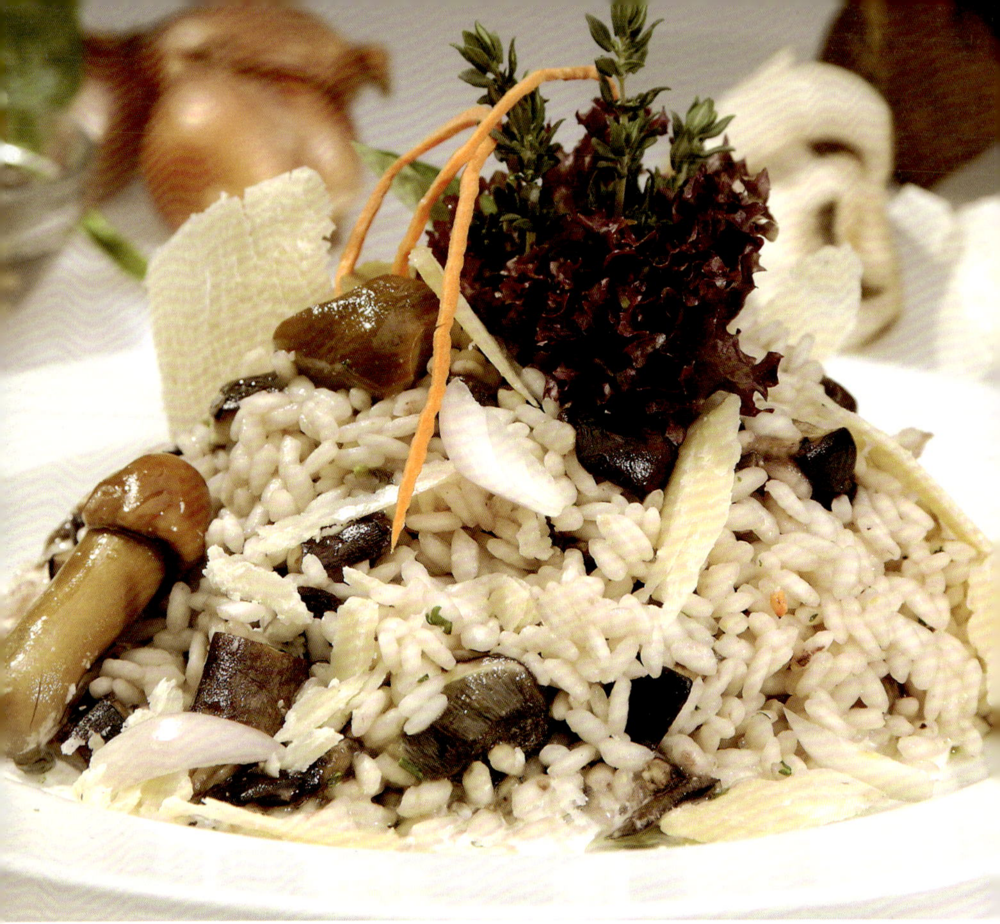

 Risotto alla parmigiana – Risotto mit Parmesan

Das ist der einfachste Risotto – und hier gibt es nichts, womit man minderwertigen Reis, schlechte Butter oder Parmesan, der nach nichts schmeckt, überdecken kann. Hier müssen die Zutaten perfekt sein. Es ist das Grundrezept für alle anderen Risottos.

Für 3 – 4 Personen

ca. 1 l Bio-Gemüsebrühe
1 EL Olivenöl
1 kleine fein gewürfelte Zwiebel
200 g Rundkornreis (Vialone oder Carnaroli)
trockener Weißwein
40 g Butter
frisch geriebener Parmesan
Salz, Pfeffer aus der Mühle

Zubereitung:

Die Brühe bis zum Siedepunkt erhitzen und am Sieden halten.

Das Olivenöl in einem großen Topf mit schwerem Boden erhitzen, darin die fein gewürfelte Zwiebel andünsten, ohne sie zu bräunen. Den Reis zufügen, mit einem Holzlöffel umrühren, bis er mit Öl überzogen ist, dann mit Wein ablöschen, dabei kräftig umrühren.

Wenn die Flüssigkeit verdampft ist, einen Schöpfer der kochenden Brühe zugießen und den Reis unter ständigem Rühren kochen.

Sobald der Reis den Fond aufgesogen hat, wieder Brühe zugießen und rühren.

Nach und nach die Brühe einrühren, bis der Reis cremig ist, dabei muss er ständig kochen, ohne am Topfboden anzusetzen.

Die Garzeit beträgt mindestens 20 bis 30 Minuten, wenn die Reiskörner dann immer noch einen harten Kern haben, eventuell noch etwas heißes Wasser zufügen.

Anschließend den Topf vom Herd nehmen und den geriebenen Parmesan und die kalten Butterstückchen unter kräftigem Rühren mit dem Reis vermischen. Dabei noch einige Esslöffel Brühe oder heißes Wasser einrühren, bis der Risotto die gewünschte cremige Konsistenz hat. In Italien nennt man das »all'onda« – flüssig wie eine Welle.

Den Risotto kurz ruhen lassen, noch mal abschmecken und servieren. Eine kleine Schale mit geriebenem Parmesan getrennt dazu reichen.

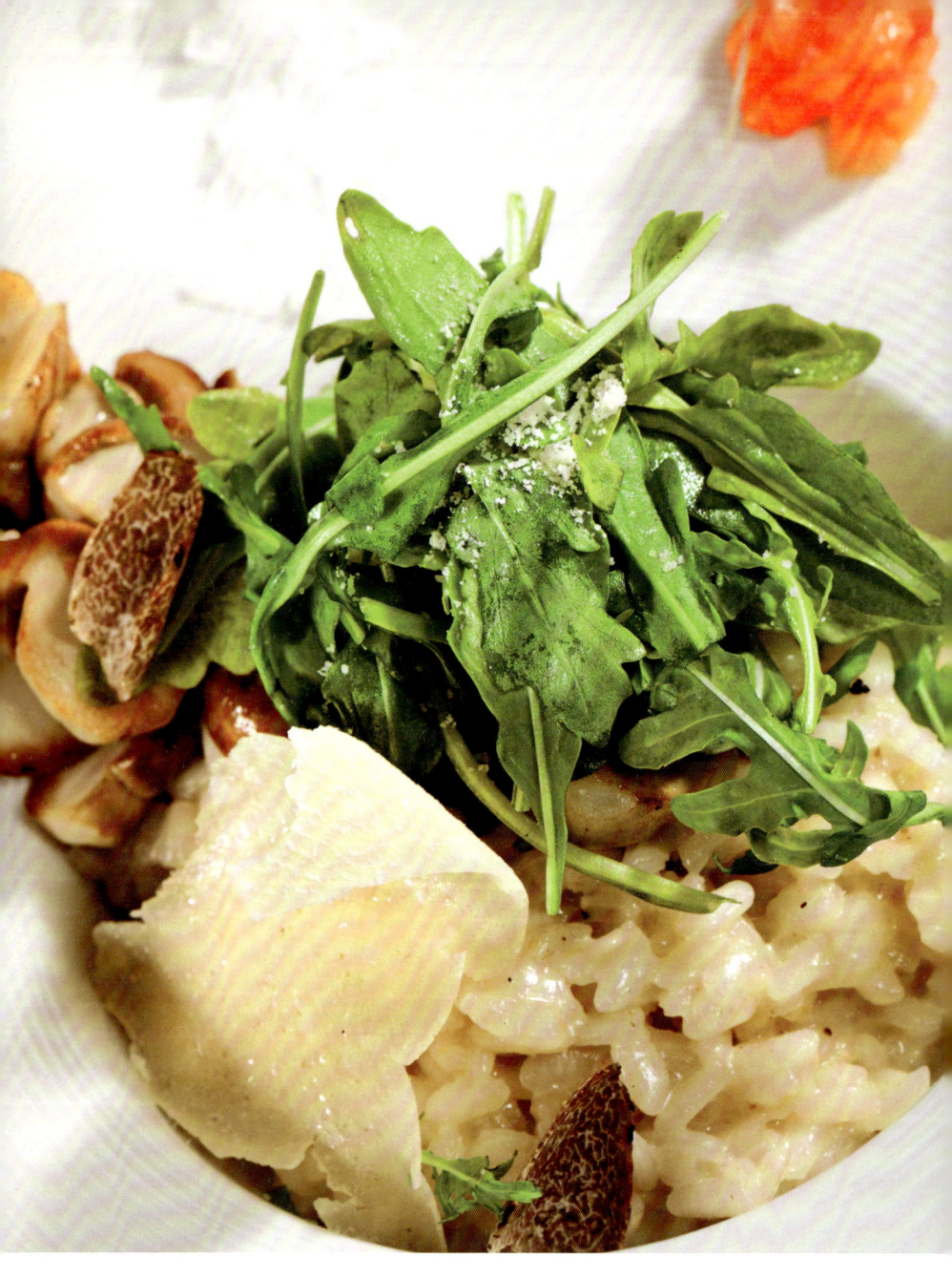

Brennnessel-Risotto

Für 2 – 4 Personen

Risotto schmeckt als Vorspeise ebenso wie als Hauptgericht, daher reichen die angegebenen Mengen für 2 oder 4 Personen.

Am besten sind die zarten Brennnesselblätter, die Sie im Frühjahr, vielleicht sogar im eigenen Garten – natürlich mit Handschuhen –, selbst pflücken können.

Zutaten für den Risotto siehe Grundrezept – statt der Zwiebel ließen sich auch 2 Frühlingszwiebeln verwenden.

20 g Butter

1 Frühlingszwiebel

ca. 200 g Brennnesselspitzen und zarte Blättchen

Salz, Pfeffer aus der Mühle, eine Prise Muskatnuss

2 EL süße Sahne

Den Risotto nach dem Grundrezept zubereiten.

Zubreitung für die Brennnesseln:

Butter hell aufschäumen lassen, gehackte Frühlingszwiebel ohne Farbe andünsten.

Die gewaschenen, kurz abgetropften und grob zerschnittenen Brennnesselblätter zugeben, würzen, ohne Deckel zusammenfallen lassen und dünsten, bis alles Wasser verdampft ist.

Sahne angießen, sämig einkochen und beiseitestellen.

Erst unter den fertigen Risotto rühren.

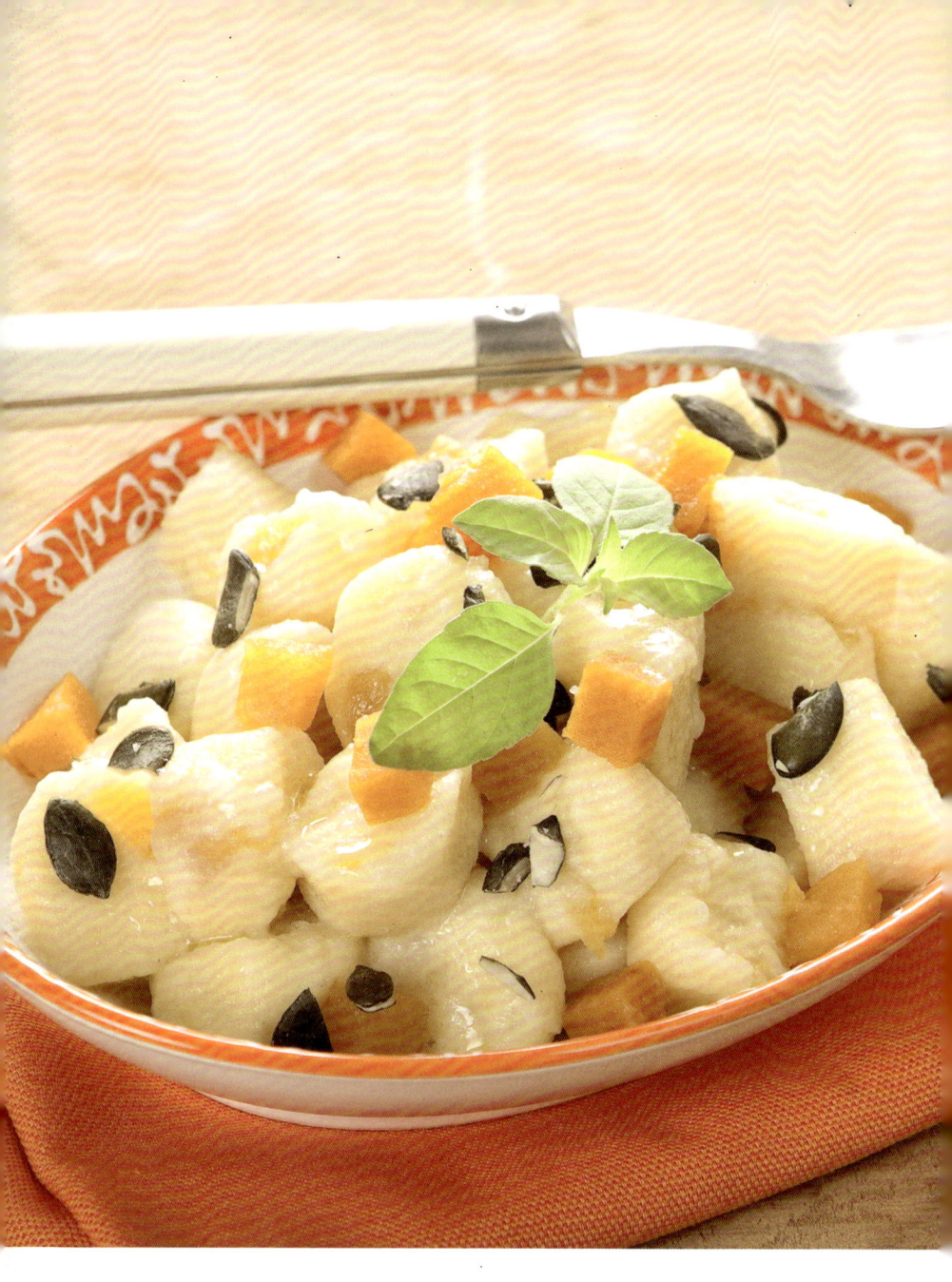

Gnocchi vom Kürbis mit Salbeibutter

Für 4 Personen

> 500 g Muskatkürbisfleisch
> 500 g Kartoffeln
> 350 g doppelgriffiges Mehl
> 125 g Butter
> 1 Ei
> Salz, Kümmel, Pfeffer aus der Mühle
> frisch geriebene Muskatnuss
> frische kleine Salbeiblätter

Zubereitung:

Kürbis würfeln und in Salzwasser ca. 15 Minuten weich kochen, pürieren.

Kartoffeln mit Kümmel kochen, schälen und durch eine Kartoffelpresse drücken. Die heiße Kartoffelmasse mit dem Kürbispüree, Ei und Mehl auf die Arbeitsfläche geben. Mit Salz und Muskat würzen und rasch zu einem glatten Teig verkneten. Rollen von ca. 2 cm Dicke formen, ca. 1 cm breite Stücke abschneiden und auf ein bemehltes Tuch legen.

Gnocchi portionsweise in reichlich Salzwasser ziehen lassen, bis sie nach oben steigen, herausnehmen und abtropfen lassen.

Butter bräunen, bis sie nussig riecht, sofort durch ein Sieb mit Küchenpapier gießen.

Salbeiblättchen und Gnocchi in der Nussbutter anbraten, evtl. nachwürzen.

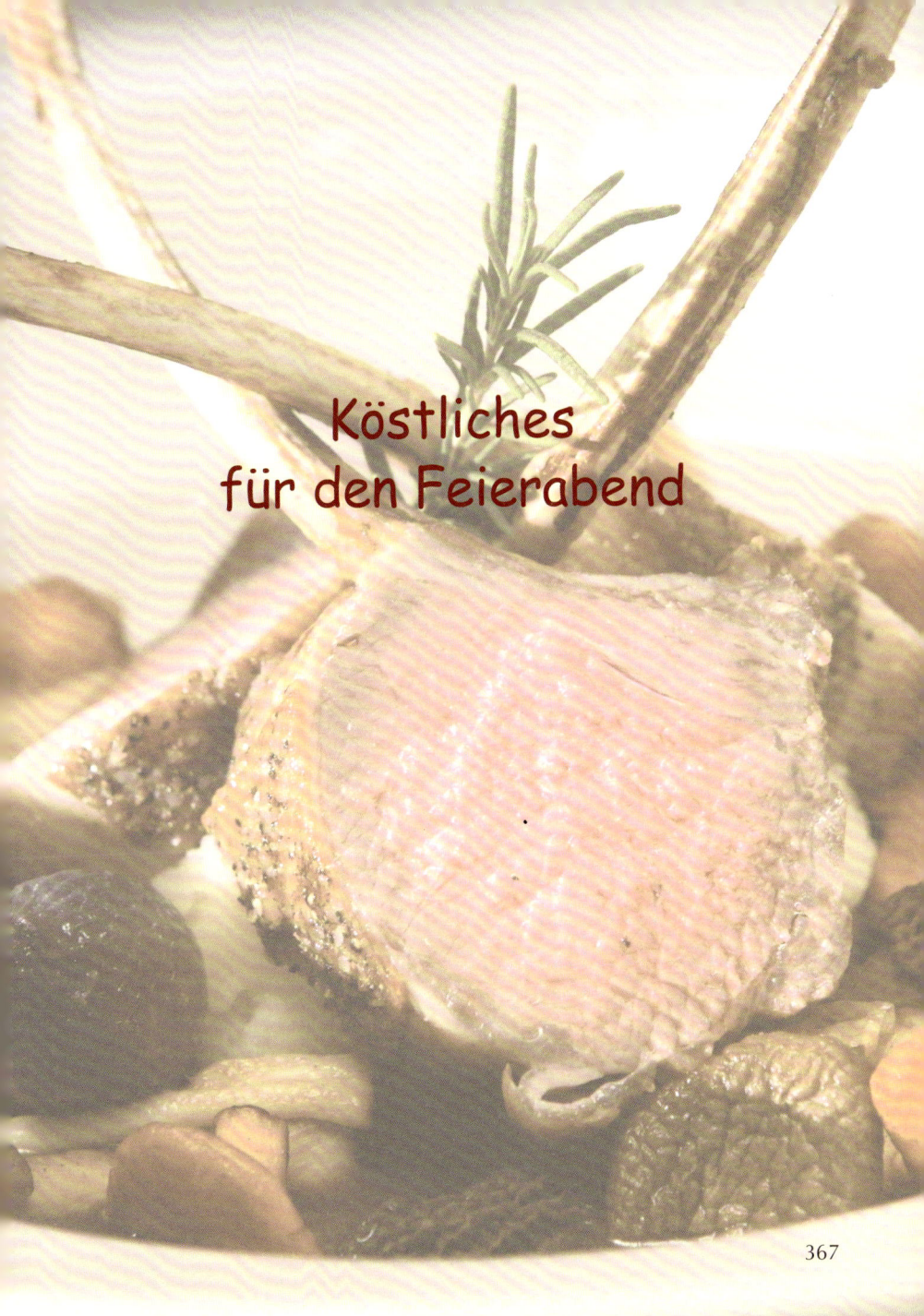

Köstliches
für den Feierabend

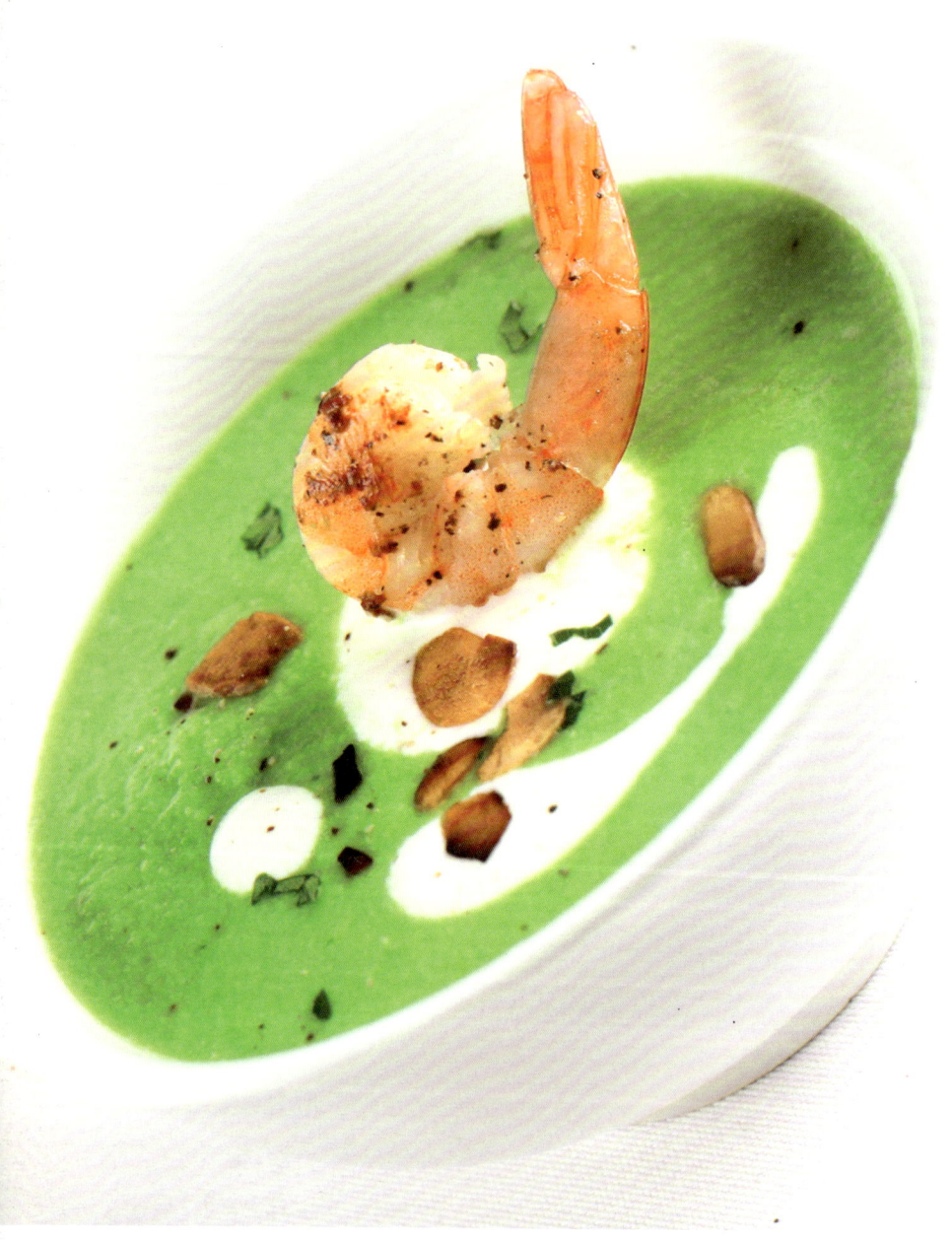

Erbsensuppe mit Flusskrebsen

Für 2 Personen

1 fein gehackte Schalotte
1 Zweig frischer Thymian
400 g gespaltene frische Erbsen
(ersatzweise tiefgefrorene)
Olivenöl
3 EL trockener Weißwein
300 ml Bio-Gemüsebrühe
50 g kalte Butterwürfel
Salz, Pfeffer aus der Mühle
6 gegarte, ausgelöste Flusskrebse
2 EL geschlagene Sahne
frische Minzeblättchen

Zubereitung:

Schalotte mit frischem Thymian in Olivenöl glasig andünsten.
Erbsen dazugeben, salzen, mit Weißwein ablöschen, etwas einkochen.
Gemüsebrühe angießen, etwa 15 Minuten garen, bis die Erbsen weich
sind, dann pürieren. Mit kalter Butter aufmixen, mit Salz und frisch
gemahlenem Pfeffer abschmecken.
Flusskrebse in Olivenöl schwenken, salzen und in tiefe Teller verteilen,
Suppe mit Schlagsahne aufschäumen, darübergießen. Mit frischer Minze
garnieren.

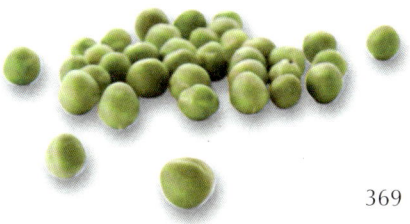

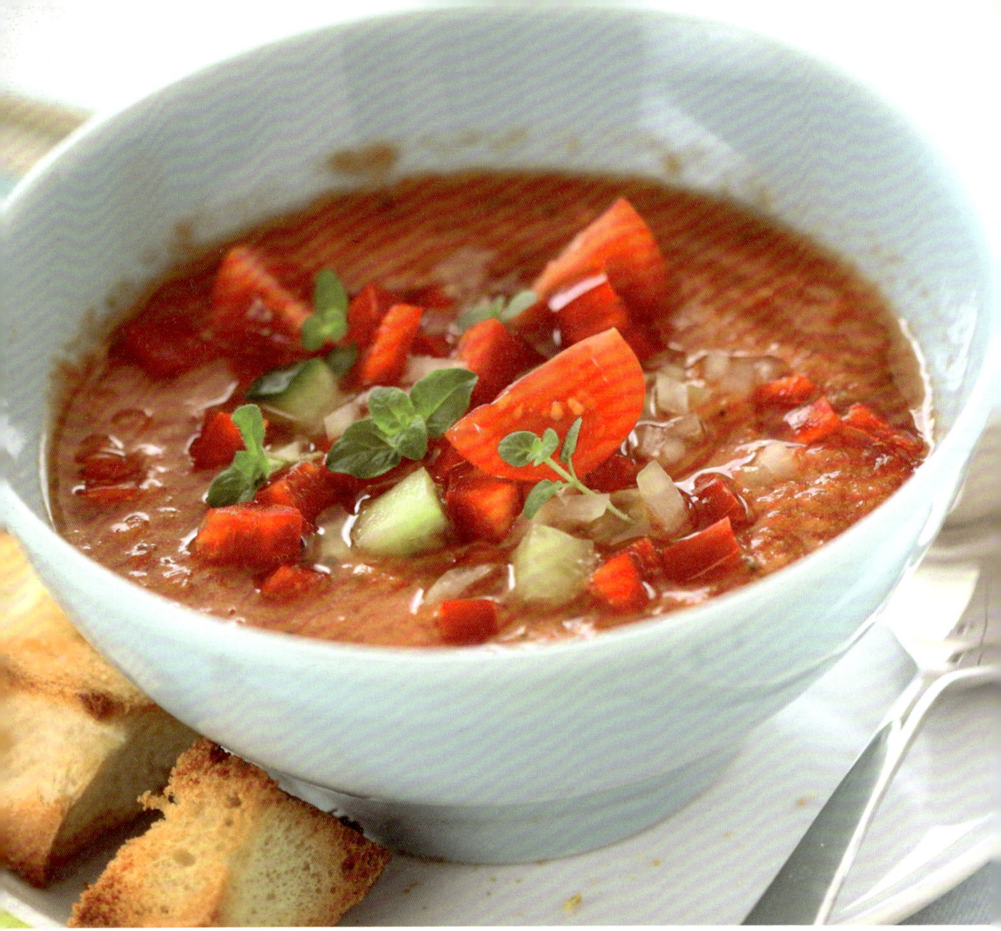

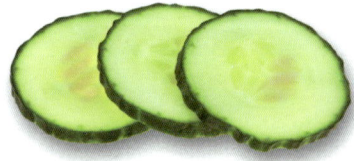

🍽 Gazpacho

Ein kühlendes Vergnügen für 4 Personen

1 Salatgurke (ca. 300 g)
500 g reife Tomaten
1 roter Paprika
1 kleine Knoblauchzehe

1–2 getrocknete Tomaten
3 EL Olivenöl
2 EL Rotweinessig
200 ml Bio-Gemüsebrühe
Salz, Pfeffer aus der Mühle
1 Prise Zucker

Für Croutons:
2 Scheiben Weißbrot
Olivenöl oder Butter

Zubereitung:

Die Gurke schälen, längs halbieren und entkernen.
Tomaten überbrühen, häuten, halbieren und entkernen.
Paprika der Länge nach halbieren und die Trennwände und Stielansätze entfernen.
Von jeder Gemüsesorte jeweils ein Stück klein würfeln und die Würfel beiseitestellen.
Das restliche Gemüse mit der geschälten Knoblauchzehe und Ofentomaten im Mixer fein pürieren, den Essig und die Gemüsebrühe dazugeben und alles kräftig durchmixen.
Zum Binden eine Weißbrotscheibe mit Olivenöl und Brühe pürieren und untermixen.
Die Suppe mit Salz, Pfeffer und Zucker abschmecken und kalt stellen.
Weißbrot klein würfeln und in Olivenöl oder Butter in einer Pfanne goldbraun rösten.
Die Gemüsewürfel in Suppenschalen verteilen, Gazpacho darüber gießen, eiskalt servieren.
Brotwürfel bereitstellen und die Suppe nach Belieben damit bestreuen.

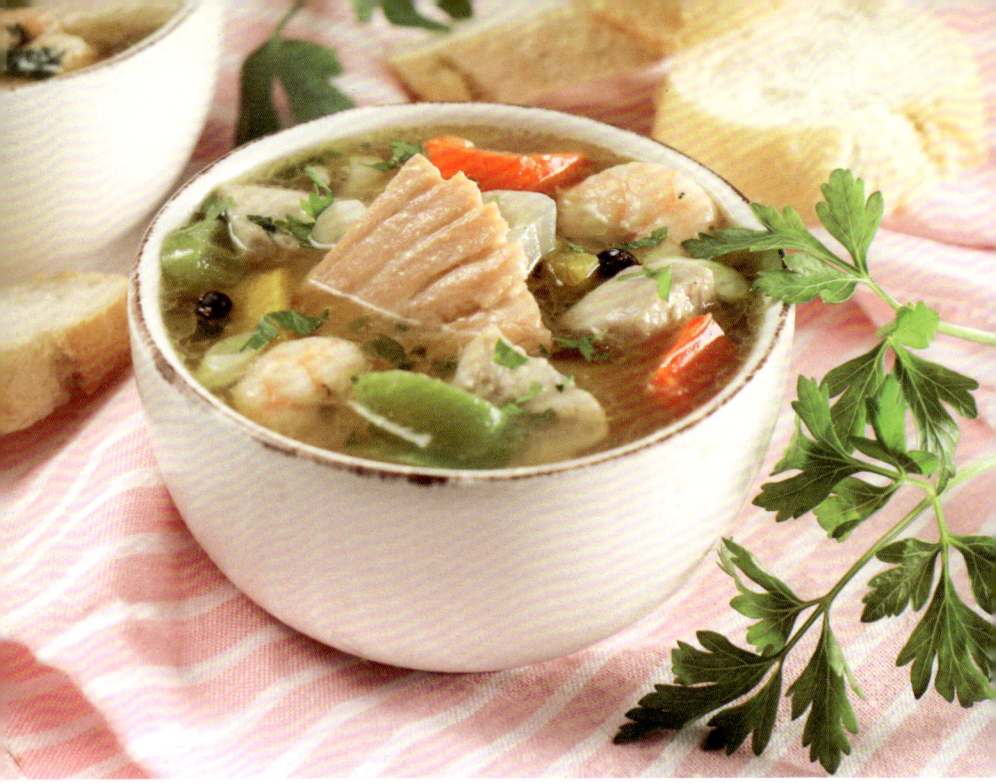

🍽 Fischsuppe mit Chili und Ingwer

Eine heiße Sache für 4 kühle Typen!

2 Stangen Zitronengras
½ Chilischote, entkernt und fein geschnitten
1 EL frische Ingwerwurzel, fein geschnitten
500 ml Bio-Geflügelfond
500 ml Fischfond
5 weiße Pfefferkörner
10 Korianderkörner
2 EL Sojasoße

Saft einer halben Bio-Zitrone

Salz, Pfeffer aus der Mühle

Einlage

je 50 g Karotten, Petersilienwurzel, Shiitakepilze, Mungobohnen, Sojasprossen, grüner Spargel

ca. 300 g gemischte Fischfilets – z.B. Steinbutt, Zander, Seeteufel und Garnelen

1 EL gehackte Petersilie

1 Zweig Koriander, fein gehackt

Zubereitung:

Vom Zitronengras die äußerste Schicht entfernen, den unteren Teil der Halme etwas andrücken und in feine Ringe schneiden.

Mit Chili und Ingwer in Olivenöl leicht anbraten und mit Fisch- und Geflügelfond aufgießen.

Pfeffer- und Korianderkörner zugeben und etwa 20 Minuten köcheln lassen.

Mit Sojasoße, Zitronensaft, Salz und Pfeffer abschmecken und durch ein Sieb passieren.

Das Gemüse putzen und in Streifen schneiden, die Pilze kleiner schneiden und mit den Sprossen blanchieren.

Die Fischfilets in mundgerechte Stücke schneiden und kurz in der heißen Suppe ziehen lassen.

Die Suppe in tiefen Tellern mit dem Gemüse, Petersilie und Koriander anrichten.

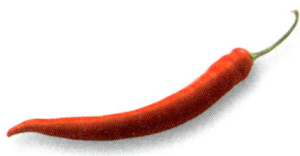

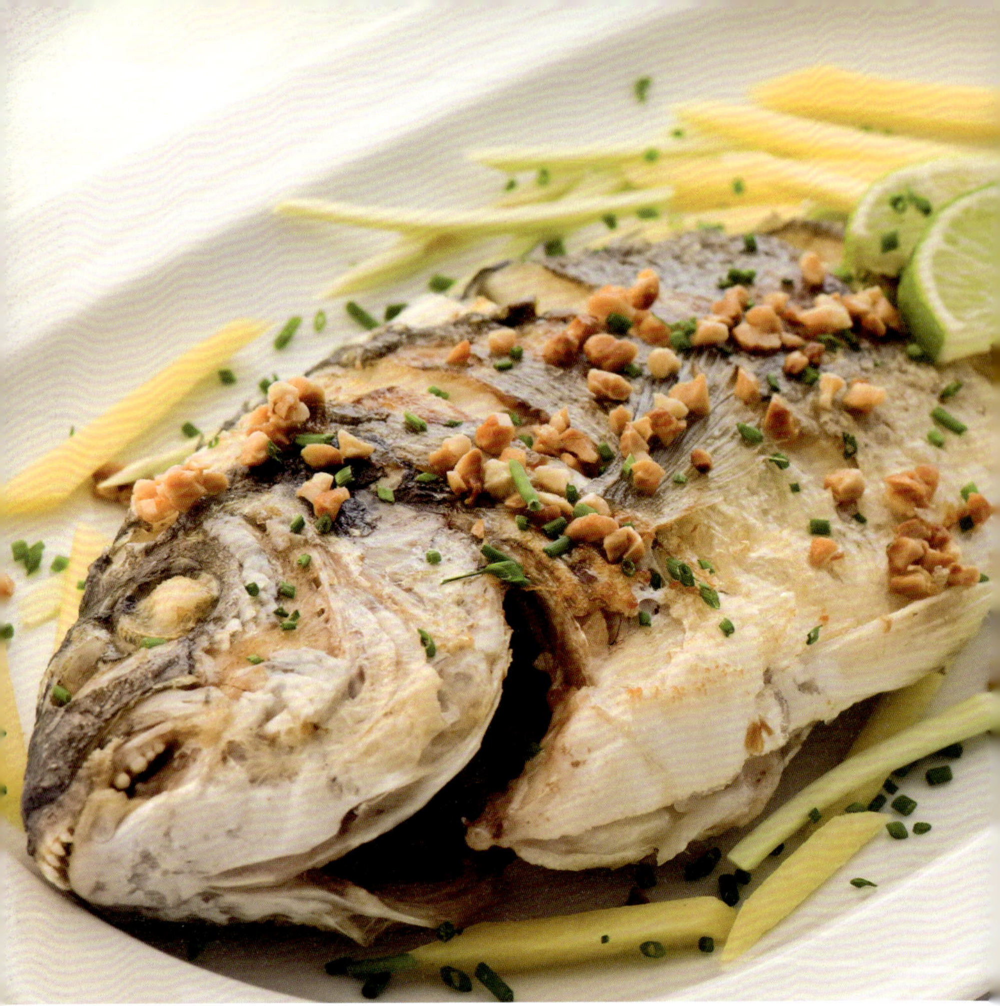

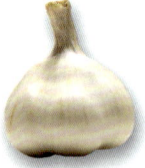

 ## Pesce sotto sale – Fisch in der Salzkruste

Die klassische Zubereitung, die spektakulär wirkt
und verblüffend wenig Arbeit macht

Für 4 Personen

1 Branzino (Goldbrasse) oder Zander von ca. 1 bis 1,2 kg im Ganzen
verschiedene Kräuter – Petersilie, Thymian, Rosmarin, Dill, Basilikum
2 Knoblauchzehen
½ Zitrone
ca. 2 kg grobes Meersalz
8 Eiweiß
100 g Vollkornmehl

Zubereitung:

Den Fisch innen und außen säubern, mit Zitronensaft und Pfeffer
aus der Mühle würzen, mit den Kräutern und Knoblauch füllen und
außen mit Olivenöl bestreichen.

Meersalz, Vollkornmehl und Eiweiß in einer Schüssel zu einem Teig
vermengen, eine halbe Stunde ruhen lassen.

Die Salzteigmasse anschließend ca. 1 cm hoch auf ein Backblech strei-
chen.

Den gefüllten Fisch darauflegen und mit dem restlichen Salz gut zude-
cken – es darf nirgendwo ein Stückchen Fisch herausschauen!

Im 180 Grad heißen Backofen bei Heißluft etwa 40 Minuten backen
– je nach Größe des Fisches!

Das Salz erst bei Tisch aufklopfen und vorsichtig abheben. Die Haut
abziehen, darunter präsentiert sich das Fischfleisch herrlich saftig und
zart.

Tipp:

Etwas kalt gepresstes Olivenöl darüberträufeln.

Dazu schmecken Blattsalate oder zur kühlen Jahreszeit:

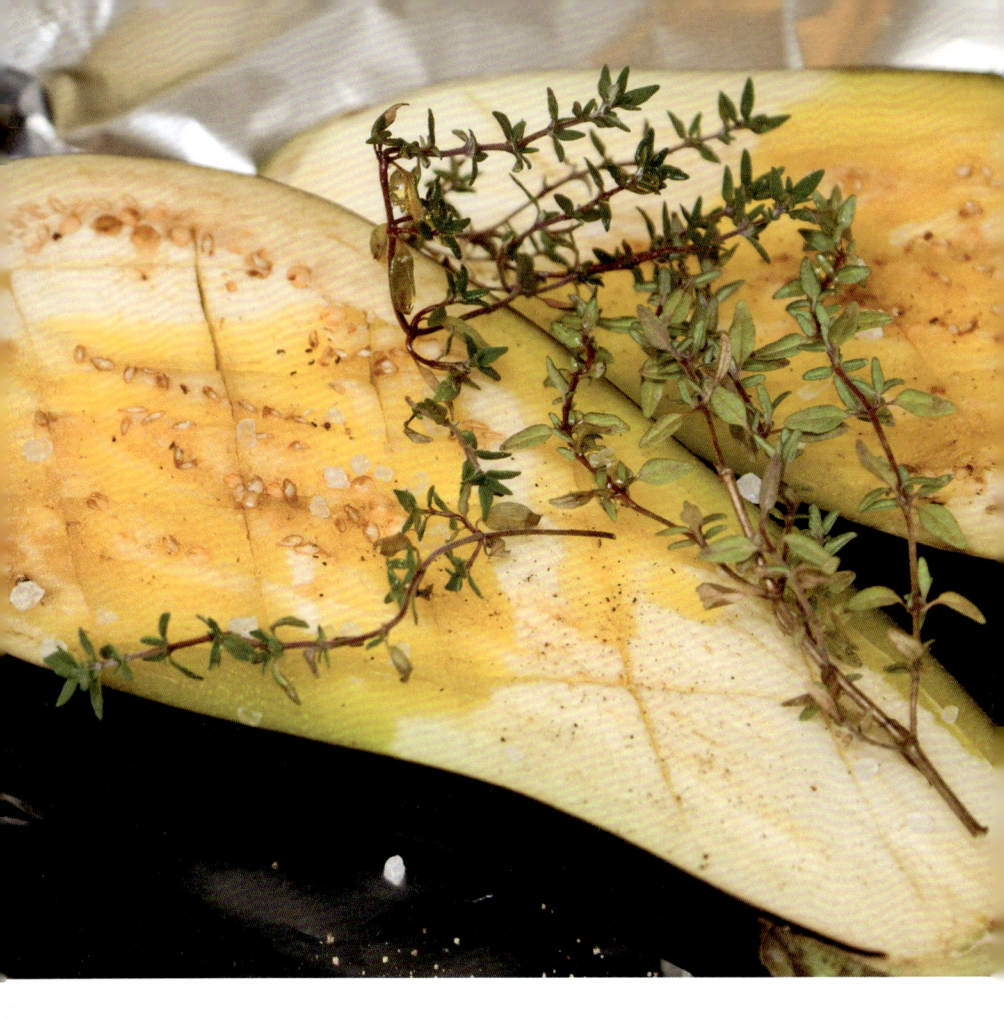

Auberginenkaviar

1 Aubergine
Knoblauchzehen
frische Thymian- und Rosmarinzweige
Olivenöl
Meersalz, Pfeffer aus der Mühle
frische Petersilie oder Basilikum

Zubereitung:

Aubergine halbieren, tief einschneiden und mit Knoblauchzehen und Kräutern spicken. Mit Meersalz und Olivenöl auf ein Backblech geben, mit Alufolie abdecken.
Bei 160 Grad ca. 45 Minuten schmoren, bis sie weich ist.
Gewürze entfernen, mit etwas Gemüsefond, Salz, Pfeffer und frischen Kräutern pürieren, abschmecken.
Man kann auch die Auberginenhaut entfernen, wenn man den »Kaviar« feiner mag.
Schmeckt auch köstlich auf getoastetem Brot.

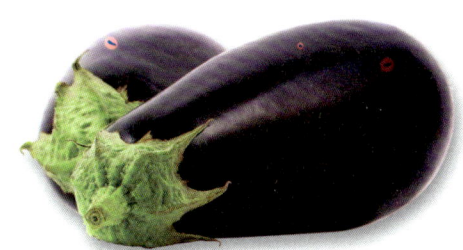

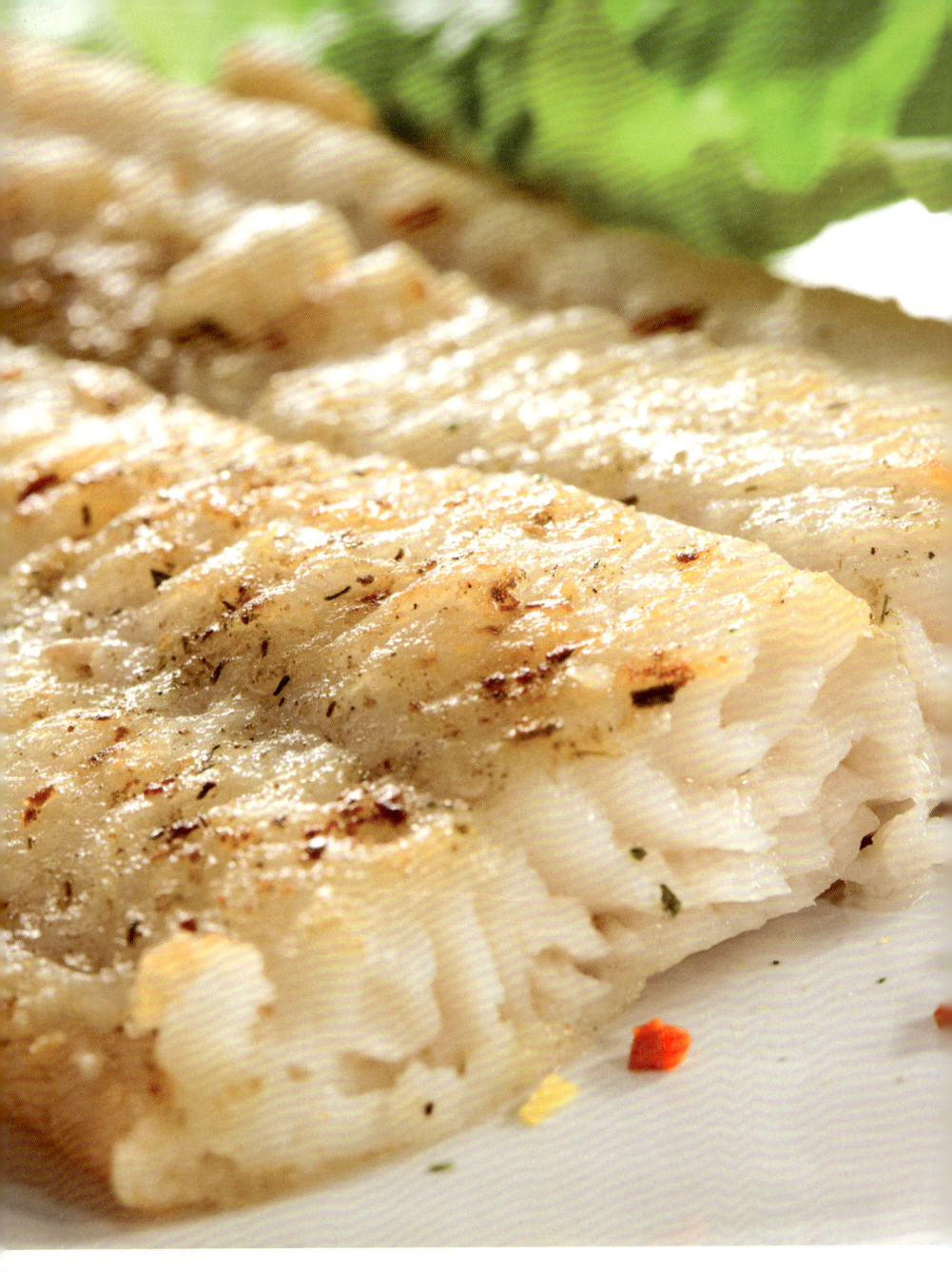

Bachforelle, in Folie gedünstet

Die Methode ist denkbar einfach: Für jeden wird eine Forelle mit Gemüse und Gewürzen in Alufolie verpackt – deshalb die Mengenangaben pro Person.

1 Bachforelle
Butter
Salz, Cayennepfeffer
einige Tropfen Bio-Zitronensaft
je ca. 1 TL gehackte Petersilie, Basilikum und Estragon
je 30 g Karotten, Staudensellerie, Lauch und Champignons, in Streifen geschnitten
Olivenöl zum Anbraten der Gemüse
etwas trockener Weißwein
2 EL Fischsud oder Wasser

Zubereitung:

Forelle sauber auswaschen, trocknen, Butterflöckchen, Salz, Pfeffer und Kräuter hineinpacken.
Gemüse in Olivenöl andünsten, ebenfalls würzen.
Ein großes Blatt Alufolie buttern, die Hälfte des Gemüses darauf verteilen, die Forelle daraufbetten und mit dem restlichen Gemüse bedecken.
Einen Spritzer Weißwein oder Wasser daraufgießen.
Die Folie zu einem dichten Paket verschließen.
Die Pakete in den 180 Grad heißen Ofen schieben und in ca. 15 Minuten (je nach Größe) gar werden lassen. Folienpakete erst am Tisch öffnen.
Ganz nach Geschmack können Sie mit den Kräutern und Gewürzen variieren, um Ihrem Typ gerecht zu werden. So könnte jeder sein »typgerechtes« Päckchen bekommen.

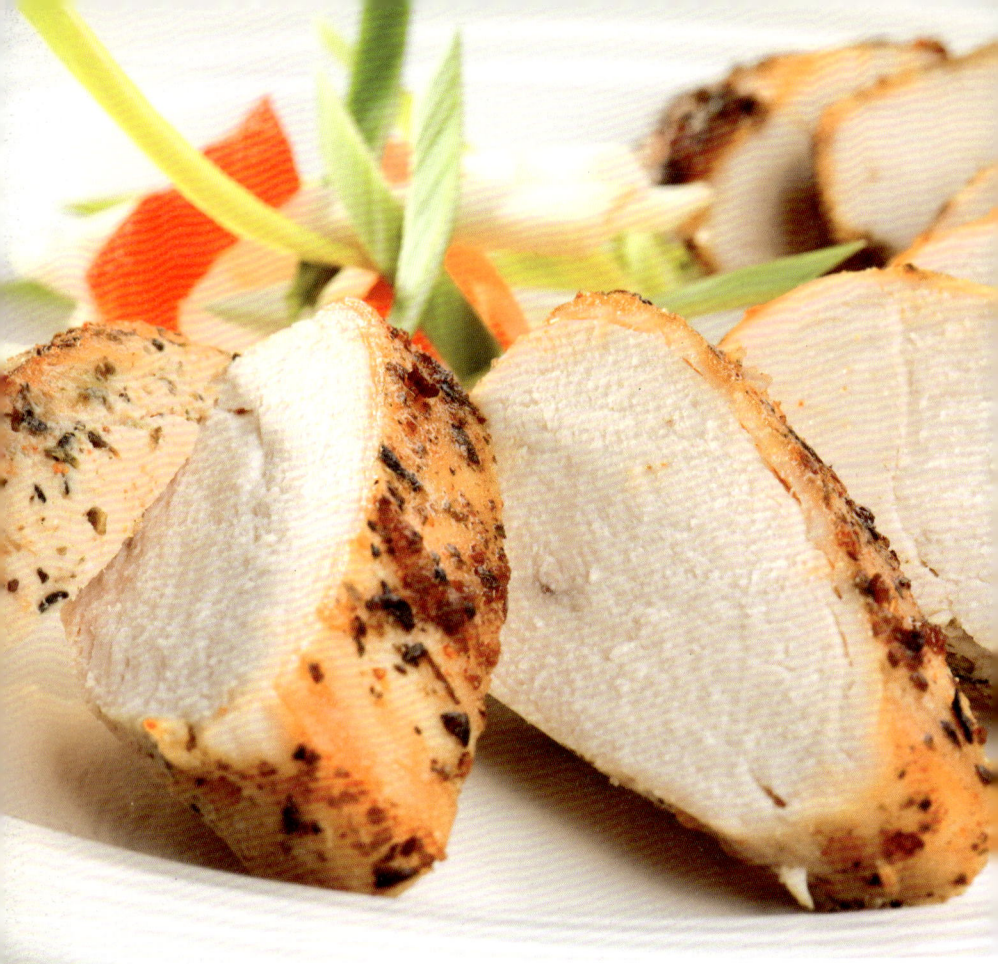

Kräuterhendl auf Schmorgemüse

4 Karotten

1 Zwiebel

150 g Knollensellerie

1 Freilandhähnchen

Kräuterblätter (z.B. Petersilie, Rosmarin, Liebstöckel, Salbei, Beifuß)

Für die Haut:

Salz, Pfeffer aus der Mühle
1 Bund glatte Petersilie
2 Zitronenscheiben
3 Knoblauchzehen
Olivenöl
trockener Weißwein
150 ml Geflügelfond
1 ganze, möglichst junge Knoblauchknolle

Zubereitung:

Gemüse schälen und in ca. 1 cm große Stücke schneiden.

Das Hähnchen waschen, trocken tupfen, mit Hilfe eines Esslöffelstiels die Brusthaut vom Hals her vom Fleisch lösen.

Die Kräuterblätter auf das Fleisch legen und die Haut straff darüberziehen. Das Huhn innen und außen salzen und pfeffern. In die Bauchhöhle Petersilie, Zitronenscheiben und ungeschälte Knoblauchzehen geben. Backofen auf 180 Grad vorheizen.

In einem Schmortopf Olivenöl erhitzen, das Gemüse andünsten, mit Weißwein ablöschen und die Brühe angießen.

Das Hähnchen rundum in Olivenöl anbraten, auf das Gemüse setzen und im Ofen zugedeckt ca. 50 Minuten (je nach Größe) schmoren.

Dann den Deckel abnehmen, die frische Knoblauchknolle quer halbieren und zum Gemüse geben.

Das Geflügel weitere 30 Minuten goldbraun braten, die Temperatur in den letzten 10 Minuten auf 200 Grad erhöhen.

Tipp:

Dazu Bauernkartoffeln servieren.

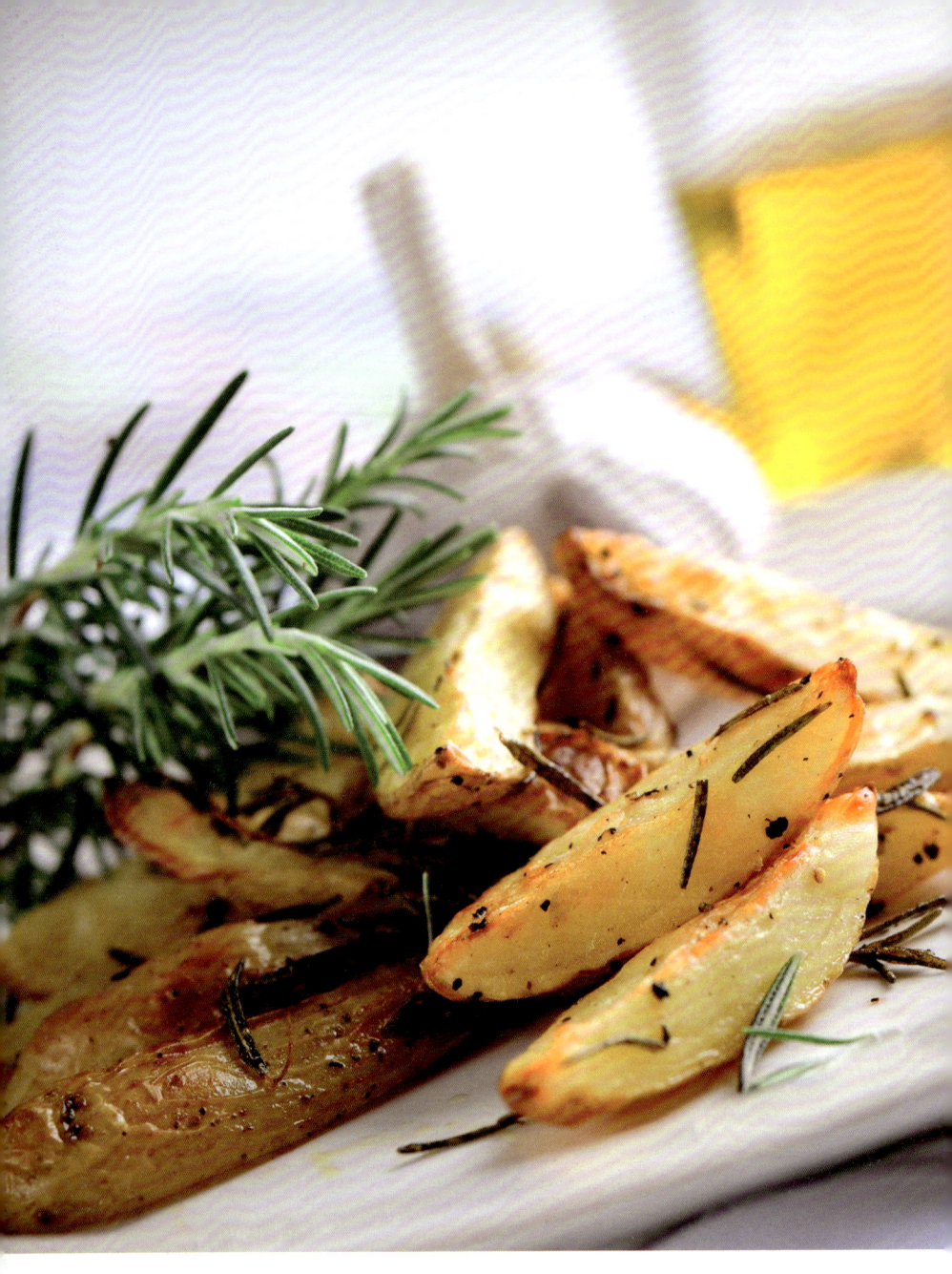

Bauernkartoffeln

500 g junge Kartoffeln
4 EL Olivenöl
Rosmarin, Thymian
1 Knoblauchzehe
Salz

Zubereitung

Kartoffeln schälen und in Viertel schneiden.
Olivenöl in einer Pfanne erhitzen, Kartoffeln darin anbraten.
Rosmarin, Thymian und eine Knoblauchzehe dazugeben, im
180 Grad heißen Backofen 15 bis 20 Minuten garen, salzen.

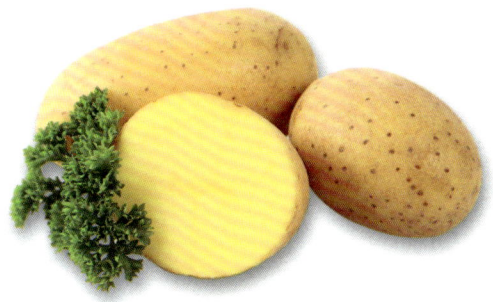

Köstliches für den Feierabend

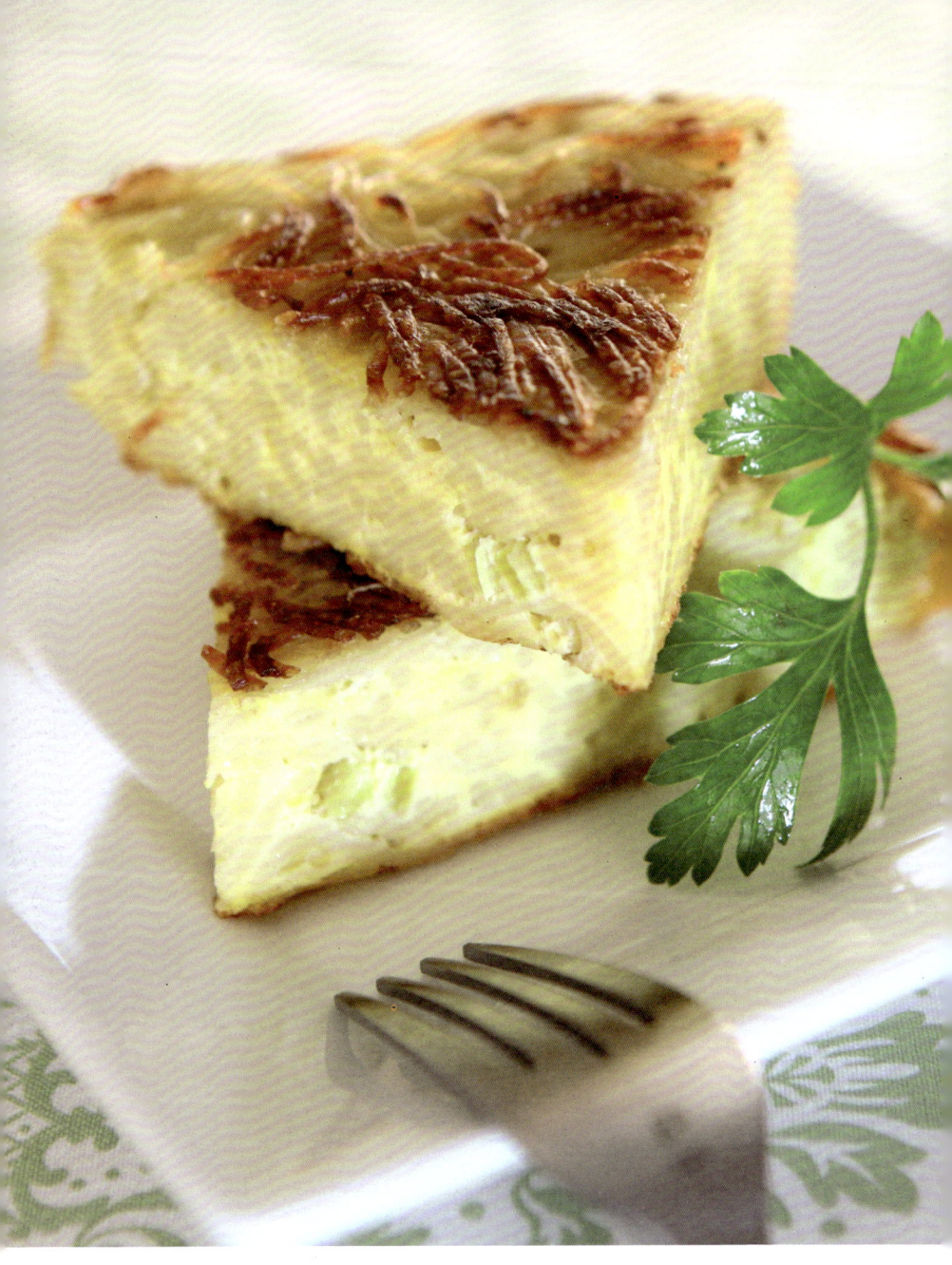

Wildkräuteromelette – Frittata

Für 4 Personen

6 große Bio-Eier
je 1 TL frisch gehackter Thymian, Rosmarin und Minze oder Bärlauch
je 3 EL frisch zerpflückte Basilikum- und Petersilienblätter
1 kleine weiße Zwiebel, fein gehackt
Salz, Pfeffer aus der Mühle
3 EL Olivenöl

Zubereitung:

Die Eier in einer großen Schüssel mit den Kräutern und Salz und Pfeffer kräftig verquirlen.

Olivenöl in einer großen Pfanne erhitzen, gehackte Zwiebel darin glasig dünsten, die Eiermischung dazugeben und bei mittlerer Hitze auf der Unterseite goldbraun braten.

Grill vorheizen und die Frittata ca. 5 Minuten lang bräunen.

Die fertige Frittata wie eine Torte aufschneiden und sofort servieren.

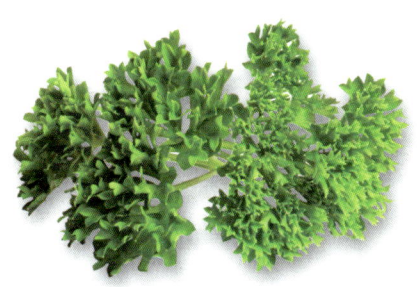

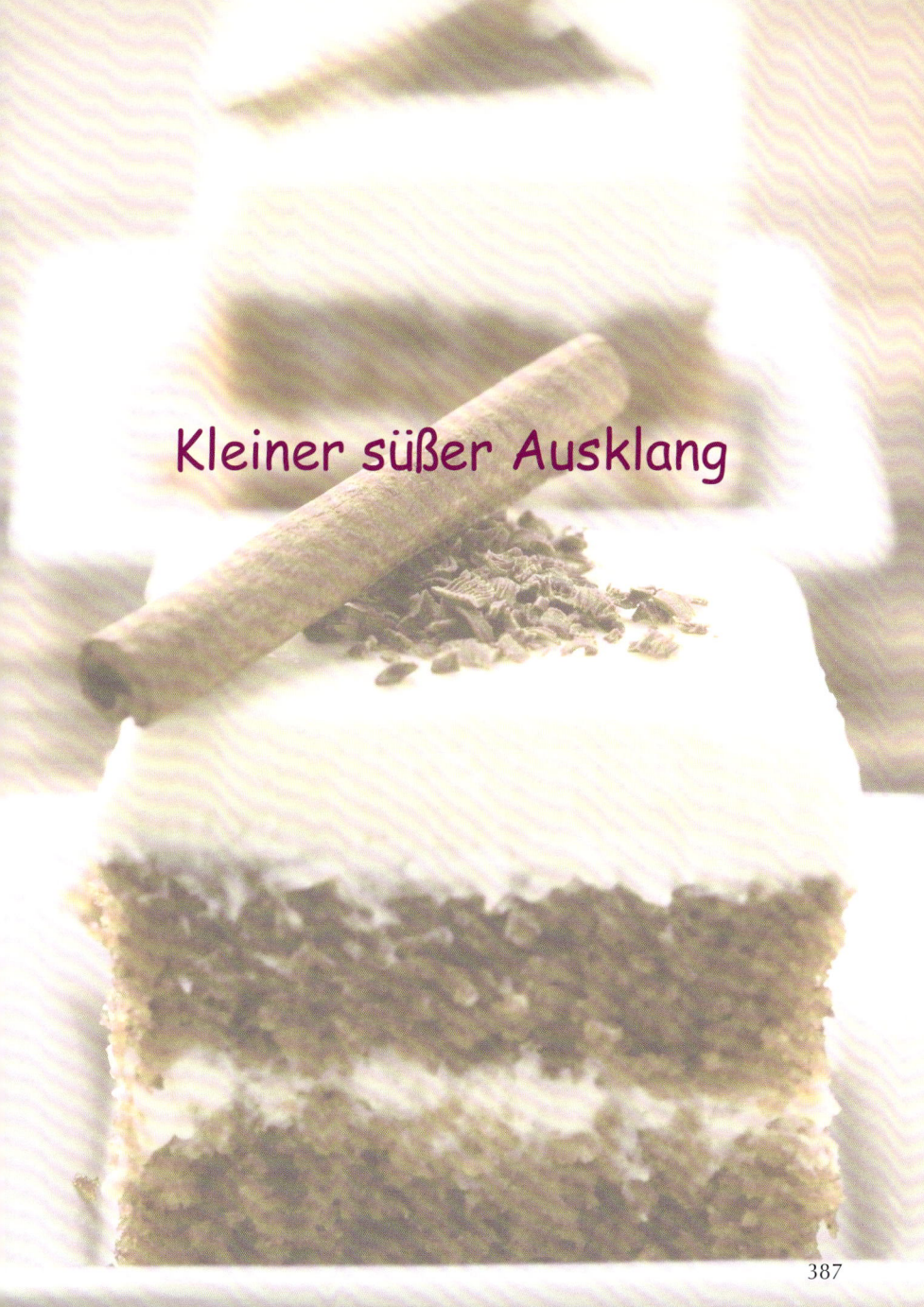

Kleiner süßer Ausklang

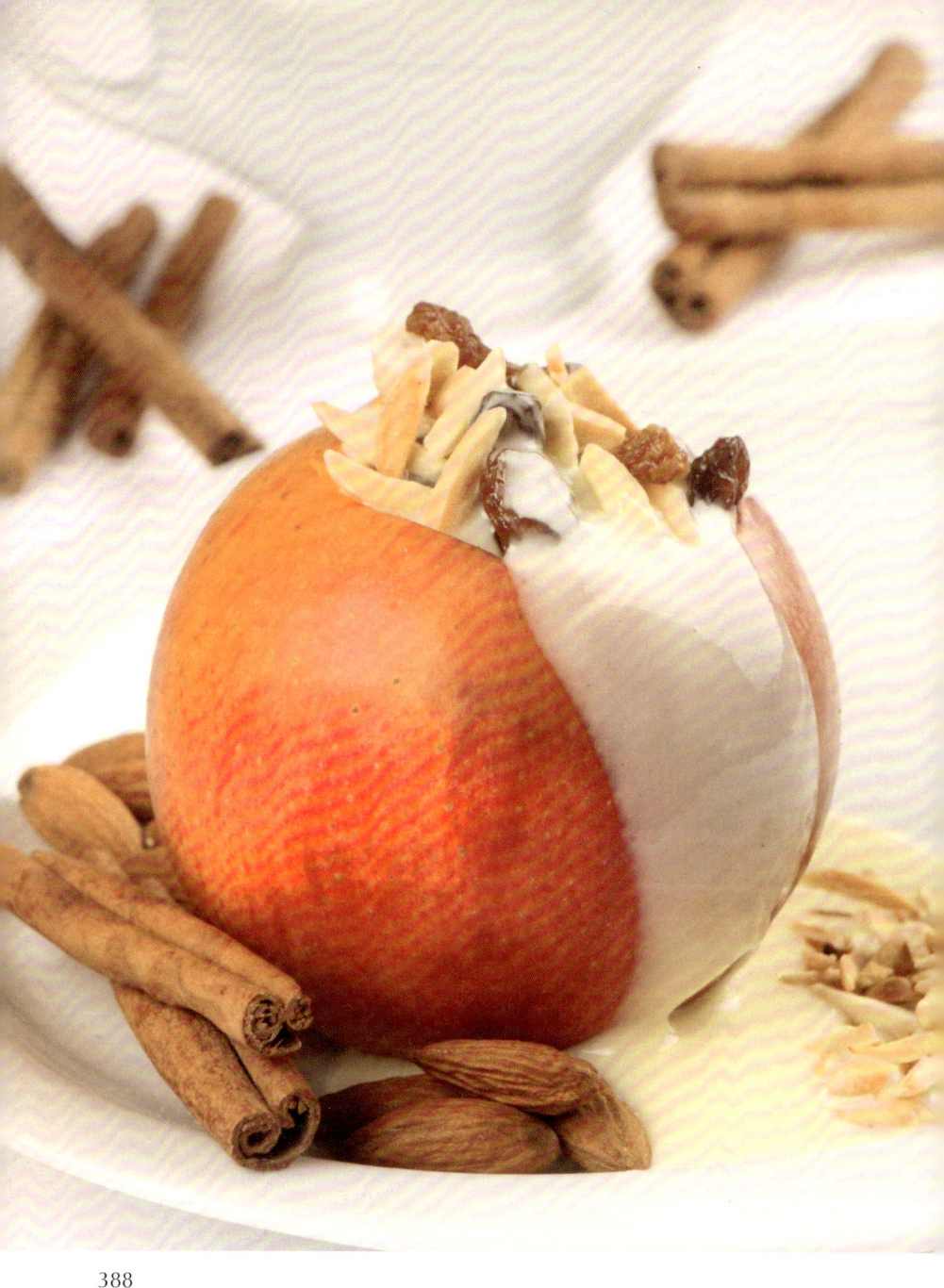

Bratapfel auf Portweinsoße

Für kühle Typen und kalte Tage

> 4 Äpfel
> 1 EL brauner Zucker
> 1 TL Puderzucker
> 100 ml Portwein
> 125 ml Apfelsaft
> 1 Zimtstange
> 2 Scheiben Ingwer
> ½ Vanilleschote
> 3 EL Butter

Zubereitung:

Von den Äpfeln eine Kappe abschneiden, das Kerngehäuse ausstechen, etwas braunen Zucker hineinstreuen, die Deckel wieder aufsetzen. Backofen auf 180 Grad vorheizen.

In einem flachen Topf den Puderzucker bei kleiner Hitze karamellisieren, mit Portwein ablöschen, einkochen lassen und den Apfelsaft zugießen.

Zimt, Ingwer und aufgeschlitzte Vanilleschote zugeben und die Äpfel hineinsetzen.

Im vorgeheizten Ofen ca. 20 Minuten garen.

Die Äpfel warm stellen, den Schmorsaft durch ein Sieb gießen, in den heißen Sud die Butter in Flöckchen einrühren.

Die Soße in gewärmte tiefe Teller verteilen, die Bratäpfel daraufsetzen, evtl. eine Kugel Vanilleeis dazugeben.

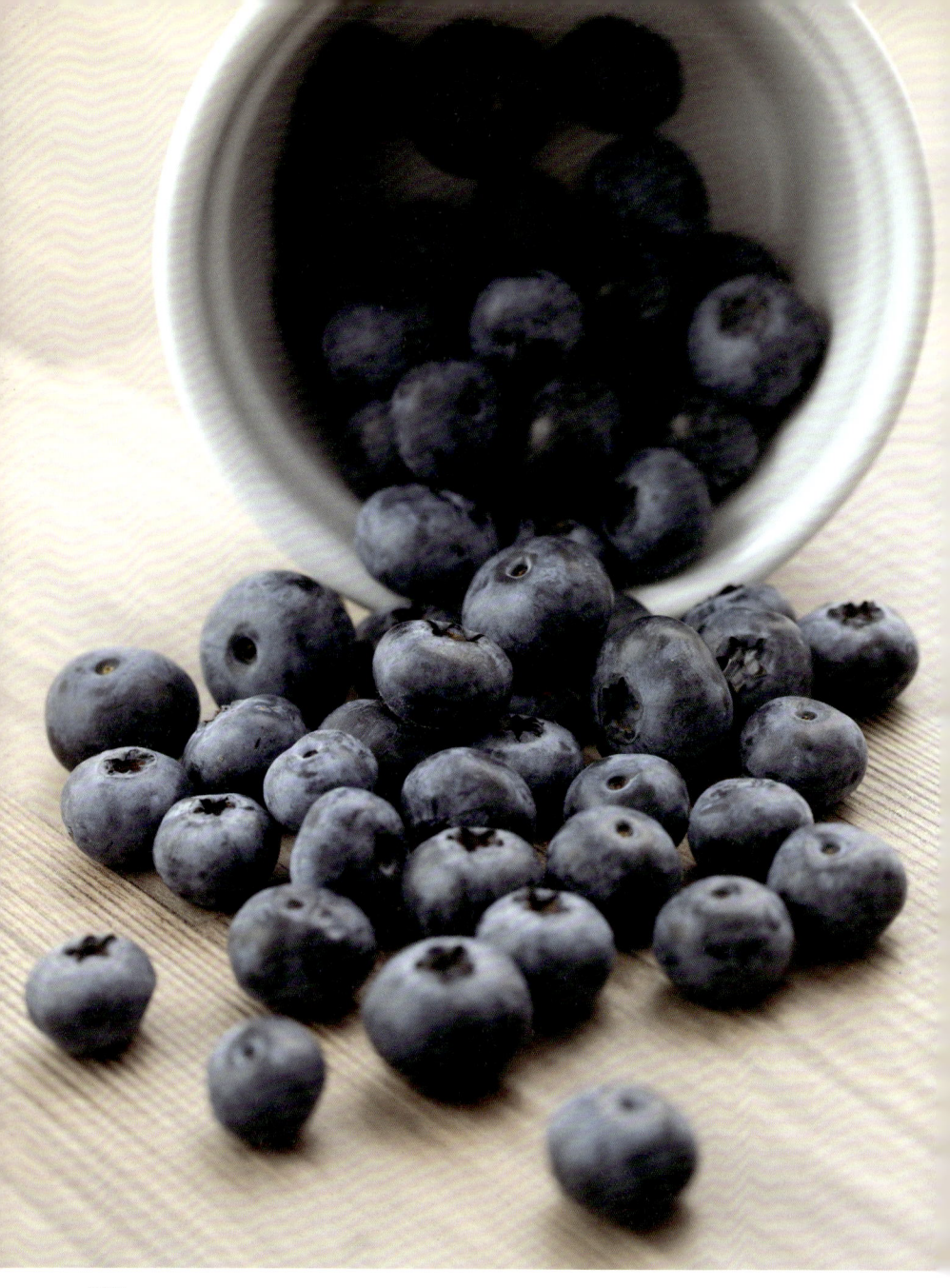

Schwarzbeernocken

Für 4 Personen

500 g frische Heidelbeeren
200 g Dinkelmehl
ca. 200 ml Wasser
2 EL Butterschmalz oder Ghee
Salz
Staub- und Kristallzucker

Zubereitung:

Heidelbeeren mit Mehl und einer Prise Salz vermischen. Unter ständigem Rühren so viel kochendes Wasser zugießen, dass eine zähe Masse entsteht. In einer großen Pfanne Butterschmalz erhitzen, löffelweise die Nocken in die Pfanne setzen und anbraten. Nocken vorsichtig wenden, dann mit geschlossenem Deckel noch ein paar Minuten braten.
Mit Kristall- und Staubzucker bestreut servieren.

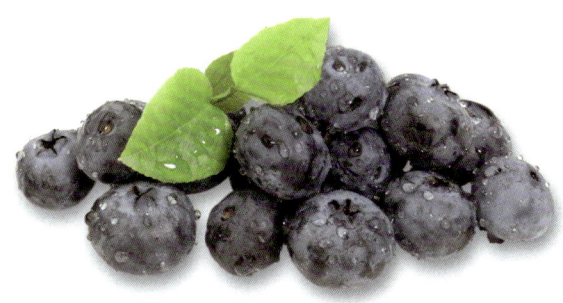

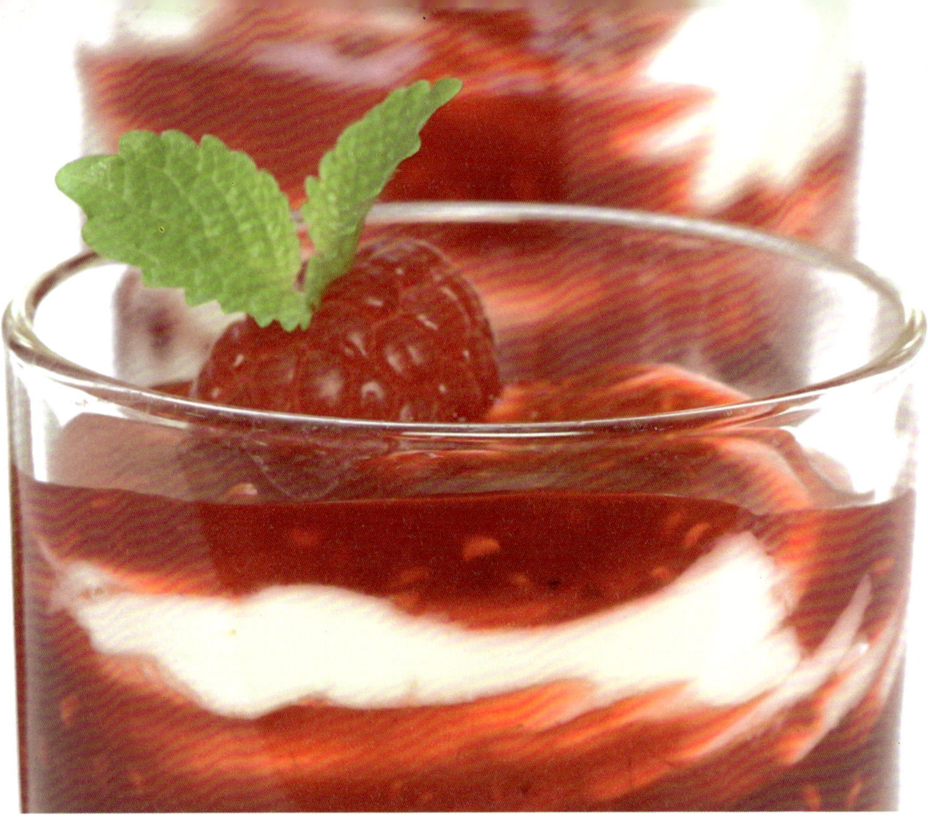

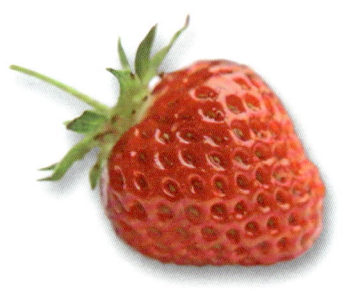

Fruchtzwerge mit Joghurt

Für 4 Personen als leichte Erfrischung

1 Banane
Grand Marnier

Für die Apfelzwerge
1 säuerlicher Bio-Apfel
1 Kiwi
½ Banane

Für die Erdbeerzwerge
150 g Erdbeeren
1 TL rosa Pfeffer
4 Minzeblättchen

Für die Joghurtsoße
200 g Bio-Joghurt
1 EL Leinsamenöl
Vanillezucker

Zubereitung:

Banane pürieren und mit einem kleinen Schuss Grand Marnier mit einem Schneebesen so lange verrühren, bis die Masse klebrig wird.

Apfelzwerge:

Apfel, Kiwi und Banane schälen, in kleine Stückchen schneiden. Mit ein paar Löffeln von der klebrigen Bananenmasse verrühren. In Förmchen kalt stellen.

Erdbeerzwerge:

Erdbeeren in kleine Stückchen schneiden, Minze in feine Streifen. Beides mit gestoßenen rosa Pfefferkörnern ein paar Minuten lang rühren.
In Förmchen kalt stellen.

Joghurt mit Leinsamenöl und Vanillezucker verrühren und kalt stellen.
Fruchtzwerge auf Teller stürzen und mit der Soße servieren.
Dieses Dessert braucht weder Gelatine noch Agar-Agar!

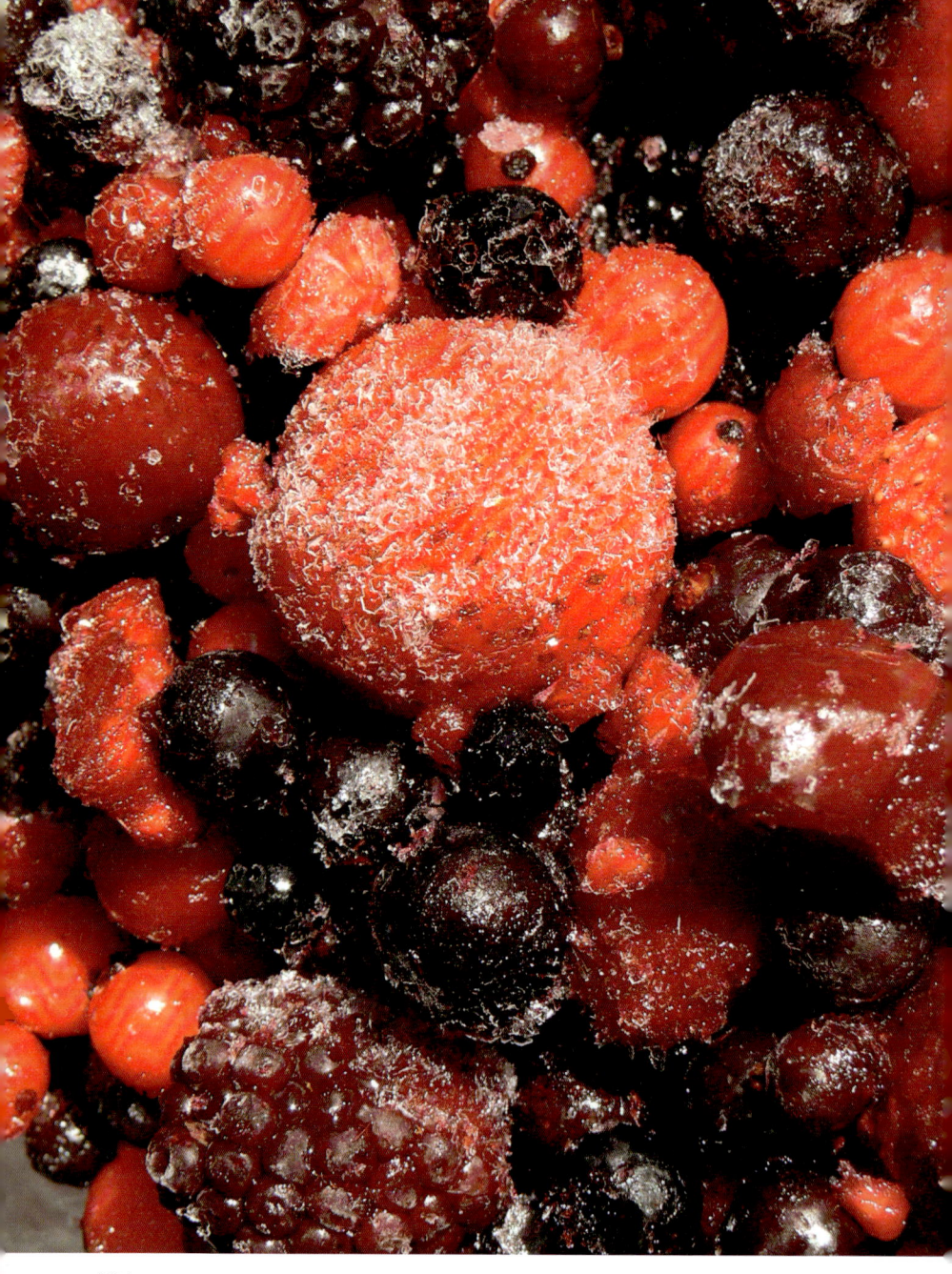

Beerengratin

Ein erfrischendes Dessert für 4 Personen

> 400 g gemischte Beeren – Erdbeeren, Himbeeren, Brombeeren,
>   Heidelbeeren
> 4 cl Grand Marnier
> 2 Dotter
> 40 g Zucker
> 125 ml Weißwein

Zubereitung:

Beeren mit Grand Marnier marinieren und auf 4 feuerfeste Förmchen verteilen.

Dotter mit Zucker und Wein über Wasserdampf in einem Schneekessel schaumig rühren (die Masse sollte ca. 60 Grad warm sein). Über die Beeren verteilen, die Förmchen auf ein Backblech stellen und im vorgeheizten Backofen bei sehr starker Oberhitze ca. 2 Minuten goldgelb gratinieren.

Heiß servieren!

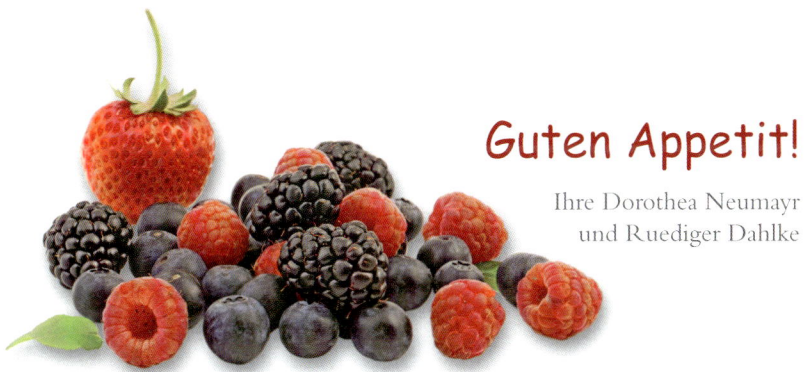

Guten Appetit!

Ihre Dorothea Neumayr
und Ruediger Dahlke

Kleiner süßer Ausklang

Über den Autor

Ruediger Dahlke, Jahrgang 1951, absolvierte sein Medizinstudium in München und war seit 1979 Arzt und Psychotherapeut. Dann folgte eine Weiterbildung zum Arzt für Naturheilweisen und Psychotherapie sowie in Homöopathie.

Der Öffentlichkeit wurde er vor allem als Autor von Büchern wie »Krankheit als Symbol«, »Krankheit als Sprache der Seele«, »Krankheit als Weg« und »Lebenskrisen als Entwicklungschancen« bekannt wie auch durch Fernseh- und Rundfunkauftritte.

Nach 12-jähriger Arbeit in München, in der er die Grundlagen seiner ganzheitlichen Psychosomatik legte, gründete er 1989 mit der Frau der ersten Lebenshälfte, Margit Dahlke, das Heil-Kunde-Zentrum Johanniskirchen, das sich seitdem zu einem Ort spiritueller Psychotherapie entwickelt hat. Seit 2010 ist das Zentrum TamanGa in Planung und Aufbau, das voraussichtlich Ende 2011 seine Arbeit im Seminarbereich aufnimmt.

In Deutschland, Österreich, der Schweiz und Italien hält Ruediger Dahlke regelmäßig Vorträge und (Ausbildungs-)Seminare zur seelischen Be-Deutung von Krankheitsbildern, über bewusstes Fasten, verbundenen Atem, Bewusstseinsentwicklung und Meditation wie auch Firmentrainings. Seine Ideen zur ganzheitlichen Medizin und spirituellen Philosophie propagiert er in Artikeln, Fernseh- und Rundfunkauftritten. Ziel dieser Aktivitäten ist es, Patienten auf dem Weg zu Eigenverantwortung, Selbstbestimmung und Gesundheit zu unterstützen.

Ruediger Dahlkes Bücher haben im deutschsprachigen Raum Millionen Menschen erreicht und trugen dazu bei, ein wachsendes Bewusstsein für psychosomatische Zusammenhänge und ganzheitliche Medizin zu schaffen. Sie liegen in über 200 Übersetzungen in 24 Sprachen vor.

Weiter Infos: www.dahlke.at und www.mymedworld.cc

Adressen

Seminare, Vorträge, Trainings, Ausbildungen:

Heil-Kunde-Institut Graz

Oberberg 92, A-8151 Hitzendorf,

Tel.: 0043-316-719888 - 5; Fax: -6;

Mail: info@dahlke.at; Homepage: www.dahlke.at

Internet-Portal: www.mymedworld.cc

Psychotherapien, Wochenend-Seminare:

Heil-Kunde-Zentrum

Schornbach 22, D-84381 Johanniskirchen,

Tel.: 0049-08856-819; Fax: -1429;

Mail: Hkz-dahlke@t-online.de

Dorothea Neumayr:

Fasten- und Ernährungsberatung,

Atemtherapie, Aqua-e-motion

Sackengutstr. 9, A-5020 Salzburg, Tel.: 0043-664-3839377

Mail: dorothea.neumayr@aqua-e-motion.com

www.dorothea-neumayr.com

Turid Ammon:

Heilpraktikerin und Ernährungsberaterin im Raum Ingolstadt:

Kalvarienbergstr. 13,

D-85123 Karlskron

Sybille Schlüpen:

Heilpraktikerin und Ernährungsberaterin im Raum Köln:

Bruchrandweg 5, D-50259 Pulheim,

Mail: Sybille.Schluepen@t-online.de

Adresse für Fasten- und andere Seminare:

Heil-Kunde-Institut, Oberberg 92, A-8151 Hitzendorf,

Tel.: 0043-316-7198885; Fax: 0043-316-7198886;

Mail: info@dahlke.at

Bücher, CDs von Ruediger Dahlke, Gesundheits-Produkte,

»Take me« und Fastenprodukte:

Heil-Kunde-Institut Graz, Oberberg 92,

A-8151 Hitzendorf, Tel.: 0043-316-719888-5; Fax: -6;

Mail: info@dahlke.at

Den kostenlosen Rundbrief von Ruediger Dahlke zu aktuellen Themen können Sie auf der Homepage *www.dahlke.at* bestellen.

Danksagung

Mein großer Dank gilt naturgemäß Dorothea Neumayr, die als Coautorin das ganze Buch mit betreute und ihm erst den richtigen Geschmack verlieh. Für weitere Tipps danke ich der Ernährungs-Spezialistin Frau Dr. Flemmer, der Ökotrophologin Susanne Misera, dem Spezialisten für Orthomolekulare Medizin im Heil-Kunde-Zentrum in Johanniskirchen Josef Hien, der Spezialistin für TCM Sybille Schlüpen, sowie der Ernährungsberaterin Turid Ammon.

Veröffentlichungen von Ruediger Dahlke

Von der großen Verwandlung. Wir sterben und werden weiterleben, Crotona 2011

Von Mittagsschlaf bis Powernapping, Nymphenburgen 2011

Das Schattenprinzip (mit beiliegender CD), Goldmann–Arkana 2010

Die Spuren der Seele: was Hand und Fuß über uns sagen (mit Rita Fasel), GU 2010

Die Schicksalsgesetze – Spielregeln fürs Leben: Polarität – Resonanz – Bewusstsein, Goldmann 2009

Worte der Dankbarkeit und des Vertrauens, Schirner 2011

Sinnlich Fasten – nach den 7 Archetypen der Wochentage (mit beiliegender CD) (mit Dorothea Neumayr), Nymphenburger 2010

Aller guten Dinge sind drei – Bewegung – Ernährung – Entspannung (mit beiliegender CD), Südwest 2009

Krankheit als Sprache der Kinder-Seele (mit Vera Kaesemann), Bertelsmann 2009

Krankheit als Symbol, Bertelsmann, neu bearbeitet 2007

Die Psychologie des Geldes, Nymphenburger 2008

Körper als Spiegel der Seele, GU 2007

Depression, Wege aus der dunklen Nacht der Seele, Goldmann 2006

Das große Buch vom Fasten, Goldmann 2008

Die Notfallapotheke für die Seele, Heilende Wahrnehmungsübungen und Meditationen, Nymphenburger 2007

Vom Essen, Trinken und Leben (mit Dorothea Neumayr), Haug Verlag 2007

Das große Buch der ganzheitlichen Therapien, Integral 2007

Schwebend die Leichtigkeit des Seins erleben, Schirner 2009

Lebenskrisen als Entwicklungschancen, Goldmann 1995

Aggression als Chance, Goldmann 2003

Krankheit als Sprache der Seele – Be-Deutung und Chance der Krankheitsbilder, Goldmann 1992

Frauen-Heil-Kunde: Be-Deutung und Chance weiblicher Krankheitsbilder (mit Margit Dahlke, Volker Zahn), Goldmann 1999

Der Weg ins Leben – Schwangerschaft und Geburt aus spiritueller Sicht (mit Margit Dahlke,Volker Zahn), Goldmann 2004

Krankheit als Weg (mit Thorwald Dethlefsen), Bertelsmann 1983, Goldmann TB 2000

Woran krankt die Welt, Goldmann 2001

Schlaf – die bessere Hälfte des Lebens, Integral 2005

Mandalas der Welt, Hugendubel 1985

Arbeitsbuch zur Mandalatherapie, Schirner 2010

Mandala-Malblock, Neptun Music 1985

Meine 50 besten Gesundheitstipps, Heyne 2008

Reisen nach Innen – Geführte Meditationen auf dem Weg zu sich selbst, Heyne 1998

Das Senkrechte Weltbild (mit N. Klein), Ullstein 1986

Gewichtsprobleme, Knaur 1989

Verdauungsprobleme (mit Robert Hößl), Knaur 1990

Worte der Heilung, Schirner 2005

Wage dein Leben jetzt!, Heilkunde-Institut (nur noch über uns erhältlich!)

Entgiften-Entschlacken-Loslassen, Heilkunde-Institut (nur noch über uns erhältlich!)

Meditationsführer – Wege nach innen, Schirner 2005

Fasten Sie sich gesund, Hugendubel 2003

Von der Weisheit unseres Körpers, Droemer Knaur 2004

Habakuck und Hibbelig – Das Märchen von der Welt, Heyne TB 1987

Säulen der Gesundheit (mit Baldur Preiml und Franz Mühlbauer), Goldmann 2000

Wege der Reinigung (mit Doris Ehrenberger), Heyne 2000

Die wunderbare Heilkraft des Atmens (mit A. Neumann), Integral 2000

Hermetische Medizin (Dahlke, Papus, Paracelsus), Frietsch 1998

Geführte Meditationen auf CDs

Neue CDs: »Das Gesetz der Polarität«, »Das Gesetz der Anziehung« (Resonanz) und »Das Bewusstseinsfeld«, Goldmann 2009

CDs bei Goldmann-Arkana-Audio

Text und Sprache: Ruediger Dahlke
Musik: Claudia Fried und Bruce Werber
5 Selbsthilfe-Programme (CD und Taschenbuch) zu den Themen:
Angstfrei leben, Entgiften – Entschlacken – Loslassen, Mein Idealgewicht
(3 CDs), Rauchen, Tinnitus und Ohrgeräusche

Reihe »Heil-Meditationen«:

Allergien, Angstfrei leben, Ärger und Wut, Bewusst fasten, Den Tag beginnen, Depression – Wege aus der dunklen Nacht der Seele, Der innere Arzt (2 CDs), Die 4 Elemente, Elemente Rituale (2 CDs), Energie-Arbeit, Entgiften – Entschlacken – Loslassen, Frauenprobleme, Ganz entspannt, Hautprobleme (2 CDs), Heilungsrituale (2 CDs), Herzensprobleme, Kopfschmerzen, Krebs, Lebenskrisen als Entwicklungschance, Leberprobleme, Mandalas, Mein Idealgewicht, Naturmeditation, Niedriger Blutdruck, Partnerbeziehung, Rauchen, Rückenprobleme, Schattenarbeit, Schlafprobleme, Schwangerschaft und Geburt, Selbstliebe, Selbstheilung, Sucht und Suche, Tiefenentspannung, Traumreisen, Verdauungsprobleme, Visionen, Vom Stress zur Lebensfreude.

Kindermeditationen:

Märchenland (Goldmann-Arkana-Audio)
Ich bin mein Lieblingstier (Schirner)

CDs bei Integral:

7 Morgenmeditationen, Die Leichtigkeit des Schwebens, Erquickendes
Abschalten mittags und abends, Schlaf – die bessere Hälfte des Lebens,
Schutzengel-Meditationen, Die Heilkraft des Verzeihens

CDs mit Übungen zum Buch bei LangenMüller/Hörbuch:

Die Psychologie des Geldes, Die Notfallapotheke für die Seele

Hörbuch CD bei Hoffmann und Campe:

Der Körper als Spiegel der Seele

Vorträge auf CD im Rhythmusverlag:

Der innere Arzt, Gesetze des Lebens, Seelische Verletzungen, Visionen
D-84381 Johanniskirchen, Hofmarkstr. 27,
Tel.: 0049-(0)8564-940747, E-Mail: info@rhythmusverlag.de,
www.rhythmusverlag.de

Vorträge/Tagesseminare auf MC, Video und DVD:

Auditorium Netzwerk, D-79379 Müllheim, Hebelstr. 47,
Tel.: 0049-(0)7631-938690,
E-Mail: info@auditorium-netzwerk.de,
www.auditorium-netzwerk.de

Abbildungsverzeichnis

www.fotolia.com

Seite 207: 22443459 | Seite 211: 15354346 | Seite 317: 18274461 |
Seite 319: 1994604 | Seite 320: 1738098 | Seite 321: 1191332 |
Seite 322: 18028016 | Seite 323: 490469 | Seite 324: 18270037 |
Seite 325: 7190689 | Seite 326: 13547769 | Seite 327: 420473, 4731155 |
Seite 328: 14521338 | Seite 329: 20493410, 3766121 | Seite 330: 18400775 |
Seite 331: 7628769 | Seite 332: 3992159 | Seite 333: 12022378 |
Seite 334: 15095198 | Seite 335: 348136 | Seite 336: 4516932 |
Seite 338: 5394466 | Seite 339: 27258523 | Seite 340: 22044912 |
Seite 341: 19556883 | Seite 342: 23021818 | Seite 343: 12258965 |
Seite 344: 17071985 | Seite 345: 26031956 | Seite 346: 24026558 |
Seite 347: 16524227, 27194900 | Seite 348: 13228234 | Seite 349: 15844429 |
Seite 351: 10754810 | Seite 352: 12509963 | Seite 353: 2308397 |
Seite 354: 18367439 | Seite 355: 17449728 | Seite 356: 11571050 |
Seite 357: 9403421 | Seite 358: 842122 | Seite 360: 19589413 |
Seite 362: 21809451 | Seite 363: 22116444 | Seite 364: 19857679 |
Seite 365: 9767589 | Seite 367: 6505375 | Seite 368: 28771653 |
Seite 369: 2788147 | Seite 370: 22124895, 22844436 |
Seite 372: 25199598, 6521620 | Seite: 373: 1070958 |
Seite 374: 20463684, 26175711 | Seite 376: 27028139 | Seite 377: 23870937 |
Seite 378: 25172197 | Seite 380: 11976005 | Seite 382: 25417490 |
Seite 383: 28360647 | Seite 384: 24629246 | Seite 385: 23690910 |
Seite 387: 19043079 | Seite 388: 16948276 | Seite 389: 4989142 |
Seite 390: 25832929 | Seite: 391: 26816533 | Seite 392: 13851220, 863410 |
Seite 394: 3812998 | Seite 395: 8053531

Arbeitsbuch zur Mandala-Therapie
30 Jahre im Kreis der Mandalas
Mit 166 Mandalas zum Ausmalen

ISBN 978-3-89767-682-4

»Warum ein Malbuch für Erwachsene? Diese Frage wurde mir oft und manchmal geradezu aggressiv gestellt. Malbücher seien doch Kinderkram. Mandalas sind tatsächlich grundsätzlich in jedem Lebensalter zu empfehlen. Weil sie das ganze Leben in sich umfassen, können sie auch jede Lebensphase begleiten. Sicher ist es aber kein Zufall, dass Kinder mit Malbüchern beginnen und sich darin üben, vorgegebene Strukturen nachzuvollziehen. Tatsächlich ist der Mensch insgesamt viel mehr in einen vorbestimmten Rahmen gestellt, als er sich zumindest im Westen eingesteht. Das Mandala mit seinen festen Rahmenbedingungen ist ein gutes Abbild unserer wahren Situation. Beim Ausmalen vorgegebener Strukturen üben wir, uns einzufügen in ein Muster, das wir vorgefunden haben und nicht wesentlich verändern können. Wir dürfen und sollen ihm allerdings unsere ganz persönliche Note geben. Auch wenn tausend Menschen dasselbe Mandala ausmalen, kommen keine zwei gleichen dabei zustande.« (aus dem Buch)

Mit diesem Werk bekommt der Leser ein spirituelles Mal- und Meditationsbuch für Jung und Alt an die Hand – zum Finden der eigenen Mitte und zur Aussöhnung mit den grundlegenden Themen des Menschseins. Dieses Buch spiegelt die 30-jährige Erfahrung des Autors mit der Mandala-Therapie wider und bietet eine Fülle neuer Mandala-Darstellungen aus verschiedensten Kulturen, Zeiten und Bereichen des Lebens. Übungen bekommen ebenso ihren Raum wie einfache Rituale der Zentrierung.

Schwebend die Leichtigkeit des Seins erleben

Urvertrauen gewinnen durch Losgelöstheit und Aufgehen im Augenblick

ISBN 978-3-89767-644-2

»Zu fliegen oder gar zu schweben, war schon immer ein Traum des Menschen. Schon Leonardo da Vinci ersann Flugmaschinen auf dem Papier, aber es dauerte Jahrhunderte, bis Otto Lilienthal seinen Traum vom Fliegen für einen kleinen Moment wahr machte. Wo immer Menschen sich erstmals oder auf neue Weise in die Luft erhoben, wie etwa die Brüder Montgolfier mit ihrem Luftschiff, die Brüder Wright mit dem ersten Motorflugzeug oder Charles Lindbergh, der als Erster über den Atlantik flog, wurden sie zu Volkshelden, weil sie den alten Traum der Menschheit ein Stück wahrer werden ließen: die Erde unter sich zu lassen, sich den Engeln gleich über alles Irdische hinwegzusetzen und davonzufliegen.« (aus dem Buch)

Seit ewigen Zeiten haben Mystiker und spirituelle Meister versucht, das Gefühl von Ekstase und freier Ungebundenheit zu beschreiben. Die spirituellen Traditionen gehen davon aus, dass das Erlebnis der Einheit in allem und hinter allem steckt und dass die Schicht, die uns von dieser trennt, an manchen Stellen so dünn ist, dass man sie rein theoretisch und auch praktisch durchschreiten kann.

Um eben diese Stellen, an denen die Membran zum kosmischen Erleben transparent ist, geht es in diesem Buch: um die Vermittlung von Übungen und Anleitungen, die uns für Momente erlauben, die Leichtigkeit des Seins zu erleben, den Geschmack von Ewigkeit zu erahnen.

Von Margit & Ruediger Dahlke erschienen

Meditationsführer

Wege nach innen

ISBN 978-3-89767-451-3

»Was ist Meditation? Meditation ist eine über Jahrtausende hinweg erprobte und immer wieder verbesserte Technik, bei der es zu einer Umschaltung des Bewusstseins kommt. Wer meditiert, verläßt die gewohnte Ebene des Wachbewusstseins und begibt sich in bisher unerforschte Gebiete seiner Persönlichkeit, was bedeutet: Das Bewusstsein wird während der Meditation gleichzeitig erweitert, vertieft und erhöht. Deshalb ist Meditation nicht nur ein anderer Bewusstseinszustand, sondern ein allumfassender. Die Meditation erreicht alle Ebenen unserer Persönlichkeit, auch diejenigen, die wir bisher noch nicht kannten oder nicht kennen wollten. Meditation kreiert nie etwas völlig Neues, Utopisches. Es handelt sich bei ihr auch nicht um pure geistige Gymnastik oder um eine Übung zur Entspannung. Meditation beinhaltet all dies – und geht weit darüber hinaus.« (aus dem Buch)

Sich im Dschungel der vielfältigen Meditationsangebote zurechtzufinden, erscheint manchem, und das nicht zu unrecht, als schier nicht zu bewältigende Aufgabe. Für den interessierten Laien wird es immer schwieriger, die Technik zu finden, die für ihn am besten geeignet ist. Denn bestimmte Techniken sind nur für bestimmte Menschen gut und wirksam - Meditation ist niemals Allheilmittel, sondern immer nur »Entwicklungshilfe« für die jeweilige Persönlichkeit. In diesem Buch nun findet der Suchende über 130 Meditationsformen vorgestellt. Die Meditations-Methoden sind nach den astrologischen Archetypen sortiert – so kann jeder die auf sein Sternzeichen abgestimmte Meditationsform finden.